科学出版社"十三五"普通高等教育本科规划教材

供食品卫生与营养学专业使用

营养与疾病

主　　编　马玉霞

主　　审　凌文华

副 主 编　曾　果　朱惠莲

编　　委　（按姓氏笔画排序）

马玉霞　河北医科大学

田　粟　河北医科大学

朱惠莲　中山大学

孙晓红　贵州医科大学

邱服斌　山西医科大学

余　清　温州医科大学

赵　勇　重庆医科大学

郝丽萍　华中科技大学

殷建忠　昆明医科大学

曾　果　四川大学

蔡美琴　上海交通大学

编写秘书　田　粟　张泽琛

科学出版社

北京

内 容 简 介

本书系统介绍了营养素缺乏病，营养素过量中毒，营养相关慢性病的流行病学、发病原因、临床表现、诊断治疗和营养防治等内容。本书除绪论外，正文分为三篇。绪论主要阐述了营养不良的概念、营养与疾病的关系、营养与疾病的防治简史、营养与疾病的流行病学、中华人民共和国成立后不同时期的营养问题，以及全球的营养目标等。第一篇介绍营养素缺乏性疾病，包括蛋白质-能量营养不良、维生素缺乏病、矿物质缺乏病；第二篇介绍营养素过量的危害，包括矿物质过量的危害和维生素过量的危害；第三篇介绍营养相关慢性病，包括营养与肥胖病、营养与糖尿病、营养与心脑血管疾病、营养与骨质疏松、营养与痛风、营养与肿瘤、营养与肌肉衰减综合征等。

本书不仅可作为食品卫生与营养学专业本科生的专业教材，还可作为预防医学、临床医学、食品科学与工程类专业本科生学习的教材，以及相关专业研究生的专业教材，同时，也可作为从事预防医学、慢病防治、营养与食品卫生等专业工作者和公共卫生政策制定者的专业参考书。

图书在版编目（CIP）数据

营养与疾病 / 马玉霞主编. —北京：科学出版社，2019.5
ISBN 978-7-03-059655-0

Ⅰ. ①营… Ⅱ. ①马… Ⅲ. ①营养–关系–疾病–高等学校–教材 Ⅳ. ①R151.4

中国版本图书馆 CIP 数据核字（2018）第 266484 号

责任编辑：周　园　/　责任校对：郭瑞芝
责任印制：赵　博　/　封面设计：范　唯

科学出版社 出版
北京东黄城根北街 16 号
邮政编码：100717
http://www.sciencep.com
北京富资园科技发展有限公司印刷
科学出版社发行　各地新华书店经销
*
2019 年 5 月第 一 版　　开本：787×1092　1/16
2025 年 1 月第七次印刷　　印张：14 1/2
字数：346 000
定价：68.00 元
（如有印装质量问题，我社负责调换）

科学出版社"十三五"普通高等教育本科规划教材

食品卫生与营养学专家委员会

前　言

　　2012 年，教育部《高等院校专业目录》（2012 版），调整"营养学、食品营养与检验教育"专业为"食品卫生与营养学"专业，为公共卫生与预防医学类一级学科下面的二级学科，授理学学位。自此，该专业在全国多家医学院校或非医学院校中开始招收本科学生。作为一个新的专业，急需开展专业教材的建设。2015 年，由四川大学和科学出版社共同策划，成立了科学出版社"十三五"普通高等教育本科规划教材（食品卫生与营养学）专家委员会，并启动了为食品卫生与营养学专业编写系列专业教材的计划。本人有幸成为专家委员会的委员，并担任《营养与疾病》一书的主编工作。

　　为使本书具有广泛的代表性和学术的先进性，我们选择了河北医科大学、中山大学、四川大学、上海交通大学、华中科技大学、山西医科大学、重庆医科大学、昆明医科大学、温州医科大学、贵州医科大学 10 家高等院校作为参编单位。编写人员都是长期从事教学、科研第一线工作的专家学者，具有丰富教学经验，经过初稿完成、稿件互审、主编统稿、秘书处校稿等过程后，最后邀请凌文华教授作为本书的主审。

　　本书系统介绍了营养素缺乏病，营养素过量中毒，营养相关慢性病的流行病学、发病机制、临床表现、诊断、治疗和预防等内容。本书除绪论外，正文分为三篇。绪论主要阐述了营养不良的概念、营养与疾病的关系、营养与疾病的防治简史、营养与疾病的流行病学、中华人民共和国成立后不同时期的营养问题，以及全球的营养目标等。第一篇介绍营养素缺乏性疾病，包括蛋白质-能量营养不良、维生素缺乏病、矿物质缺乏病；第二篇介绍营养素过量的危害，包括矿物质过量的危害和维生素过量的危害；第三篇介绍营养相关慢性病，包括营养与肥胖病、营养与糖尿病、营养与心脑血管疾病、营养与骨质疏松、营养与痛风、营养与肿瘤、营养与肌肉衰减综合征。

　　本书不仅可作为食品卫生与营养学专业本科生的专业教材，还可作为预防医学、临床医学、食品科学与工程类专业本科生学习的教材，同时，也可作为从事预防医学、慢性病防治、营养与食品卫生专业工作者和公共卫生政策制定者的专业参考书。

　　由于编者水平有限，本书中难免存在疏漏，敬请各院校同行及广大读者给予批评指正。

马玉霞

2018 年 9 月 30 日于石家庄

目 录

第一篇　营养素缺乏性疾病

第二篇　营养素过量的危害

第三篇　营养相关慢性病

绪　　论

"民以食为天"，良好的食物供应和合理的膳食结构是维持机体生理功能、促进生长发育、保持健康和预防疾病的重要保障。反之，则会引起营养不良，从而影响健康，产生疾病，甚至威胁生命。

营养和健康密切相关，营养对健康的影响广泛而深远，营养素摄入不足会引起营养缺乏病；有些营养素摄入过量则可产生中毒现象，危害健康；能量摄入过量则可导致体内过度积累，引起超重、肥胖，甚至发展为多种营养相关性疾病。因此，营养既可以引起临床可见的各种缺乏病或中毒，也可以引起临床症状不太明显的亚临床营养缺乏，还可以引起营养相关慢性疾病。营养与疾病主要阐述营养缺乏病、营养素过量和营养相关慢性病发生的营养机制及营养防控措施与策略。

一、概　　述

1. 营养不良　传统的营养不良（malnutrition）指的是营养不足（under-nutrition）或营养素缺乏（nutrients deficiency）。随着营养学的发展，营养不良逐渐发展为包括营养不足和营养过剩（over-nutrition）两个方面。无论是营养不足还是营养过剩，均可导致疾病的发生。

2. 营养缺乏病　由于食物供应不足或膳食结构不合理，使食物提供的营养素种类或数量不足，或营养素之间的比例不合适，不能满足机体对该营养素的需求则可造成机体营养不足，严重的营养不足可出现各种相应的临床表现或病症，则为营养缺乏病（nutrients deficiency disease），如蛋白质-能量缺乏症（protein-energy- malnutrition，PEM）、缺铁性贫血、维生素 C 缺乏症（坏血病）等。

近年来，由于检验技术日趋完善，各种亚临床的营养缺乏已受到重视，因此营养缺乏病也包括亚临床营养缺乏状态。

3. 营养相关慢性非传染疾病　由于膳食结构不平衡，导致机体对能量及其他营养素摄入不足、过多或不合理，从而引起机体出现各种各样的慢性疾病。由于此类疾病的发病过程缓慢、病程长，往往被人们称为营养相关慢性非传染性疾病（nutrition-related non-communicable chronic disease，NR-NCD），简称慢性病，包括超重、肥胖、高血脂、代谢综合征、心血管疾病、脑血管疾病、肿瘤、糖尿病等。

二、营养与疾病防治简史

（一）古代对营养缺乏病的认识

在人类历史的长河中，我国人民对食物和健康的认识历史悠久。早在 2000 多年前，在我国中医典籍《黄帝内经·素问》中，就提出了"五谷为养、五果为助、五畜为益、五菜为充、气味合而服之，以补精益气"的观点，这是最早提出的平衡膳食的原则，直至今日仍然在提倡、践行。

人类发展史伴随着不断和各种疾病斗争,积累丰富经验并战胜疾病的过程,其中包含着人类对饮食与健康关系的不断探索。大约在公元前 3000 年的中国,就有利用食物海藻和海绵灰治疗甲状腺肿的记载。国外关于营养缺乏病的记载始见于公元前 400 多年的《圣经》中,提到用肝汁挤到眼睛中治疗一种眼病;同时期古希腊的希波克拉底尝试用海藻治疗甲状腺肿,用动物肝脏治疗夜盲症和用含铁的水治疗贫血等。

我国众多的医书古籍中,也有营养缺乏病及其治疗方法的记载。

《黄帝内经·素问》中,已经有核黄素缺乏的记载,称之为"口疮",明代《外科正宗》称其为"肾囊风",又称"绣球风"。

《肘后备急方》为东晋葛洪所著,记载了用豆豉、大豆、小豆、胡麻、牛乳、鲫鱼治疗和预防维生素 B_1 缺乏症(脚气病)的方法,并提出可用肝脏治疗维生素 A 缺乏的眼干燥症。《备急千金要方》,简称《千金方》,为唐代著名医学专家孙思邈所撰,全书共 30 卷,其中第二十六卷为"食治"专篇,被后人称为我国最早的一部临床实用百科全书。该书除了论述"食治""食疗食物"之外,着重介绍了营养缺乏性疾病的防治。例如,瘿病(甲状腺肿大),认为是与人们久居山区,长期饮用水质不良的水有关,劝告人们不要久居这些地方,并用海带、海藻、羊(羊的甲状腺)等治疗瘿病;又如雀目(夜盲症),选用猪肝(含维生素 A)进行治疗等;对维生素 B_1 缺乏症的记述尤为详尽,从该病的症状、临床类型、防治方法等做了详述,并把脚气病分为肿、不肿、脚气入心三型,并指出"常服谷皮煎汤可以防治"。

我国古代的医学家早已发现维生素 A 缺乏所引起的夜盲症(nyctalopia),称之为"雀目"或"鸡盲眼"。

唐宋八大家之首韩愈在《祭十二郎文》中,有这样的描述,"汝去年书云:'比得软脚病,往往而剧。'吾曰:'是疾也,江南之人,常常有之。'未始以为忧也。"从这段对话中可以得知,在我国唐代江南地区,软脚病(脚气病,维生素 B_1 缺乏所致)颇为流行,严重者可导致死亡。

尽管我国古代对营养素缺乏所致的疾病有清晰的认识,并提出了相应的防治方法,但是对于营养缺乏病病因及致病机制的研究却是源于近代西方国家,尤其是法国"化学革命"后,化学分析方法的建立使营养学的研究进入突飞猛进时期,标志着现代营养学研究的开端。

(二)近、现代对营养与疾病的研究发现

在近、现代对营养与疾病的研究还只是停留在营养缺乏病的治疗和预防方面,而各种维生素的发现,展示了人类营养学研究的重大成就,同时确立了现代营养学研究方法。

历史上,维生素缺乏曾经是疾病和死亡的主要原因。烟酸缺乏症(糙皮病)、坏血病和脚气病曾经毁灭过军队、船队和民族,它们甚至改变了历史发展的形式。18 世纪,人们开始认识到膳食因素对疾病发生的作用。20 世纪初期,如果膳食中含有蛋白质、脂肪、碳水化合物、矿物质和水,这种食物就被认为是"全价膳食"。科学家们用含有纯蛋白(如酪蛋白和白蛋白)、纯脂肪(如猪油)和纯碳水化合物(如糊精)的食物,联合矿物质饲喂实验动物(包括小白鼠、大白鼠、豚鼠、小鸡等),得到一个共同的结果:实验动物不

仅不能茁壮成长，而且如果延长实验时间，动物会死亡。最初，研究人员认为是由于食物口味单调且不可口导致的，但最终认识到是由于这些提纯的食物缺乏微量的、人们尚不知道特性的某些要素，这些要素对于有效利用食物成分、维持健康和生命是必需的。

1. 维生素 B₁ 的发现　1592 年，荷兰内科医生 Jacob Bontius 第一个记录了脚气病病例。1873 年，荷兰海军医生 Van Lent 在荷兰海军水兵的饮食中减少精制大米的用量，几乎完全根除了脚气病的发生。1880 年，日本海军医务总监 Takaki 发现当时日本海军中脚气病蔓延，1882 年，他采用给海军士兵少吃大米，副食中加入牛奶和肉类的办法治愈了脚气病，Takaki 把脚气病治愈原因解释为饮食中蛋白质的增加。

1897 年，荷兰外科医生 Eijkman 被指派到东印度群岛的一个监狱医院，观察狱中犯人脚气病发病的原因。他用鸡作为研究对象，把脚气病患者的血和尿注射给鸡，经过这种处理的鸡并没有得病，由此排除了该病为传染病的可能。为了省钱，他用患者吃剩的白米饭喂鸡，鸡出乎意料地得了同样的病。以后，他进一步用两组家禽以不同类型大米饲养，一组用精米，另一组用粗米，试验结果证实用精米喂养可引起与脚气病相似的多发性神经炎的症状，当饲以粗米时则不发展成脚气病。Eijkman 的朋友 Vorderman 在 1886 年观察到，吃自制粗磨大米的犯人得脚气病的概率比吃商品精米的犯人少。1900 年，荷兰外科医生 Grijns 继续了 Eijkman 的工作，对稻米粒的不同部位进行了广泛的实验室研究，后来从米糠中分离出一种天然的抗脚气病物质。1911 年，波兰科学家 Funk 认为他已经分离到了这种纯物质，并命名为"维生素"。但是，后来威斯康星大学的 Elvehjem 和他的同事们证明，Funk 分离出的实际上是抗癞皮病维生素，而不是所谓的抗神经炎物质。1926 年，在爪哇工作的荷兰科学家 Jansen 和 Donath 首次从米糠中分离出纯结晶形式的硫胺素。1936 年，Williams 在新泽西州合成了硫胺素，命名为维生素 B₁。

2. 维生素 B₂（核黄素）的发现　早在 1879 年，有人发现在牛奶的乳清中存在一种黄绿色的荧光色素，随后发现这种色素广泛存在于多种食物中，如肝脏、心脏和卵清蛋白中，当时人们把这种具有荧光特性的色素称为黄素。20 世纪 30 年代初期，德国和瑞士的科学工作者首先对这个广泛分布的荧光色素进行了分离试验。1932 年，德国科学家 Warburg 和 Christian 首先在酵母水溶液中抽提出"黄色酶"，后来他们又把这种"黄色酶"分离为两个部分，一部分为蛋白质成分，另一部分为黄素。1933 年，Kuhn 等最先从蛋白质及乳清中分离出黄素的结晶，并从其他多种食物中也发现此种黄素，如乳汁、尿液、鸡蛋、肝脏、肾脏、麦芽等。1935 年，Kuhn 确定了黄素的结构，并人工合成了这种物质。瑞士科学家 Karrer 及其同事同年（1935 年）也独立完成了黄素的合成，随后，Karrer 发现其是在类似黄素的化合物上连接有一个戊糖侧链核糖醇（与核糖很相似），故将其命名为核黄素，1952年，该名称被生物化学命名委员会正式采纳。

3. 烟酸的发现　18 世纪 30 年代初，在西班牙中部居住的许多居民由于当地食物生产供应不足，其主要靠食用玉米来维持生活。然而，以玉米为主食的地区先后出现了一种以皮肤症状为主的疾病。1735 年，西班牙人 Casal 首次描述了癞皮病，称其为"红病"，并认为这是一种营养性疾病。1771 年，意大利的 Frapolli 医生首次把该病命名为 pelle（皮肤）agra（粗癞），即癞皮病，并描述了该病的主要皮肤特征。较早的一些研究指出，补充蛋白质，尤其富含色氨酸的蛋白质，可以预防或治疗癞皮病，因此，当时猜测癞皮病主要是因为蛋白质缺乏而不是维生素缺乏导致的。1912 年，Funk 提出了可用维生素来预防癞皮病的假设，尽管他在研究分离抗脚气病的维生素时，从酵母和米糠中分离出烟酸，但当时没引起人们的重视。1913 年前后，美国每年有 20 万例癞皮病发生，当时一些学者认为这是一种色氨酸缺乏病，因为玉米胶蛋白中缺乏这种氨基酸。1937 年，Elvehjem 分离出烟酸并用它治疗人体癞皮病，取得明显效果。

4. 维生素 C 的发现 征服坏血病的不朽斗争是营养作为一门学科发展的重要篇章。

早在公元前 1550 年，埃及的医学莎草纸卷宗中就有坏血病的记载。

《旧约全书》（公元前 1100 年—前 500 年）中提到这种疾病。

大约在公元前 450 年，古希腊的"医学之父"希波克拉底叙述了此病的综合症状，即士兵牙龈坏疽、掉牙、腿疼。

1309 年，法国年代编史者 Jean Sire de Joinville 完成了《圣路易的历史》一书，该书中记述了十字军东征时一种"对嘴和腿有侵害的疾病"（坏血病）。

1497 年，葡萄牙领航员 Vasco da Gama 围绕好望角航行，并在印度马拉巴尔海岸建立了第一个殖民地贸易场所。在航行途中他的 160 个船员中因坏血病有 100 人丧生。

1535 年冬天，在加拿大，探险者 Cattell 在他的航海日记中记载了抢救患坏血病生命垂危船员的事件，他们发现印第安人喝一种凤梨或云杉树尖制成的饮料来治疗和预防该疾病（现在知道那种饮料含维生素 C），试用后"立刻见效"。

15 世纪和 16 世纪，坏血病曾波及整个欧洲，以致医生们怀疑是否所有的疾病都起源于坏血病。

1600～1603 年，英国航海家 Lancaster 船长远航到东印度群岛时，他保持了全体水手健壮的原因仅仅由于附加了一个"每天早上三匙柠檬汁"的命令。

1747 年，英国海军军医 Lind 在 12 例患坏血病的水手中进行实验，他发现了柑橘和柠檬的疗效，他的经典研究被认为是把食品作为预防缺乏病研究的首次实验。实验中，12 例患者被给予基础饮食，分成 6 种方案（$n=2$）：①每天 1 夸脱（英制：1 夸脱=1.1365 升）汽水；②每天 3 次，每次 25 滴矾水；③每天 3 次，每次 2 匙醋；④每天 3 次，每次半品脱（英制：1 品脱=568.261 25 毫升）海水；⑤蒜、芥末、辣根、秘鲁香脂的混合液，每天 3 次；⑥每天 2 个柑橘和 1 个柠檬。实验结果发现柑橘类水果带来令人惊奇的快速康复，该研究成果于 1753 年发表。这一发现直到 1795 年，才被英国官方认可，柠檬汁被列入英国海军的给养中，这就是英国水手的绰号是"limey"的原因。但这一实验只把柠檬作为治疗的措施，而未进一步探讨其中的营养成分。

在 1768～1771 年和 1772～1775 年的两次历史性航行中，英国 Cook 船长避免了灾难性的坏血病。在他的船上，备有浓缩的深色菜汁和一桶桶泡菜，在访问每个港口时，他派水手上岸收集各种鲜果和青菜以供食用，结果全体水手没有一个死于坏血病。

1907 年，挪威人 Holst 和 Frolich 开展了用缺乏抗坏血酸的食物喂养豚鼠引起坏血病的实验。

1928 年，在英格兰的剑桥大学霍普金斯实验室，匈牙利科学家 Albert Szent-Gyorgyi 从牛肾上腺、柑橘和甘蓝叶中分离出一种物质，他称这种物质为己糖醛酸，但他没有做抗坏血病影响的实验。

1932 年，匹兹堡大学的 Charles Glen King 和 W. A. Waugh 从柠檬汁中分离出一种结晶状的物质，在豚鼠体内具有抗坏血酸活性，标志着维生素 C 的发现，百年来引起的坏血病的祸根终于被发现。

1933 年，瑞士科学家 Reichstem 合成了维生素 C。

中国明代也是一航海大国。1405～1433 年，郑和曾 7 次带领船队下西洋，比哥伦布发现新大陆的航行早了近 90 年，比麦哲伦环球航行早了一个多世纪，航程经马六甲海峡、印度洋到达非洲的肯尼亚和坦桑尼亚等国，船队人数达 2.7 万人，有的航程达 149 天，在远航中却没有暴发此病的记录。原因是中国船队带有大量的黄豆，在船上通过生豆芽的方法保障蔬菜的供给，有效预防了坏血病的发生。

5. 维生素 A 的发现　1881 年俄国学者 Lunin 在动物实验研究中发现靠当时已知的营养物质的混合物，包括酪蛋白、脂肪、砂糖、盐与水等作饲料，并不能维持动物生命，加入全脂奶粉则可以，故认为维持生命还应有上述已知食物以外的一些不可缺少的物质。

1913 年，威斯康星大学的 McCollum 及 Davis，从动物油及鱼油中分离出一种可以维持和促进动物生长的物质，并证明如果仅以精磨米、酪蛋白及矿物质喂饲动物，不能使其发育正常，而在加入这种脂溶性物质之后，动物可以得到正常生长，研究人员认为这种物质对辅助纯食物是必要的，并称之为脂溶性维生素 A。与此同时，康涅狄格实验站的 Osbrne 和 Mendel 也发现了维生素 A。研究小组各自的研究表明，维生素 A 是脂肪食品中的膳食要素。McCollum 及 Davis 发现乳脂和蛋黄含维生素 A，Osbrne 和 Mendel 发现鱼肝油含维生素 A，并注意到维生素 A 与夜盲症的关系。

1917 年，Block 发现给儿童食用脱脂奶时，眼干燥症（干眼病）的发病率很高，相反，给儿童食用全脂奶则可防止此病的发生。

1919 年，威斯康星大学的 Steenbock 及其同事注意到存在于甘薯、胡萝卜和玉米中一种能维持正常生长和繁殖的未知物，并认为它具有维生素 A 原的作用。

1920 年，英国科学家 Drummond 建议称这种物质为维生素 A。

1930 年，英格兰人 Moore 等发现，大鼠食用纯化的胡萝卜，其肝中也含有丰富的维生素 A，从而证明了维生素 A 原是 β 胡萝卜素。

1931 年，瑞士研究员 Karrer 从鱼肝油中分离活性物质并首先确定了维生素 A 的化学结构。另外，Karrer 独自合成了维生素 B_2 并测定了其化学结构。因在维生素领域的贡献，Karrer 获得了 1937 年的诺贝尔化学奖。

6. 维生素 D 的发现　在 16～19 世纪的英国和北欧，有一种表现为骨骼软化变形的疾病在婴幼儿和儿童中非常流行，这种病尤其在拥挤的贫民区内的儿童身上更为普遍。当时随着工业城市的兴起，工业烟雾和高层住宅遮住了阳光，但由于不知道该病的病因，因此没有人认为该病是因为缺少阳光所致，而是归咎于室内环境和卫生条件差，它就成了大家所知道的一种"贫穷和黑暗病"。

1824 年，有人发现长期被看作是民间传统药的鱼肝油在治疗佝偻病方面很有效，但由于医生解释不了它的功能，所以医学同行对这种药物不感兴趣。

1890 年，英国医生 Palm 观察到，哪里阳光充裕，哪里佝偻病就少；哪里阳光少，哪里的佝偻病就普遍。

1914 年，Funk 提出，"很可能佝偻病是由于在膳食中缺少某些为机体正常代谢所必需的物质，或是供给量不足才发生的。这些物质在良好的母乳中存在，鱼肝油中也有，但牛奶和谷物中很少"。

1918～1920 年，英国的 Mellanby 爵士使用完全在室内（没有阳光和紫外光存在）喂养的狗，设计出了一种膳食诱发佝偻病，然后再给它喂鱼肝油治疗。通过这种膳食喂养使他坚信，佝偻病是由于膳食中缺少某种微量成分而引起的。在 1921 年他写到"脂肪对于佝偻病的作用，在于其所含的维生素或附带的其他的很可能与脂溶性维生素一样的食物因子"。Mellanby 的实验结果表明，食物中有多种成分与骨骼的生长及钙化有关。其主要成就是确切地证明了食物因素与佝偻病的发生有关，并科学地建立了维生素 D 缺乏病的实验动物模型，为研究"抗佝偻病因子"的作用创造了条件。此外，他证实鳕鱼肝油是一种非常有效的抗佝偻病物质，这最终导致抗佝偻病因子被分类为维生素。但是，Mellanby 错误地认为是新发现的脂溶性维生素 A 治愈了佝偻病。

1922 年，McCollum 发现，鱼肝油在有氧的条件下经 100℃的高温 14 小时后，"抗干眼病因子"遭破坏，但它仍然具有预防佝偻病的效力。这证明鱼肝油中存在着另一种脂溶性维生素，MoCollum 把这种有抗佝偻病效果的、耐热的、不同于脂溶性"抗干眼因子"的物质称为维生素 D。

1924 年，阳光如何防止佝偻病的奥秘得到了部分解释。哥伦比亚大学的 Hess 博士和威斯康星大学的 Steenbock 博士通过各自的工作证明，抗佝偻病的活性物质可以通过紫外线在食物和动物内产生。直到 20 世纪 20 年代后才确定，直接晒太阳、紫外线辐射、食用辐射过的食物或鱼肝油，可以防治佝偻病。后来发现，鱼肝油里的天然维生素 D 与皮肤经辐射后所产生的维生素 D 是同一物质。

1932 年，德国的 Windaus 和英国的 Askew 从辐射过的麦角甾醇里分离出纯维生素 D_2（麦角钙化甾醇）的结晶。1936 年，德国的 Brockmann 从金枪鱼的肝油里分离出纯维生素 D_3（胆化醇）的结晶。

1952 年，哈佛大学的 Woodward 完成了维生素 D_3 的首次全面合成。1965 年，他曾因这项成就而获得诺贝尔化学奖。

7. 维生素 K 的研究发现 1894 年 Townsed 首次使用新生儿出血性疾病（hemorrhagic disease of newborn，HDN）一词，并报道了 50 例新生儿出血病例。

1929 年，丹麦哥本哈根大学生物化学家 Dam 教授观察到，无脂实验饲料使鸡产生致死性出血。给以各种食料补充，特别是苜蓿和鱼粉，可防止出血。之后发现在这些饲料中能用乙醚提取一种活性因子，于是，一种新的脂溶性物质被发现。1935 年，Dam 将其命名为"Koagulation 维生素"（丹麦语"凝固"），简缩为维生素 K。1939 年，Dam 和 Karrer 分离出纯维生素 K。1943 年，Dam 因其卓越的成就获得诺贝尔生理学或医学奖。

8. 维生素 B_{12} 的发现 1849 年，伦敦的内科医生 Addison 以自己的名字命名了一种恶性贫血——阿迪生恶性贫血病。他首次描述了这种疾病，该病病情发展缓慢，在患病 2～5 年中患者以死告终。

在 Addison 对恶性贫血病描述后的 77 年间（1849—1926 年），该病患者处于绝望境地。之后，科学家们逐步开展了对阿迪生恶性贫血病的治疗研究，并发现了维生素 B_{12}。

1925 年，罗彻斯特大学医学和牙科学院 Whipple 用放血使狗患贫血病的试验，证明了肝有助于血液的再生。1926 年，哈佛医学院的 Minot 和 Murphy 报道该恶性贫血病患者摄取大量的生肝[每天 1/4～1/2 磅（1 磅=0.45 千克）]，能使红细胞恢复到正常水平。因为这个发现，他们还与 Whipple 一起分享了诺贝尔生理学或医学奖。1929 年，哈佛的 Castle 发现，让患者摄取在正常胃液中培养的瘦牛肉能控制恶性贫血病，而单独摄取瘦牛肉或胃液都是无效的。这个发现使他们做出了"两个因子"的设想：一个是食物中的"外源因子"，而另一个是在正常胃分泌物中的"内源因子"，这两个因子一起作用，就会使恶性贫血病患者形成红细胞。1948 年,新泽西州梅克公司的 Rickcs 及其同事们,英国的 Smith 和 Parker,各自从肝浓缩物中分离出一种晶体——红色素,他们把该晶体称为维生素 B_{12}。同年,纽约哥伦比亚大学的 West 表明,给恶性贫血病的患者注射维生素 B_{12} 有明显的治疗作用。1955 年,由牛津大学的 Hodgkin 及其同事们确定了维生素 B_{12}(氰钴胺素)的结构,并于 1964 年获得了诺贝尔奖。1955 年,哈佛大学的 Woodward 合成了维生素 B_{12}。

三、当代全球营养与疾病的流行病学

(一)营养缺乏病的流行病学

2011 年世界卫生组织(WHO)的数据显示,全球约有 1.65 亿儿童因没有足够的食物、饮食中所含维生素和矿物质不足、儿童保健不适当及患有疾病而导致发育迟缓。每年约有 150 万名儿童因消瘦而死亡。维生素 A、锌、铁和碘缺乏仍然是公共卫生关注的主要问题。全世界约有 20 亿人受到碘缺乏症带来的影响;1/3 以上的学龄前儿童缺乏维生素 A,维生素 A 缺乏症是导致本身可预防的儿童失明的首要原因;约 42% 的孕妇受到贫血影响。15～49 岁患贫血人数为 5.33 亿,其中非妊娠妇女贫血患病率为 29%(1995 年为 33%)。

2014 年 WHO 的数据显示,5 岁以下儿童发育迟缓率为 23.8%(1990 年为 39.6%),人数达 1.59 亿;消瘦率为 7.5%,消瘦人数为 5000 万;严重消瘦率为 2.4%,严重消瘦人数达 1600 万;低出生体重率为 15%,低出生体重人数为 2000 万;6 个月以内母乳喂养率 39%。

(二)慢性营养相关疾病流行病学

在近、现代,对营养与疾病的研究还只是停留在对营养缺乏病的治疗和预防方面,而对非传染性慢性病的预防只是近 30 年的事情。尽管早在 1958 年,美国在修订其推荐的膳食营养素供给量(recommended dietary allowance,RDA)时,明确提出要考虑减轻慢性病风险,并且在 1964 年、1968 年、1974 年、1989 年再次修订其 RDA 时,把膳食脂肪供能比一再下调,并提供了膳食模式、食物消费、营养素摄入与慢性病发病率、死亡率有关的证据。1992 年,美国科学院(NAS)的"食物营养部"(FNB)开始考虑第 10 版 RDA 的修订事宜,1993 年召开了"如何修订 RDA?"的专题讨论会,专门将"是否应把对慢性病的预防纳入 RDA 中去"作为一个问题讨论,这个问题也是基于美国慢性病患者大幅度增加的现状而提出的。慢性非传染性疾病的发病率迅速攀升,给全球带来了沉重的疾病负担。

世界范围内慢性营养相关疾病的流行病学如下所述。

(1)婴幼儿和儿童的超重肥胖患病率:根据 WHO 的数据,全球超重或肥胖婴幼儿(0～5 岁)的人数从 1990 年的 3200 万增加到 2013 年的 4200 万。如果按照目前的发展趋势继续下去,到 2025 年,超重婴幼儿人数将增加到 7000 万。在非洲区域,同期内的超重或肥胖儿童人数从 400 万增加到 900 万。绝大多数超重或肥胖儿童生活在发展中国家,其增长幅度是发达国家的 30% 以上。

(2)成人的超重和肥胖患病率:1980～2014 年,世界肥胖症人数增长了近 1 倍。2014 年,18 岁及以上的成年人中有 39% 超重、13% 肥胖,由此估算,有超过 19 亿人超重、6 亿人肥胖。死于超重和肥胖的人数大于死于体重不足的人数。

（3）成人糖尿病患病率：2014年，全球成人（>18岁）糖尿病患病率为9%，估计有4.22亿成人患有糖尿病，1980年时为1.08亿人。全球糖尿病（年龄标化）患病率自1980年以来增加了近1倍，在成人中从4.7%上升到8.5%。其中我国成人（>18岁）糖尿病患病率（年龄标化）从1980年的4.3%上升到2014年的8.8%。过去10年中，低收入和中等收入国家中糖尿病患病率的上升速度超过了高收入国家。

不同地区超重（BMI≥25kg/m²）、肥胖（BMI≥30kg/m²）和血糖升高（空腹血糖≥7.0mmol/L）患病率情况见表0-1。

表0-1 不同地区超重、肥胖和血糖升高患病率（%）

地区	超重		肥胖		血糖升高	
	2011年	2016年	2011年	2016年	2009年	2014年
非洲	25.0	27.7	7.6	9.1	4.6	5.1
美洲	60.2	63.4	26.1	29.0	8.0	8.9
东南亚	18.3	21.5	3.4	4.6	7.0	7.7
欧洲	59.3	62.3	22.7	25.3	8.2	8.9
东地中海	42.5	46.5	16.6	19.5	9.5	11.1
西太平洋	28.7	33.0	5.0	6.7	7.7	9.1
全球（WHO）	35.8	39.1	11.4	13.2	7.5	8.5

资料来源：WHO. 全球卫生观察数据2017.

（4）成人高血压患病率：据WHO估计，2010年，高血压（收缩压/舒张压≥140/90mmHg）导致940万人死亡。如不予以控制，高血压会引起脑卒中、心肌梗死、心力衰竭、痴呆症、肾衰竭和失明。2014年，18岁及以上成年人高血压的全球流行率约为22%。

（5）非传染性疾病的死亡率：2012年全世界共有5600万人死亡，其中3800万人死于非传染性疾病，主要包括心血管疾病、癌症、慢性呼吸系统疾病。近3/4的非传染性疾病死亡（2800万人）发生在低收入和中等收入国家。1600万例非传染性疾病导致的死亡发生在70岁之前；这类"过早"死亡情况中，有82%发生在低收入和中等收入国家。自2000年始，慢性非传染性疾病的死亡人数在世界的每一个地区都在增加，增加最多的是东南亚地区和西太平洋地区，从2000年到2012年，死亡人数分别从670万上升到850万、从860万上升到1090万。预计到2030年，慢性非传染性疾病死亡的人数将增加至5200万。

心血管疾病引起的非传染性疾病死亡人数最多，每年造成1750万人死亡，其次是癌症（820万人）、呼吸系统疾病（400万人）及糖尿病（150万人）。这四类疾病约占所有非传染性疾病死亡人数的82%。

四、中华人民共和国成立后不同时期的营养问题

由于我国地域辽阔，各地经济水平有一定的差距，同时，在不同的历史时期，由于自然灾害等原因，在不同地区会表现出不同的营养问题。

（一）中华人民共和国成立后至 20 世纪 60 年代初

20 世纪 50 年代初期，由于战争的影响，我国经济遭受到严重的破坏，食物供应紧张，这一时期的营养问题主要表现为蛋白质-能量营养不良、钙及多种维生素缺乏。

1959 年我国进行了第一次全国营养调查，1959～1961 年，由于当时的经济形势十分严峻，在营养调查中发现的问题主要是营养缺乏。

1. 蛋白质缺乏，能量供应不足，有蛋白质缺乏性水肿出现　全国城乡居民平均每人每日能量摄入为 2105kcal（城市 2030kcal，农村 2180kcal），蛋白质 59g（城市 62g，农村 56g）。膳食蛋白质来源主要为谷类、薯类，占膳食总蛋白的 86.8%（城市 83.6%，农村 89.9%）。

2. 儿童营养不良和佝偻病严重　据调查，儿童中营养不良的患病率为 19%～42%，农村幼儿更常见。儿童佝偻病患病率为 15%～80%，主要由维生素 D 和钙缺乏所致。北方的冬天寒冷，日光照射时间短，婴儿户外活动时间少等因素又增加了该病的患病率。

3. 癞皮病广为流行　新疆的一些地区，由于长期以玉米为主食，导致烟酸缺乏，造成癞皮病流行；山东一些长期以玉米为主食的地区也有相同的发现。

4. 维生素 A 和维生素 C 缺乏　由于蔬菜供应不足，导致居民蔬菜的摄入不足，尤其在冬季，蔬菜的品种单一、数量不足，造成地区性和季节性维生素 A、维生素 C 摄入不足。

（二）20 世纪 60 年代中期至 80 年代初

1958 年以后，营养工作几近停滞，这期间中国居民的营养相关信息基本缺失，在这个特殊的历史时期，我国开展了克山病和碘缺乏病的防治工作。

1. 克山病　是一种原因不明的地方性心肌病，发病急，病死率高，多发生于儿童和育龄期妇女，1935 年在黑龙江省克山县暴发，病死率高达 80%，故取名克山病。从 20 世纪 60 年代中期开始，我国营养学家在对克山病区内外环境的研究中，提出并证实克山病发病与病区内外环境中缺乏微量元素硒有关。

2. 碘缺乏病　碘缺乏主要引起地方性甲状腺肿、地方性克汀病、甲状腺功能低下、智力障碍等一系列病症。在这一时期的调查工作表明我国是一个大面积缺碘的国家，除上海外都有地方性甲状腺病流行，除上海和江苏外都有地方性克汀病。从 20 世纪 60 年代起，全国缺碘地区开始陆续对当地病区进行调查，并开始在各自试点进行以食盐加碘为主的综合干预。1979 年我国开始大规模食盐加碘防治碘缺乏病工作。

（三）20 世纪 80 年代至今

20 世纪 80 年代，我国实行改革开放政策，中国经济不断发展，人民的生活水平不断提高。营养工作逐步走向正规，从 1982 年开始每隔十年进行一次全国营养与健康调查。这一时期中国正处于膳食结构与疾病发生转变的阶段，营养问题也更为多样化，表现为营养不足与营养过剩并存。

由于我国居民的营养和健康状况正处于快速变化时期，十年一次的全国营养调查所提供的信息，难以及时反映居民的营养与健康问题，从而也难以采取有效的措施遏制慢性病快速上升的势头。从 2010 年开始，我国将中国居民营养与健康调查转变为营养监测，每五年完成一个监测周期。

从 1982 年、1992 年、2002 年、2010～2012 年全国营养和健康调查/监测的结果来看，我国人群的营养不良患病率逐步下降，但慢性非传染性疾病患病率逐步上升。

1. 营养缺乏状况

（1）5 岁以下儿童：1992 年、2002 年、2010 年生长迟缓率分别为 31.9%、14.3%、9.9%。1992 年和 2002 年低体重率分别为 18.0%、7.8%。2002 年和 2010 年消瘦率分别为 2.5%、2.3%。

（2）18 岁及以上成人：四次调查中，成年人营养不良率分别为 13.0%、9.2%、8.5%和 6.0%。

（3）贫血状况：1992 年、2002 年和 2010 年成人贫血患病率分别为 20.0%、19.6%（男性 15.8%，女性 23.3%）、9.8%（男性 7.0%、女性 12.6%）。2002 年、2010 年孕妇贫血患病率分别为 28.9%、17.2%。

（4）6～12 岁儿童血浆维生素 A 营养状况：2002 年、2010 年儿童维生素 A 缺乏率分别为 12.8%、11.4%；维生素 A 边缘缺乏率分别为 47.7%、25.9%。

2. 营养相关性慢性疾病状况

（1）超重和肥胖：各个人群的超重和肥胖率均呈现逐年上升趋势，见表 0-2。

表 0-2　不同年份不同人群超重和肥胖率的情况（%）

年份	7 岁以下儿童		7～17 岁少年儿童		成人	
	超重	肥胖	超重	肥胖	超重	肥胖
1992	2.3	1.6	3.9	1.8	12.8	3.3
2002	3.4	2.0	4.5	2.1	17.6	5.6
2010～2012	—	—	9.6	6.2	30.1	11.9

注：—无公开发表资料。

（2）高血压患病率：1991 年、2002 年、2010～2012 年我国成人高血压患病率分别为 14.4%、18.8%和 22.8%。

（3）糖尿病患病率：2002 年、2010～2012 年成人糖尿病患病率分别为 2.6%（男性 2.5%、女性 2.7%）、6.8%（男性 6.9%、女性 6.7%）。但 2010 年第 6 次全国糖尿病调查的结果显示，我国 18 岁以上成人糖尿病患病率高达 9.65%。

（4）血脂异常患病率：2002 年、2010～2012 年成人血脂异常率为 18.6%（男性 22.2%、女性 15.9%）和 39.9%（男性 48.4%、女性 31.3%）。

五、全球营养目标

目前，全球正面临着营养缺乏和营养过剩的双重负担。基于营养与疾病之间的密切关系，2014 年第二届国际营养大会（ICN2）召开，2015 年"消除一切形式的营养不良"目标被郑重纳入联合国可持续发展目标，要求全球以不同的方式思考营养不良问题并采取行动，专注于营养不良问题的各个方面，并努力争取到 2030 年全人类消除一切形式的营养不良。2016 年，世界卫生组织发布了《全球营养报告》，为各国提供成功实例并指明行动的方向，本年度报告的主题是"制定行动来实现到 2030 年消除一切形式的营养不良的目标"。

（一）营养不良的内容

（1）儿童生长发育迟缓：儿童身高低于同龄标准身高。

（2）儿童消瘦：儿童体重低于同身高的儿童。

（3）儿童超重：儿童体重高于同身高的儿童。

（4）成人超重：体内脂肪过多，体重指数 BMI≥25kg/m^2。

（5）微量营养素缺乏症：铁、维生素 A、锌、碘、叶酸低于健康阈值。

（6）成人肥胖症：体内脂肪过多，体重指数 BMI≥30kg/m^2。

（7）非传染性疾病：糖尿病、心脏病、某些癌症等。

（二）2030 年全球营养目标

（1）生长迟缓儿童数量减少 40%。

（2）儿童消瘦患病率下降并维持在 5% 以下。

（3）儿童超重患病率零增长。

（4）育龄妇女贫血患病率下降 50%。

（5）纯母乳喂养率至少上升 50%。

（6）出生体重过低患病率下降 30%。

（7）阻止以下疾病发病率：成人超重、成人糖尿病（高血糖）、成人肥胖症。

（三）中国营养目标

（1）2014 年，国务院办公厅发布了中国食物与营养发展纲要（2014～2020 年），明确提出了我国的发展目标，其中营养性疾病控制目标为基本消除营养不良现象，控制营养性疾病增长。到 2020 年，全国 5 岁以下儿童生长迟缓率控制在 7% 以下；全人群贫血率控制在 10% 以下，其中，孕产妇贫血率控制在 17% 以下，老年人贫血率控制在 15% 以下，5 岁以下儿童贫血率控制在 12% 以下；居民超重、肥胖和血脂异常率的增长速度明显下降。

（2）2017 年 6 月 30 日，国务院办公厅发布了国民营养计划（2017～2030 年），提出我国营养改善的主要目标为下述几点。

1）到 2020 年，营养法规标准体系基本完善；营养工作制度基本健全，省、市、县营养工作体系逐步完善，基层营养工作得到加强；食物营养健康产业快速发展，传统食养服务日益丰富；营养健康信息化水平逐步提升；重点人群营养不良状况明显改善，吃动平衡的健康生活方式进一步普及，居民营养健康素养得到明显提高。实现以下目标：

A. 降低人群贫血率。5 岁以下儿童贫血率控制在 12% 以下；孕妇贫血率下降至 15% 以下；老年人群贫血率下降至 10% 以下；贫困地区人群贫血率控制在 10% 以下。

B. 孕妇叶酸缺乏率控制在 5% 以下；0～6 个月婴儿纯母乳喂养率达到 50% 以上；5 岁以下儿童生长迟缓率控制在 7% 以下。

C. 农村中小学生的生长迟缓率保持在 5% 以下，缩小城乡学生身高差别；学生肥胖率上升趋势减缓。

D. 提高住院患者营养筛查率和营养不良住院患者的营养治疗比例。

E. 居民营养健康知识知晓率在现有基础上提高 10%。

2）到 2030 年，营养法规标准体系更加健全，营养工作体系更加完善，食物营养健康产业持续健康发展，传统食养服务更加丰富，"互联网+营养健康"的智能化应用普遍推广，居民营养健康素养进一步提高，营养健康状况显著改善。实现以下目标：

A. 进一步降低重点人群贫血率。5岁以下儿童贫血率和孕妇贫血率控制在10%以下。

B. 5岁以下儿童生长迟缓率下降至5%以下；0～6个月婴儿纯母乳喂养率在2020年的基础上提高10%。

C. 进一步缩小城乡学生身高差别；学生肥胖率上升趋势得到有效控制。

D. 进一步提高住院患者营养筛查率和营养不良住院患者的营养治疗比例。

E. 居民营养健康知识知晓率在2020年的基础上继续提高10%。

F. 全国人均每日食盐摄入量降低20%，居民超重、肥胖的增长速度明显放缓。

（马玉霞）

第一篇　营养素缺乏性疾病

人体中由于缺乏一种或多种营养素而出现的各种临床症状或疾病,称为营养素缺乏性疾病,简称营养缺乏病。维持人体健康的营养素有蛋白质、脂肪、碳水化合物、维生素、矿物质和水六大类,任何营养素的缺乏都可以导致临床症状出现,本篇主要介绍蛋白质-能量缺乏、维生素缺乏、矿物质缺乏给人体带来的危害。

第一章　营养缺乏病

随着经济发展和人民生活水平的提高,典型的营养缺乏病已很少见,但散在的、个别的营养素缺乏依然存在;明显的缺乏症状相对少见,但亚临床缺乏仍较常见。

第一节　概　　述

营养缺乏病与长期食物缺乏有关,许多社会经济、文化、环境等因素均可影响营养缺乏病的流行。尽管营养缺乏病原因更多考虑的是贫困问题或食物供应的问题,但不是所有的贫困都会造成营养不良,因为在一些食物供应丰富、经济条件好的人群和家庭中,仍有营养不良现象发生。

一、概　　论

营养缺乏病的发生同经济发展关系密切,经济发达、食物供应充足,出现营养缺乏的概率相对较小,贫穷、饥饿是营养不良发生的主要原因。1992 年 12 月在罗马召开全球部长级会议,通过了《世界营养宣言》和《世界营养行动计划》,包括我国在内的 159 个国家代表做出承诺:在 2000 年前消除饥饿和营养不良。尽管自 1990~1992 年以来,饥饿发生率下降了 21%,但世界上仍有超过 8 亿人食不果腹。发育迟缓(低年龄别身高)和消瘦(低身高别体重)的发生率有所下降,但 2013 年受上述问题困扰的 5 岁以下儿童仍分别有大约 1.61 亿和 5100 万。5 岁以下儿童死亡人数中有近一半与营养不良相关,每年估计有 280 万儿童死于营养不良。由于缺少足够的维生素和矿物质,约 20 亿人遭受微量元素缺乏症或"隐性饥饿"的困扰。

目前,营养缺乏病在发展中国家仍然是对人类健康的主要威胁,蛋白质-能量营养不良和维生素 A 缺乏、地方性甲状腺肿、缺铁性贫血等是主要发生疾病。即使在发达国家,缺铁性贫血和其他微量元素缺乏也很常见。

对于长期患病的患者来说,由于营养指导、营养治疗和营养监测的不足或缺失,也可出现某些营养素,如微量元素、维生素或必需脂肪酸的缺乏,严重者可出现临床症状。因此,营养缺乏病不仅是公共营养的重要内容,也是临床营养必须包括的组成部分,特别是在临床患者营养状况的评价和亚临床缺乏的诊治方面，是综合治疗中重要的一环。

二、营养缺乏病的病因

营养缺乏病的病因有原发性和继发性两类。原发性病因指单纯摄入不足，可以是多种营养素摄入不足，也可以是个别营养素摄入不足。继发性病因指由于其他疾病过程而引起的营养素不足，除摄入不足外，还包括机体消化、吸收、利用、需要等因素的影响。临床上所见到的各种营养素缺乏绝大多数成为疾病过程中综合表现的一部分。按营养素在体内的代谢途径，营养缺乏病的病因可以分为以下几种。

（一）营养素的摄入不足

1. 食物摄入不足 可以是原发性摄入不足，如经济落后，尤其灾害或战争等社会因素，常存在食物不足，营养质量差，居住环境拥挤、不卫生，婴幼儿哺乳不当，喂养缺乏指导，断乳后未能补充足够能量和蛋白质食物等问题，传染病流行和并发感染（如麻疹、腹泻、呼吸道感染）可加速或加重营养缺乏病的发生。偏食和挑食可引起某种营养素缺乏，甚至可导致某种营养缺乏病的流行。也可以是继发性摄入不足，如食欲缺乏、昏迷、精神失常或神经性厌食、口腔及颌面手术后、食管癌等引起胃肠道阻塞的疾病。在这些疾病中常采用鼻饲或静脉营养补给措施，补给量不能满足患者需要时，会发生营养缺乏。

2. 食物中营养素缺乏 食品供应量足够的情况下，因天然食物中营养物质缺乏或不足，以及饮食方式的不科学也可引起的营养缺乏病。①所有天然存在的食物，都不会包含人类所需要的所有的营养素，单一的食物中所含有的营养素种类和数量有限，如粮谷类食物缺乏维生素 C 和脂溶性维生素，蛋白质的质量不高，如长期单纯摄入粮谷类食物，则导致脂溶性维生素、优质蛋白、维生素 C 的缺乏。②因土壤中缺乏某些矿物质，导致农作物中该矿物质缺乏，如我国新疆、内蒙古、甘肃等内陆地区的土壤中缺碘，造成了缺碘性甲状腺肿大的流行；而我国在东北三省、河南、河北、山西等克山病流行地区的土壤、水和粮食中硒含量极低，造成了克山病的流行。③食物因加工烹调不合理而破坏营养素，虽其食物摄入量并不少，但亦可发生某些营养素缺乏，如水溶性维生素缺乏中，食用精白米面和丢弃米汤常是 B 族维生素缺乏病的主要原因，蔬菜先切后洗，烫、漂、捞、挤等处理过程将使大部分维生素 C 遭受破坏。

（二）营养素的消化吸收不良

胃肠道疾病的患者，如各种慢性腹泻、小肠吸收不良综合征、胃肠道手术后、慢性胰腺炎等均可影响营养素的吸收。营养素之间的不平衡也是造成吸收不良的因素。对防治心血管疾病和肠道肿瘤有好处的膳食纤维如摄入过多将影响无机盐和维生素的吸收，而铁和锌、钙和磷相互间需保持一定比例，一方过高即引起另一方的吸收不良。吸烟和饮酒可能影响维生素的摄入和吸收，并干扰维生素 C、维生素 B_{12}、叶酸和 β 胡萝卜素的代谢。低脂膳食或不能被吸收的脂肪代用品可能干扰脂溶性维生素的吸收。

（三）营养素的利用减少

疾病易引起营养素的利用率下降，常见的是肝脏疾病使营养素的利用率或储备能力下降。肝硬化时常合并维生素 A、维生素 B_6、维生素 B_{12}、叶酸的储存减少而出现缺乏，使蛋白质的合成出现障碍。尿毒症时肾脏不能使 25-羟胆钙化醇转变为活性形式的维生素

D，导致肠道钙吸收障碍。有的药物由于其性质是营养素的拮抗剂，故在使用时可抑制营养素的功用，如抗肿瘤药脱氧吡哆醇是维生素 B_6 的同系物，能抑制需要维生素 B_6 的酶系活性；高剂量的异烟肼或避孕药可引起维生素 B_6 的缺乏，均系拮抗维生素 B_6 的作用所致。

（四）营养素的损耗增加

体力活动长期超量，包括高强度的运动，长期发热，代谢机能亢进，各种癌症及其他消耗性疾病如糖尿病、结核病均明显地增加体内各种物质的消耗。创伤、大手术、大面积烧伤等促使组织分解代谢加剧的情况使大量氮从尿及创面中丢失，代谢率也显著增加。消化道瘘、肾病也是蛋白质损耗较大并容易发生营养缺乏的疾病。放射治疗（放疗）或化学治疗（化疗）造成的营养素损耗及蛋白质合成障碍，如不及时补给以满足需要，常使患者变得虚弱而不能坚持治疗，影响治疗效果。寄生虫疾病在欠发达国家比较普遍，营养缺乏的原因与寄生虫感染引起的营养素损耗增加有关。长期的慢性失血可导致贫血的发生。总之，一切引起代谢加速、营养素丢失的疾病都可导致营养缺乏病的发生。

（五）营养素的需要增加

在人体生长发育旺盛期及妊娠、授乳等特殊生理时期，营养需要量有明显的增加。例如，细胞分裂时核酸合成增加，其中叶酸是必不可少的营养素，因而在妊娠的初期必须增加叶酸供给量以适应胎儿组织生长发育的需要。到妊娠后期胎儿成熟，体内要有一定的营养素储备，此时母体对蛋白质的需要量必然增加，如营养供给不足则使胎儿生长缓慢，骨骼或脑的成熟过程可能发生障碍。乳母为了保证乳汁的分泌量和其营养成分，各种营养素的需要量都有明显增加。此时如果有营养素吸收不良、利用减少和损耗增加的情况，则更易发生营养缺乏。儿童的生长发育对营养的需求明显增加，如果并发疾病更易出现营养不良。因此，对于这类患者更要注意营养缺乏病的防治。老年人虽然能量需要量减少，但因适应能力低或自我进食能力低，也易患本病，且病情较重。

第二节　营养缺乏病分类

营养缺乏病分类可根据不同人群分为儿童、青少年、成人及老年营养缺乏病。按发生原因可分为原发性营养缺乏病（primary malnutrition）和继发性营养缺乏病（secondary malnutrition）。按营养素缺乏可分为蛋白质热能缺乏症、维生素缺乏症和矿物质缺乏症。

一、按人群分类

（一）儿童营养缺乏病

儿童营养缺乏病是以儿童生长减退为特征，其结果是体重的增长与年龄的增长不成比例。测量身高和体重是评价儿童营养状况的常用指标，判断儿童健康和营养状况的最好方法是评价其生长发育。儿童营养不良的评价常采用 WHO 于 1978 年推荐的性别年龄别身高体重参考值进行。

1. 生长迟缓（身高不足）　指年龄别身高低于标准身高中位数的两个标准差，通常反映的是儿童慢性营养不良。

2. 低体重（体重不足） 指年龄别体重低于标准体重中位数的两个标准差，是判断儿童营养不良最常用的指标。

3. 消瘦 指身高别体重低于标准身高中位数的两个标准差，通常反映儿童近期急性营养不良。

（二）青少年营养缺乏病

青少年是世界人口的重要组成部分。一些资料认为青少年占世界人口的 30%，而且生活在发展中国家的青少年占有更大比例。青少年时期身高、体重均快速增加，大约人体的 1/4 身高是在青少年时期冲刺性达到的。青少年时期身体的变化程度、成熟程度是由基因决定的，但同时也受环境因素的影响，营养不良、感染和慢性疾病均可不同程度地影响青少年的生长发育。WHO 对青少年时期发育不良的诊断标准是年龄别身高低于参考人群的两个标准差。

（三）成人营养缺乏病

国际饮食能量顾问组（IDECG）工作会议认为，在成年期，营养不良诊断最简单的方法是体重指数（body mass index，BMI）。经研究观察到 BMI 和身体重量（代表体内的能量储存）是高度一致的，与个体的身高是相对独立的。在我国，常采用卫生部《中国成人超重和肥胖症预防控制指南》推荐的标准，成人的 BMI 低于 $18.5kg/m^2$ 者为营养不良，该标准既适用于男性，也适用于女性。使用 BMI 将成人的营养缺乏病进行分类的方法方便且敏感。

（四）老年人营养缺乏病

年龄≥60 岁的老年人在全球人口中呈现快速增长的趋势。已证实老年人随着年龄的增长而身高下降，体重也下降。近年来，人体测量也用于老年人群，与评价成年人营养状况一样也采用 BMI。因此，身高、体重、BMI 均可作为老年人群的营养状况、发病和死亡危险因子的评价指标。老年人随着年龄的增加，脊柱弯曲度增加，影响身高测量的准确性，有人建议老年人膝高和臂围可用来推断身高。WHO 认为膝高较臂围更敏感，而且评价出的身高可用于推断 BMI。我国老年人 BMI 评价标准与成年人相同，低于 $18.5kg/m^2$ 为低体重，大于 $24kg/m^2$ 为超重。

二、按发生原因分类

（一）原发性营养缺乏病

原发性营养缺乏病即单纯由营养素摄入减少而引起的一系列临床表现，每一种临床表现都涉及一种或多种营养素（如蛋白质、碘或铁）的缺乏。在饥饿、贫穷、追求饮食时尚、有饮食禁忌、厌食症、贪食、青春期肥胖恐惧症及低营养密度饮食等情况下可出现营养不良。原发性营养缺乏病通常可分为两类，一类为严重的营养缺乏病，对活体组织的功能有严重的损害，如心脏活动、视觉、能量代谢或组织的生长；另一类为轻微的营养失调，其特征表现为烦躁，外表组织器官已出现变化，如皮肤损伤、关节失去反应等。

（二）继发性营养缺乏病

除了由于饮食中营养素摄入不足引起的原发性营养缺乏病之外，其他原因导致的营养缺乏病均为继发性营养缺乏病。尽管机体可以摄取足够的营养物质,但由于受到某种干扰,影响了对营养物质的吸收而造成营养失调,其产生的结果与原发性营养缺乏病相同。个体既可以发生原发性营养缺乏病也可发生继发性营养缺乏病。

继发性营养缺乏病可由多种原因或机制同时起作用促使营养缺乏的发生。住院患者一般为营养低下的人群,几乎都伴发原发性营养缺乏或继发性营养缺乏。引起营养素摄入和吸收过少的原因主要有药物、情绪低落、食欲缺乏等,而手术创伤、放疗、化疗、内外科并发症、院内感染均可减少营养素的储存。恶性肿瘤和其他疾病(慢性肺病和充血性心力衰竭)加速了组织蛋白质和能量的消耗;恶性淋巴瘤所引起胃肠道的严重疼痛、梗阻和食欲减退减少了自主进食;腹腔放疗引起的放射性肠炎可造成吸收障碍,化疗药物经常有抵抗、减少营养素利用的作用;发热、细胞分裂、肿瘤组织的快速生长,均可导致对营养素需求量的增加。

三、按营养素缺乏分类

营养素缺乏的常见类型主要包括蛋白质-能量营养缺乏、维生素缺乏和矿物质缺乏等。

(一)蛋白质-能量营养缺乏

当膳食不能满足人体对蛋白质-能量的需要时,则产生蛋白质-能量营养缺乏(protein energy malnutrition,PEM)。PEM 在临床上可表现为营养缺乏性消瘦、恶性营养缺乏和混合型三种。营养缺乏性消瘦是由于长期在膳食中缺乏能量、蛋白质及其他营养素的结果;恶性营养缺乏是由于膳食中蛋白质严重缺乏而能量的供给尚可维持最低水平的极度营养缺乏症;大多数患者的临床表现为混合型。PEM 是目前发展中国家严重的公共卫生问题,主要见于儿童,成人很少患此病,这是由于成人蛋白质与能量的需要量相对较低的缘故。由于营养缺乏,发展中国家儿童死亡率比发达国家高 20~50 倍。

(二)维生素缺乏

维生素缺乏引起的各种缺乏病主要有维生素 A 缺乏引起的夜盲、角膜软化、眼干燥症,脚气病(维生素 B_1 缺乏症),核黄素(维生素 B_2)缺乏,癞皮病,坏血病,恶性贫血等。

(三)矿物质缺乏

由矿物元素缺乏引起的缺乏病主要有甲状腺肿、克汀病、缺铁性贫血、软骨病、克山病及锌缺乏病等。

各种营养缺乏病具体的病因分析、发病过程、表现、治疗和预防请参见本书有关章节。

第三节　营养缺乏病诊断

营养缺乏病的发病过程是缓慢的,按其程度和时间可分为轻度、中度和重度,及急性、亚急性和慢性。其病理变化则经历了储存不足、生化病变、功能变化和形态改变 4 个阶段,到了形态改变阶段,通常会形成一些不可逆的病变,从而使病程再进一步恶化。在功能变化阶段以前,患者主诉或体检不易发现明显的异常,因此属于亚临床缺乏。近年来,由于检验方法的进步,许多亚临床缺乏都可用实验室手段加以证实,从而对营养缺乏病进行早期诊断、早期治疗。所谓生化病变是营养素及其代谢物在生理体液中从含量的变化发展到包括生化功能反应在内的变化。由于营养素的生化功能不断地被发现,因此亚临床缺乏在疾病治疗过程中的影响已超出营养缺乏病本身的范畴,扩大到了其他疾病的辅助治疗方面。

一、营养素缺乏对机体的影响

1. 生长发育不良 不论婴幼儿、学龄前儿童或青少年,营养缺乏病的综合表现都将影响到生长发育。孕妇营养素缺乏会影响到胎儿的生长发育,可表现在智力和体力两方面。

2. 代谢异常 营养素缺乏影响到身体内生物活性物质的功能和合成。营养素组成人体内的重要酶类和激素,或作为辅酶,营养素的缺乏将导致这些因子的功能紊乱,由此引起的异常代谢是许多临床表现的内在原因。

3. 免疫力下降 已证明许多营养素同人体的免疫功能有关,人体营养缺乏时对疾病的抵抗力明显下降,而疾病可加重营养缺乏的表现,将形成恶性循环。

4. 组织的合成再生延缓 营养缺乏时机体代谢率下降,使组织的再生缺乏基础物质、蛋白质合成减低。因此手术后的创面愈合、综合治疗后康复时间的延长都反映了营养缺乏的程度。

5. 疾病的并发症机会增加,预后不良 营养缺乏不但使原发疾病的恢复困难,而且会导致许多并发症,从而使原发疾病更加难以处理。患者由于营养素缺乏,导致对疾病治疗措施的反应能力低下,使死亡率更高。

二、营养缺乏病的诊断

营养缺乏病的诊断依赖于膳食史、体检、生化检查和治疗试验。但目前对患者营养状况的判定仍有些困难:白蛋白的半衰期长,不能及时反映患者的营养状况;转铁蛋白、视黄醇结合蛋白、甲状腺素结合前白蛋白等短半衰期蛋白的测量未有普及。

(一)膳食史

了解膳食摄入情况可初步确定患者是否存在食物摄入不足,而摄入不足是营养缺乏的最基本病因之一。了解膳食史的方法有多种,在临床诊断上,膳食回顾法是最为简便实用的方法。

(二)体格检查

1. 体重测定 体重是营养评价中最简单、直接而又极为重要的指标。

(1)身高标准体重法,这是 WHO 推荐的常用方法。

肥胖度(%)= [实际体重(kg)−理想体重(kg)] / 理想体重(kg)×100%

成人理想体重可采用适合我国情况的 Broca 改良公式计算:

身高 165cm 以下者:理想体重(kg)= 身高(cm)−100

身高 165cm 以上者:男性理想体重(kg)= 身高(cm)−105

女性理想体重(kg)=[身高(cm)− 100]×0.9

一般来说，实际体重占理想体重-10%～+10%为正常；在+10%～20%内为超重，超过+30%为严重肥胖。而低于-10%～-20%为消瘦；低于-20%以上为严重消瘦。

（2）BMI测定：BMI=体重（kg）/身高^2（m^2），可以在一定程度上避免身高差异的影响。WHO、亚洲和中国有各自的判断标准（表1-1）。

表1-1　不同体重状态判断标准（BMI，kg/m^2）

	消瘦	正常体重	超重	肥胖
WHO标准	<18.5	18.5～24.9	25～29.9	≥30
亚洲标准	<18.5	18.5～22.9	23～24.9	≥25
中国标准	<18.5	18.5～23.9	24～27.9	≥28

（3）体重变化：在一些特定情况下，如患者出现水肿、腹水、胸膜液渗出、巨大肿瘤、利尿药的使用等，采用身高标准体重法、BMI评价营养状况是不适合的。在疾病状态下，如果每天体重改变大于0.5kg，常提示体内水分的丧失而非真正的体重改变。在另外一些情况下，如严重感染、创伤等，分解代谢的加快促进了体重丧

表1-2　体重变化评定

时间	中度体重丧失	重度体重丧失
1周	1%～2%	>2%
1个月	5%	>5%
3个月	7.5%	>7.5%
6个月	10%	>10%

失，因此要考虑体重变化的幅度和速度，必须将二者结合起来，一般在临床上体重变化的评定见表1-2。

2. 皮褶厚度测定　皮下脂肪含量约占全身脂肪总量的50%，通过皮下脂肪含量的测定可推算体脂总量的储备与消耗，并间接反映能量的变化。

（1）肱三头肌皮褶厚度（triceps skinfold thickness，TSF）测定：TSF的正常参考值男性为8.3mm，女性为15.3mm。实测值相当于正常值90%以上为正常，相当于正常值80%～90%为体脂轻度亏损，相当于正常值的60%～80%为体脂中度亏损，60%以下为体脂严重亏损。

（2）肩胛下皮褶厚度测定：被测者上臂自然下垂，取被测者左肩胛骨下角约2cm处，测量方法同TSF。有学者以TSF与肩胛下皮褶厚度测定值之和来判断营养状况。男性大于40mm、女性大于50mm者为肥胖；男性在10～40mm、女性在20～50mm者为正常；男性小于10mm、女性小于20mm者为消瘦。

（3）髋部与腹部皮褶厚度测定：髋部取左侧腋中线与髂脊交叉点，腹部取脐右侧1cm处。方法同上。上述结果还可代入下列公式推算体脂：

体脂含量（%）=0.911 37A_1+0.178 71A_2 + 0.153 81A_3 − 3.601 46

其中，A_1、A_2和A_3分别为肱三头肌、肩胛下和腹部皮褶厚度，单位：mm。结果大于20%者为肥胖。

3. 上臂围和上臂肌围

（1）上臂围（arm circumference，AC）：被测者左前臂下垂，上臂松弛，取上臂中点，用软尺测量。软尺误差每米不得大于0.1cm。上臂围包括皮下脂肪，是间接反映能量的指标。

（2）上臂肌围（arm muscle circumference，AMC）：AMC可间接反映体内蛋白质储存

水平，它与血清白蛋白含量密切相关。有研究发现，当血清白蛋白值小于 28g/L 时，87%
患者出现 AMC 值减小，AMC 值由 AC 值经计算而得，AMC 的正常参考值：男性 24.8cm，
女性 21.0cm。实测结果相当于正常值的 90% 以上时为正常；80%～90% 时为轻度营养不良；
60%～80% 为中度营养不良；小于 60% 时为重度营养不良。皮褶厚度方法估计人体脂肪简
单易行，但标准化程度要求高，应用中受到限制，现在常利用生物电阻抗的原理测定人体
成分，瘦组织电阻比脂肪组织小，人体脂肪越多，电阻抗越大。生物电阻抗测定仪衡量体
脂，方法简便准确，目前常用于肥胖者。其他如 B 超、CT、MRI 等检查可以准确地判断
脂肪含量，但价格昂贵。

（三）生化和实验室检查

利用多种生化及实验室检查可测定蛋白质、脂肪、维生素及微量元素的营养状况和免
疫功能。由于营养素在组织及体液中浓度下降、组织功能降低及营养素依赖酶活力的下降
等现象的出现均早于临床或亚临床症状，故生化及实验室检查对及早发现营养缺乏的种类
和程度有重要意义。它能提供客观的营养状态评价，不受主观因素的影响，并且可确定存
在哪一种营养素的缺乏，这两点是人体测量及膳食调查等方法所不具备的优势。

1. 临床上常见的生化检查

（1）血、尿常规检查：血细胞比容减少，轻至中度贫血（多为正常细胞正常色素性）。
白细胞计数可减少，淋巴细胞绝对数常低于 1.2×10^9/L，反映 T 淋巴细胞功能低下。尿比
重偏低，浓缩能力降低。有饥饿性酮症时尿酮体实验阳性。

（2）生化检验：血清必需氨基酸和非必需氨基酸浓度常降低，以色氨酸、胱氨酸等浓
度降低为显著。血浆总蛋白和白蛋白水平降低，血清淀粉酶和碱性磷酸酶水平降低，血清
转铁蛋白降低，如同时又缺铁，则可正常或偏高。其他血清运转蛋白包括前白蛋白、维生
素 A 结合蛋白降低，血糖血脂偏低，常规肝功能多属正常，血尿素氮和尿尿素氮降低，
24 小时尿肌酐（mg）/身高（cm）值降低，这在不发热的患者是衡量蛋白质缺乏的一项较
敏感的指标，成人男性、女性正常值分别为 10.5mg/cm 和 5.8mg/cm，常有水、电解质紊
乱，尤其低钾血症、低磷血症、高氯血症、代谢性酸中毒。消瘦症的实验室异常较蛋白质
营养不良综合征少。

2. 营养不良的评定

（1）血清蛋白浓度测定：血清蛋白浓度是蛋白质营养状况评定中极重要的指标之一。
血清蛋白水平的测定，可间接反映内脏组织的功能。最常用的测定指标包括血清白蛋白、
转铁蛋白、甲状腺结合前白蛋白和视黄醇结合蛋白质等。

（2）肌酐身高指数：肌酐是由肌肉中的磷酸肌酸经过一个不可逆的非酶促反应，脱去
磷酸转变而来的。肌酸在肌肉中形成后进入血液循环，最终由尿液排出。肌酐身高指数
（creatinine height index，CHI）是衡量体内蛋白质水平的灵敏指标，其原因：①成年人体
内肌酐和磷酸肌酸的总含量非常恒定，每日经尿排出的肌酐量基本一致，正常成年男性值
为 1000～1800mg，女性值为 700～1000mg，并且与每日尿量多少无关。②运动、膳食的
变化对尿中肌酐含量的影响甚微。曾有争论饮食中蛋白质水平是否会影响尿肌酐水平，
但实验表明，膳食中除去蛋白质后，肌酐排出量下降需要一段相当长的时期，故在评
定 24 小时尿肌酐时不必限制膳食蛋白。③经 ^{40}K 计数发现，成年人 24 小时尿肌酐排出
量与瘦体组织量相一致。④在因肝病等引起水肿等情况而严重影响体重测定时，因为

CHI 不受此影响，故显得价值更大。CHI 的测定方法：连续保留 3 天 24 小时尿液，取肌酐排泄平均值并与相同性别和身高的标准肌酐值比较所得的百分比即为 CHI。其评定标准：大于 90% 为正常；80%~90% 表示瘦体组织轻度缺乏；60%~80% 表示瘦体组织中度缺乏；小于 60% 表示瘦体组织重度缺乏。

（3）血浆氨基酸谱：测定 4 种血清非必需氨基酸（non essential amino acid，NEAA）（即甘氨酸、丝氨酸、谷氨酰胺和牛磺酸）分别与 4 种必需氨基酸（essential amino acid，EAA）（即缬氨酸、亮氨酸、异亮氨酸和甲硫氨酸）比值，用 NEAA/EAA 来评价蛋白质营养状况，上述比值大于 3 者，可考虑为蛋白质营养不良。

3. 其他检查 心电图显示窦性心动过缓、低电压等改变。超声心动图显示心脏缩小和低排血量。脑电图显示低电压和慢活动等改变。X 线检查可见心脏缩小、骨质疏松等改变。

4. 免疫功能评定 当血清白蛋白浓度低于 30g/L 或实际体重占理想体重的 85% 以下时，PEM 常伴有免疫功能下降，从而导致患者感染率及病死率的升高。临床上对免疫功能的评定常采用总淋巴细胞计数及迟发性超敏皮肤试验。二者可反映细胞介导免疫功能。

（1）总淋巴细胞计数：总淋巴细胞计数=白细胞计数×淋巴细胞百分比。结果评定：总淋巴细胞计数大于 20×10^8/L 为正常，12×10^8~20×10^8/L 为轻度营养不良；8×10^8~12×10^8/L 为中度营养不良；小于 8×10^8/L 为重度营养不良。

（2）迟发性超敏皮肤试验：该试验是将不同的抗原于前臂屈侧表面不同部位皮内注射 0.1ml，48 小时后测量接种处硬结直径，如大于 5mm 为正常。常用抗原包括链激酶/链道酶、流行性腮腺炎病毒类、白念珠菌提取液、植物血凝素和结核菌素等。

应该注意的是，总淋巴细胞计数和迟发性超敏皮肤试验对各类免疫抑制药物都非常敏感。因此，在接受化疗或固醇类药物治疗时，这两个参数不宜用于营养评定。

（四）临床检查

临床检查营养缺乏病的症状有特异性和非特异性两种。根据患者的脸色、体重、精神状态可以对其营养状况有一个初步估计。然后详细检查头发、眼、唇、口腔和皮肤，进一步确定何种营养素缺乏。

1. 头发 蛋白质营养不良使头发颜色灰暗，变细、干、脆，严重缺乏时极易从头皮拔掉，发根容易断裂。

2. 眼 维生素 A 缺乏引起的眼干燥症开始时球结膜干燥、失去光泽、泪液减少，进一步角膜软化，引起溃疡、穿孔和破坏，最终留下结疤的灰白色角膜，完全失明。维生素 A 缺乏时常有毕脱斑，为角膜外侧的结膜上出现的白色或淡黄色小点，直径约 1mm，聚合呈三角形。维生素 B_2 缺乏引起角膜周围的结膜下小血管充血，眼的外侧角发湿发红，怕光、烟雾、尘埃的刺激。

3. 皮肤 维生素 A 缺乏的皮肤症状是毛囊角化，其形状如"鹅皮"。从正常增生的毛囊内突出粗糙的角化丘疹，用手触之如搓板，在上臂和大腿的外侧最显著。维生素 C 缺乏也产生毛囊症状，但表现为毛囊周围充血、肿胀，最后发生增生，与维生素 A 缺乏应相鉴别，特别是常伴有出血点等表现。烟酸缺乏引起癞皮病，典型症状是在暴露部位和压迫处的皮肤增厚、变干，出现红斑。严重的蛋白质缺乏引起四肢的凹陷性水肿和以过度角化，过度色素沉着和脱皮为特点的皮炎，其与癞皮病的区别在于不限于暴露部。急性维生

素 B_1 缺乏病也有下肢水肿,严重时遍及全身。

4. 口腔　口腔是对营养缺乏最敏感的部位,但其表现是非特异性的,如唇和口腔黏膜苍白与皮肤和指甲苍白相似,表示有贫血。口角炎是维生素 B_2 缺乏的症状,同时还有舌乳头肥大。舌乳头萎缩有时与烟酸缺乏或铁缺乏有关。小细胞型贫血和营养性巨细胞型贫血均可引起光滑舌。舌缘齿痕在蛋白质缺乏性水肿时可能出现,但也有许多其他原因。营养缺乏对于舌的颜色变化有很大影响,似牛肉的鲜红色表明烟酸缺乏,而维生素 B_2 缺乏则为紫红色。齿龈病变常因患者口腔卫生较差而难以确认,维生素 C 缺乏易引起周缘齿龈炎和牙周病,严重者齿龈充血、肿胀、易流血,呈现维生素 C 缺乏病的典型症状。轻症需用维生素 C 治疗以资鉴别。现在已知维生素 A、烟酸和维生素 B_2 也可引起齿龈炎,故治疗也应考虑综合措施。

5. 牙齿　龋齿的发病率与严重程度因膳食中可溶性糖类增高而增多,因氟和磷的摄入充足而减低。婴幼儿的营养缺乏常使出牙时间延缓和出牙部位不良,后者是因早期蛋白质缺乏引起牙床骨发育不良所致。

6. 颈部　碘缺乏引起的甲状腺肿经望诊和触诊可较容易确定。神经病变:许多营养缺乏病都有神经症状,如维生素 B_1 缺乏伴有周围神经性无力和感觉异常,维生素 B_6 缺乏引起婴儿惊厥,维生素 B_{12} 缺乏可引起脊髓的亚急性退化性变,癞皮病常有精神症状。

(五)放射学检查

常规检查并不需要,但如发现佝偻病、骨质软化症、婴儿性维生素 C 缺乏病或 PEM 时,X 线检查是必需的。双能量 X 线骨密度仪可测定骨骼矿物质密度。

(六)生理功能检查

心电图检查:维生素 B_1 缺乏病、钾缺乏、硒缺乏(克山病)都累及心脏,心电图检查有助于诊断及治疗。暗适应检查:虽然暗适应功能是维生素 A 的主要生理作用,维生素 A 缺乏时暗适应时间延长,但实际上应用暗适应计检查患者的暗适应功能受被试者主观和心理的影响较大,方法比较烦琐,推广比较困难。

(七)营养状态的综合评价

为综合人体营养状态的各类参数以预测疾病的并发症及病死率,提出了一些综合评价的指标。

1. 预后营养指数(prognostic nutritional index,PNI)　是由 Buzby 于 1980 年最早提出,日本学者 Onodera 在 1984 年进行修正后,建立起来的一个营养评估和手术风险预测指标。其计算公式如下:

$$PNI = ALB(g/L) + 5 \times TLC(10^9/L)$$

式中,ALB 为血清白蛋白,TLC 为外周血淋巴细胞总数。

评定标准:PNI>50,表示患者处于正常的营养状态;PNI=45~50 时,提示患者有轻度营养不良,但消化道切除和吻合是安全的;PNI=40~45 时,提示患者存在明显的营养不良,行消化道切除和吻合有风险;PNI<40 时,则提示患者有严重的营养不良,无法耐受手术。

PNI 最初仅用于胃肠道围手术期患者免疫状况评估和手术风险的预测,但之后也用以评估恶性肿瘤的侵袭性。PNI 是一个只有两项参数的简单指数,其中血清白蛋白由肝脏合成，是血浆的重要组成部分，维持血浆胶体渗透压，长期蛋白质摄入不足可导致其水平下降，可作为慢性蛋白质营养不良的指标，反映机体的营养状态；而 TLC 既是一个营养指标，更是一个免疫指标，是反映免疫功能的简易参数，年龄增加、营养不良及免疫功能低下均可导致其数量减少，与患者的发病率和死亡率有关。

2. 营养评定指数（nutritional assessment index，NAI）　是 Masato Iwasa 等于 1983 年对食管癌患者进行营养评定时提出的综合评定指标，其计算公式如下：

$$NAI = 2.64AC + 0.6PA + 3.76RBP + 0.017PPD - 53.8$$

式中，AC 为上臂围（cm），PA 为前白蛋白（mg/100ml），RBP 为视黄醇结合蛋白（mg/100ml），PPD 为纯化蛋白衍生物进行延迟超敏皮肤试验（硬结大于 5mm 者，PPD=2；小于 5mm 者，PPD=1；无反应者，PPD=0）。

评定标准：NAI≥60，表示营养状况良好；40≤NAI<60，表示营养状况中等；NAI<40，表示营养缺乏。

3. 主观全面评定（subjective global assessment，SGA）　是 Detsky 等于 1987 年提出的临床营养评价方法。其特点是以详细的病史与临床检查为基础，省略人体测量和实验室及生化检查。SGA 法主要指标及评价标准见表 1-3。

表 1-3　SGA 法指标及评定

指标	A 级	B 级	C 级
近 2 周体重改变	无/升高	减少<5%	减少>5%
饮食改变	无	减少	不进食/低能量流食
胃肠道症状（持续 2 周）	无/食欲不振	轻微恶心、呕吐	严重恶心、呕吐
活动能力	无/减退	能下床走动	卧床
应激反应	无/低度	中度	高度
肌肉消耗	无/正常	轻度	重度
肱三头肌皮褶厚度	无减少	轻度减少	重度减少
踝部水肿	无	轻度	重度

在上述 8 项中，至少有 5 项属于 C 级或 B 级者可被定为重或中度营养缺乏。有研究报道，在重度营养缺乏时，SGA 与身体组成评定（body composition assessment，BCA）方法结果完全相符，然而，对表面肥胖却存在内脏蛋白质缺乏的患者，还是采用 BCA 方法较好。

第四节　营养缺乏病预防和治疗

在食物供给不足的地区，应尽快改善经济和提高生活水平，满足人类对食物的需求。营养缺乏病的治疗应针对病因，补充剂量要适宜，要从营养素之间的相互关系考虑，循序渐进，充分利用各种食物来补充营养素。严重的营养缺乏病可能需要补充缺乏的营养物质进行治疗，而且所需的治疗剂量比正常生理需要量要高许多倍，最好用纯的营养素进行治疗以精确控制剂量。当肠胃吸收不良时应该采用注射而非口服营养素。因此，营养素缺乏或营养缺乏病的预防和治疗可分为公共营养指导、原发性营养缺乏和继发性营养缺乏的预防和治疗。

一、营养缺乏病的预防

（一）遵照中国居民膳食指南

根据全国营养调查和卫生统计资料，我国居民因食物单调或不足所造成的营养缺乏病如儿童生长迟缓、缺铁性贫血、佝偻病等虽在逐渐减少，但仍不可忽视，而与膳食结构不合理有关的慢性病如超重肥胖、心血管疾病、脑血管疾病、恶性肿瘤等的患病率与日俱增，我国居民维生素 A、维生素 B_2 和钙摄入量普遍不足；部分居民膳食中谷类、薯类、蔬菜所占比例明显下降，油脂和动物性食品摄入过高；能量过剩、超重在城市成年人群中日渐突出，食品卫生问题也是普遍关注和有待改善的重要方面。针对上述问题，中国营养学会于 2016 年 5 月重新修订《中国居民膳食指南》，其中一般人群膳食指南有 6 条核心推荐。

1. 食物多样，谷类为主 中国居民膳食指南建议，每天的膳食应包括谷薯类、蔬菜水果类、畜禽鱼蛋奶类、大豆坚果类等食物。平均每天摄入 12 种以上食物，每周 25 种以上食物。每天摄入谷薯类食物 250～400g，其中全谷物和杂豆类 50～150g、薯类 50～100g。食物多样、谷类为主是平衡膳食模式的重要特征。

2. 吃动平衡，健康体重 各年龄段人群都应天天运动、保持健康体重。食不过量，控制总能量摄入，保持能量平衡。坚持日常身体活动，每周至少进行 5 天中等强度身体活动，累计 150 分钟以上；主动身体活动最好每天 6000 步。减少久坐时间，每小时起来动一动。

3. 多吃蔬果、奶类、大豆 蔬菜水果是平衡膳食的重要组成部分，奶类富含钙，大豆富含优质蛋白质。餐餐有蔬菜，保证每天摄入 300～500g 蔬菜，深色蔬菜应占 1/2。天天吃水果，保证每天摄入 200～350g 新鲜水果，果汁不能代替鲜果。吃各种各样的奶制品，相当于每天液态奶 300g。经常吃豆制品，适量吃坚果。

4. 适量吃鱼、禽、蛋、瘦肉 鱼、禽、蛋和瘦肉摄入要适量。每周吃鱼 280～525g，畜禽肉 280～525g，蛋类 280～350g，平均每天摄入总量 120～200g。优先选择鱼和禽，吃鸡蛋不弃蛋黄。少吃肥肉、烟熏和腌制肉制品。

5. 少盐少油，控糖限酒 培养清淡饮食习惯，少吃高盐和油炸食品。成人每天食盐不超过 6g，每天烹调油 25～30g。控制添加糖的摄入量，每天摄入不超过 50g，最好控制在 25g 以下。每日反式脂肪酸摄入量不超过 2g。足量饮水，成年人每天 7～8 杯（1500～1700ml），提倡饮用白开水和茶水；不喝或少喝含糖饮料。儿童、少年、孕妇、乳母不应饮酒。成人如饮酒，男性一天饮用酒的酒精量不超过 25g，女性不超过 15g。

6. 杜绝浪费，兴新食尚 珍惜食物，按需备餐，提倡分餐不浪费。选择新鲜卫生的食物和适宜的烹调方式。食物制备生熟分开，熟食二次加热要热透。学会阅读食品标签，合理选择食品。多回家吃饭，享受食物和亲情。

以上核心推荐适用于 2 岁以上健康人群。对于特定人群，如孕妇、乳母、婴幼儿、儿童、少年、老年人、素食人群等还有特定人群的膳食指南。

（二）应用平衡膳食宝塔

中国居民平衡膳食宝塔是根据《中国居民膳食指南》结合中国居民的膳食结构特点设计而成的，它把平衡膳食的原则转化成各类食物的重量，并以直观的宝塔形式表现出来，便于群众理解和在日常生活中实行。

平衡膳食宝塔提出了一个营养上比较理想的膳食模式（图1-1）。它所建议的食物量，特别是奶类和豆类食物的量可能与大多数当前的实际膳食还有一定距离，对某些贫困地区来讲可能距离还很远，但为了改善中国居民的膳食营养状况，这是不可缺少的。应把它看作是一个奋斗目标，努力争取，逐步达到。

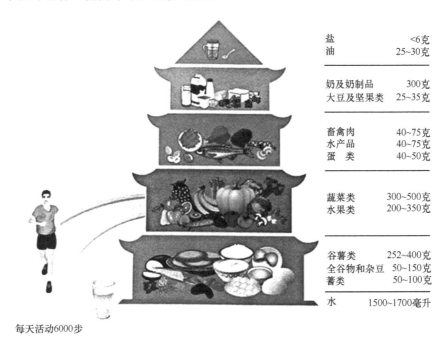

盐	<6克
油	25~30克
奶及奶制品	300克
大豆及坚果类	25~35克
畜禽肉	40~75克
水产品	40~75克
蛋　类	40~50克
蔬菜类	300~500克
水果类	200~350克
谷薯类	252~400克
全谷物和杂豆	50~150克
薯类	50~100克
水	1500~1700毫升

每天活动6000步

图1-1　中国居民平衡膳食宝塔（2016年）

二、营养缺乏病的治疗

（一）营养缺乏病的治疗原则

1. 营养缺乏病的治疗应针对病因，继发性缺乏应注意主要病因的治疗，原发性缺乏也要考虑解除影响摄入不足的因素，为补充食物或营养创造条件。营养治疗要成为整体治疗方案的组成部分，与其他治疗措施相辅相成，相互促进和补充。

2. 营养缺乏病治疗所采用的补充剂量要适宜，不必要使用过高的治疗量或维持量，尤其对于有毒副作用的营养素更应注意。对于不同年龄、不同情况的患者，要区别对待。最好是根据临床症状和生化检查结果来决定。

3. 营养缺乏病治疗时不能只考虑主要缺乏的营养素，而应全面从营养素之间的相互关系来考虑治疗方案，以期达到患者恢复到具有合理营养状况的健康水平。例如，蛋白质营养不良的治疗同时，除补充蛋白质外，还应相应补充能量和维生素，否则蛋白质不能被有效利用。

4. 营养缺乏病的治疗应循序渐进，开始时总热量按实际体重计算 125.5kJ（30kcal）/（kg·d），其中蛋白质为 0.8g/（kg·d）。病情稳定后逐渐增加。不宜突然用高能量高蛋白质膳食治疗重度 PEM。因机体长期缺乏营养素后，胃肠道和其他器官的功能都处在萎缩和减低状态，不能适应一时的超负荷。这样避免发生或加重腹胀、腹泻甚至肠穿孔或诱发心力衰竭。

5. 营养缺乏病的治疗一般应充分利用食物，配制适合于疾病特点的治疗膳食。当患者摄食困难或神志不清，才考虑匀浆膳、营养素或要素膳的应用。当要素膳仍不能满足需要时，才考虑静脉营养。在患者病情好转以后，应尽早恢复正常的膳食治疗。

6. 营养缺乏病的治疗因见效缓慢，一般需坚持较长一段时间。效果应以患者营养状况全面恢复、临床与亚临床症候消失、抵抗能力增强等客观指标为依据。饥饿与应激饥饿是所有食物长期摄入不足而引起的营养缺乏病，称作 PEM，并伴有其他营养素的缺乏。而另一种形式的 PEM，更常见于各种疾病患者中，常由外伤、感染等系统剧烈的应激反应而造成。

（二）各类营养缺乏病的治疗

详见相关章节内容。

（马玉霞）

第二章 蛋白质-能量营养不良

第一节 概　　述

蛋白质（protein）参与构成人体组织和器官，是人体内最重要的有机化合物，是生命的物质基础，没有蛋白质就没有生命。正常成人体内约含有16%的蛋白质，人体内的蛋白质始终处于不断合成与分解的动态平衡中，从而达到身体组织蛋白的不断更新和修复的目的。肠道和骨髓内的蛋白质更新速度较快，总体来说，成人体内每天约有3%的蛋白质被更新。

人体蛋白质直接或间接来源于食物，与脂质、碳水化合物一样，可在体内供应能量，是三大产能营养素之一，具有多种生理功能。氨基酸（amino acid）为其基本单位，组成人体蛋白质的氨基酸有20多种，各种氨基酸以肽键连接在一起形成具有一定空间结构的大分子化合物。由于氨基酸的种类、数量、排列次序和空间结构的多样性，构成了无数种功能各异的蛋白质。

一、蛋白质的功能

（一）机体组织器官的组成成分

人体的各组织器官无一不含蛋白质。不同组织中含有不同种类的蛋白质，如去脂组织中的肌肉、心、肝、肾等器官含有大量的组织蛋白；骨骼和牙齿中含有大量的胶原蛋白；指、趾和毛发中含有丰富的角蛋白；构成人体的基本单位——细胞中，除水以外，约80%的细胞内物质是蛋白质。在人体生长发育、机体损伤修复和疾病康复的过程中都包含着蛋白质的不断增加、更新和变化。

（二）构成体内各种重要的生理活性物质

蛋白质参与构成体内各种重要的活性物质，包括酶、激素、抗体、载体蛋白等从而参与调节多种生理功能。酶具有催化作用，可促进体内物质的分解和合成；激素具有调节各种生理、生化反应并维持内环境稳定的作用；抗体具有免疫作用，可以抵御外来微生物及其他有害物质的入侵；细胞膜和血液中的载体蛋白可对各类物质进行运输和交换；体液内的可溶性蛋白质如白蛋白具有调节渗透压和保持体液平衡的功能。除此之外，蛋白质还构成神经递质和细胞因子等，它们也是蛋白质的活性形式。

（三）供给能量

蛋白质含有碳、氢、氧元素，是产能营养素之一。当机体碳水化合物和脂类提供的能量不能满足机体需要时，蛋白质可以被代谢水解为氨基酸，直接或间接参与三羧酸循环而释放出能量。1g食物蛋白质在体内代谢时可产生约16.7kJ（3.99kcal）的能量。

（四）提供氨基酸和活性肽

蛋白质可代谢分解为肽和氨基酸。部分活性肽可以从肠道直接吸收入血，不仅能作为氨基酸的供体，而且也是一类重要的生理调节物。越来越多的研究发现，这些活性肽和氨基酸具有许多重要的生理功能，其中包括参与机体的免疫调节、促进矿物质的吸收、降低血压、清除自由基等。

二、蛋白质-能量营养不良的原因

蛋白质-能量营养不良（PEM）又称蛋白质-能量缺乏病，它不是单一的疾病，而是一种异常的状态。典型的 PEM 包括水肿型（kwashiorkor）、消瘦型（marasmus）和混合型（marasmus-kwashiorkor）三种。水肿型主要以蛋白质缺乏为主；消瘦型患者蛋白质和能量都缺乏，机体组织严重消耗；混合型是上述两种营养不良的结合，是住院患者中最常见的营养不良形式。

PEM 是与社会因素密切相关的医学问题，各种社会原因可导致食物摄入量不能满足身体正常生长发育和代谢的需要。原因可分为两个方面：原发性和继发性。原发性营养不良主要与社会环境造成的食物短缺有关，包括自然灾害（如旱灾、水灾、地震等）、社会动乱、战争等。在部分发展中国家，人多地少，经济落后，气候环境等条件导致食物供不应求，营养缺乏病较为严重。在我国，随着经济的发展，因食物短缺所导致营养缺乏的儿童已显著减少。目前，我国婴幼儿蛋白质营养不良的主要原因是家长缺乏喂养知识，婴儿喂养方式不当，如婴儿期高营养密度的乳类摄入不足，幼儿期低能量、低蛋白密度食物（米粉、稀粥、面汤）摄入过多，都会使得婴幼儿能量、蛋白质及相关微量营养素摄入不足。此外，某些疾病也会影响机体对食物和营养素的摄入和吸收，或加快机体营养素的消耗，使机体容易发生继发性 PEM。如慢性感染性疾病、获得性免疫缺陷综合征（艾滋病）、肿瘤、慢性肾衰竭、炎症性肠病、甲亢等容易导致营养素吸收不良或消耗增加；或因咀嚼、吞咽和消化食物困难、疼痛、恶心、食欲缺乏使住院患者或老年人摄入食物不足；急性创伤、药物治疗、放疗、化疗都会增加机体对营养素的消耗，从而引起机体组织分解，出现消瘦。

第二节　流行病学

PEM 在成人和儿童青少年中都有发生，但处于生长阶段的儿童青少年和体质虚弱的老年住院患者更为敏感。

一、儿童青少年的蛋白质-能量营养不良

生长发育期的儿童青少年患 PEM 对所有器官都有不利的影响，容易使其他相关疾病的发生风险增加，严重时还可导致中枢神经系统的不可逆损伤，影响智力发育，儿童 PEM 已成为全球 5 岁以下儿童死亡的最重要原因，尤其是欠发达的发展中国家。根据联合国儿童基金会（United Nations International Children's Emergency Fund，UNICEF）发布的《2016 年世界儿童状况报告》，全球 5 岁以下儿童死亡归因于 PEM 的比例约占 50%，PEM 致死

亡的人数每年可达 300 万。2015 年全球 5 岁以下儿童生长迟缓患病率为 23.2%，虽然总体比 2000 年下降了 30%，但在欠发达的非洲地区，患病率仍呈上升趋势。研究报告还显示，全球约有 5000 万 5 岁以下儿童患有消瘦，其中 90% 以上发生在亚洲和非洲，尤以非洲（68%）为重。根据《世界卫生统计年鉴》和《全国妇幼卫生年报》中的相关数据，我国 5 岁以下儿童中、重度营养缺乏（PEM 为主）患病率呈逐年下降的趋势，并且城乡差距在逐年减小，农村的降低幅度更为明显，但其患病率仍高于城市。不同地区 5 岁以下儿童中、重度营养缺乏患病率变化趋势不同，我国西部地区自 2003 年起一直呈下降趋势，且下降幅度较大，与东部和中部之间的差距逐渐缩小；东部和中部的总体趋势逐年降低，但降低幅度渐趋平缓。

（一）儿童青少年能量和蛋白质的摄入状况

近年来随着我国经济的迅速发展，食品生产及人群的营养与健康状况有了较大的改善，宏量营养素的摄入基本达到了膳食营养素参考摄入量（dietary reference intakes，DRIs）的要求。1992 年和 2002 年全国营养调查报告显示城乡儿童青少年能量摄入量（每标准人日）分别为 1845.8～2410.4kcal 和 1629.8～2167.1kcal，蛋白质摄入量（每标准人日）分别为 55～76g 和 49～63g。2010～2013 年中国居民营养与健康状况监测报告显示，与 2002 年相比，儿童青少年生长迟缓率和消瘦率有所下降，降幅分别为 25% 和 14%。

（二）儿童青少年身高和体重的状况

身高和体重是判断儿童营养状况的最重要的指标。随着我国经济的发展，城乡儿童的身高和体重增长明显。2012 年全国营养调查的数据表明，我国 6～17 岁城市儿童青少年平均身高比十年前分别增加 2.3cm（男性）、1.8cm（女性），农村分别增加 4.1cm（男性）、3.5cm（女性）；体重变化与身高类似，城市儿童青少年平均体重分别增加 3.6kg（男性）、2.1kg（女性），农村儿童青少年分别增加 4.7kg（男性）、3.4kg（女性）。农村儿童青少年的增长幅度高于城市。但学龄儿童少年身高和体重仍然低于城市，各年龄组中城市男、女生的身高均比农村高 2～3cm。2012 年全国营养调查的结果表明，与农村学龄儿童相比，城市男性平均高 2.4cm，女性平均高 2.2cm。膳食因素是引起城乡学龄儿童青少年生长发育差异的最主要因素。

（三）儿童青少年体格生长发育的城乡差别

《中国居民营养与慢性病状况报告（2015 年）》中的数据显示，6 岁以下儿童生长迟缓率为 8.1%、低体重率为 2.5%、消瘦率为 2.0%，总体看来，6 岁以下儿童生长迟缓率、低体重率和消瘦率均为农村高于城市，贫困农村最高，与 2002 年相比，中国 6 岁以下儿童生长迟缓率下降了 8.2%。可见，我国儿童的生长发育有了很明显的改善。

尽管随着我国经济水平的发展、居民文化水平的提高、居民营养状况的改善和儿童青少年保健工作的加强，城市及农村地区儿童青少年的健康状况得到了明显改善，我国儿童青少年生长发育水平不断提高，营养不良状况持续减少。然而，儿童青少年营养状况城乡和地区间仍存在明显差异，特别是农村贫困地区儿童青少年营养不良的患病率依然很高，营养不良仍然是影响中西部地区部分农村儿童青少年生长发育和健康的主要原因。因此农村地区特别是偏远贫困地区儿童青少年营养状况亟待改善。

二、老年人的蛋白质-能量营养不良

PEM 除了常见于儿童外,也是老年人中最常见的一种营养不足状况。随着我国老龄化进程的不断加快,2016 年末我国 60 岁及以上人口达 2.3 亿,占总人口 16.7%,其中 65 岁以上人口占总人口 10.8%,我国 80 岁以上高龄老人以每年 100 万人的速度递增,2016 年底约有 2500 万人。随着年龄增长,机体衰老,老年人的器官功能开始减退、生活自理能力下降,各种急、慢性疾病影响,心理孤独,免疫功能减退及某些药源性、医源性因素等并存,使其容易发生营养不良,尤其是 PEM。

(一)老年人能量和蛋白质的摄入状况

我国老年人能量摄入不足普遍存在,尤以高龄老人显著。我国老年人能量摄入水平低于平均需要量(estimated average requirement, EAR)的比例在 51.9%~67.5%,约有 15% 高龄老年人每天能量摄入少于 4184.00kJ(1000kcal)。中国 60 岁及以上老年居民平均每日蛋白质的摄入量尤其是优质蛋白质的摄入量普遍偏低,平均每日蛋白质摄入量为 55.8g。随着年龄增加,蛋白质的摄入量减少,60~64 岁、65~69 岁、70~74 岁、75~79 岁和≥80 岁年龄组蛋白质的摄入量分别为 58.35g、56.74g、54.17g、51.65g 和 49.12g,与中国居民膳食蛋白质推荐摄入量(recommended nutrient intake, RNI)相比,只有 36% 的 60 岁及以上老年人达到 RNI;城市高于农村(分别为 39%和 33%);男性高于女性(分别为 37%和 35%);随着年龄增长,老年人蛋白质摄入量达到 RNI 的比例降低,≥80 岁的老年人仅达 25.5%。

(二)老年人蛋白质-能量营养不良的流行状况

PEM 是老年人体重减轻的重要原因。我国老年人低体重营养不良率在近十年有明显改善,2002 年城市老年人的营养不良率约为 5.5%,2012 年下降至约 4.4%;农村老年人的营养状况改善更明显,2002 年农村老年人的营养不良率接近 15%,2012 年下降至 8%。虽然如此,随着我国老年人口的不断增加,老年人营养不良应引起重视。

体重减轻也是患有慢性疾病老年人住院早期的重要征兆。住院老年人中,90%以上存在营养不良的风险,其中体重减轻和恶病质的发病率可高达 55%~65%。2012 年中华医学会肠外、肠内营养学分会老年营养支持学组组织的全国老年住院患者的营养调查(MAN-SF)结果显示,有高达 49.7%的住院老年人发生营养不良,当住院老年人发生营养不良时,会加重其基础疾病的病情,同时,由于住院治疗,老年患者食欲下降,药物治疗尤其是放疗、化疗损害机体肠胃消化吸收功能,使其能量和蛋白质摄入不能满足基础代谢和疾病消耗的需求,使得住院期间的营养不良会变得更严重,因此出现营养不良与疾病的恶性循环。

第三节 临床表现

PEM 是由于蛋白质、能量摄入不足而导致的一种临床综合征。主要表现为自身组织消耗、皮下脂肪减少和体重减轻或消瘦,严重者会出现各系统功能障碍,常见于 3 岁以下婴幼儿、患有各种疾病的老年人或肿瘤患者。临床分为三类:①水肿型,以蛋白质摄入不足为主；②消瘦型，以蛋白质和能量均摄入不足；③混合型：介于消瘦和水肿之间。具体的临床表现如下。

一、水　肿　型

水肿型 PEM 是指能量摄入基本满足而蛋白质摄入不足导致的营养性疾病，常见于 3～13 岁的儿童。患儿体重下降不明显，通常为其标准体重的 60%～80%，主要表现为腹部、腿部凹陷性水肿，腹泻，虚弱无力，皮肤改变，头发细软变脆易脱落，生长迟缓，贫血，表情淡漠，易感染其他疾病等。轻者仅出现下肢水肿，重者于腹部、上肢及颜面等处均有凹陷性水肿，可遍及全身。水肿情况主要取决于蛋白质缺乏的程度，但也取决于膳食中盐和水分的量。其皮肤出现过度角化，有鳞样改变，可累及机体任何部位，在着力点和皮肤皱褶处容易剥脱而出现溃疡，严重时可类似广泛的烧伤，出现压疮。患儿常因体液丢失过多和组织液滞留，而使有效循环血量减少，容易发生低血压、低体温和心动过速。

二、消　瘦　型

消瘦型 PEM 是指蛋白质和能量摄入均严重不足导致的营养性疾病。患者体重下降明显，常低于其标准体重的 60%，无水肿，主要表现为消瘦无力、贫血、抵抗力下降，容易感染其他疾病而死亡。肌肉和脂肪严重消耗，皮肤黏膜干燥萎缩，全身消瘦，颧骨突出，额部有皱纹出现。全身肌张力低下，腹部下凹或因肠充气而膨隆。对外界刺激反应迟钝，表情淡漠或易激惹。记忆力减退，注意力不集中，精神和神经功能发育落后。患者常有严重的腹泻，大便呈稀水样。由于体液丢失过多，同时摄入不足，有效循环血量减少，患者心率变缓、心音低钝、呼吸变浅，容易发生心力衰竭。儿童还表现为生长发育迟缓，身高低于相应的标准。

儿童的消瘦型和水肿型 PEM 特征比较见表 2-1。

表 2-1　儿童消瘦型和水肿型 PEM 的特征

消瘦型	水肿型
小于 2 岁的幼儿	3～13 岁儿童
蛋白质、维生素和矿物质严重缺乏或吸收功能受损	蛋白质摄入不足，常见的是感染
发展缓慢，慢性 PEM	发病快，急性 PEM
体重下降明显	体重下降不明显
严重的肌肉和脂肪消耗	肌肉部分消耗，保留部分体脂
体重小于同年龄儿童平均体重的 60%	体重是同年龄儿童平均体重的 60%～80%
没有明显的水肿	水肿
没有脂肪肝	脂肪肝
焦虑、淡漠	焦虑、易激惹、易悲伤
可能有食欲	没有食欲
毛发稀疏、细黄、干枯、脱发	毛发干、脆、易脱落、颜色改变
皮肤干、弹性差	有皮损

三、混　合　型

临床表现介于上述两型之间。患者体重低于标准体重的 60%，主要表现为水肿，皮下脂肪消失，肌肉萎缩，明显消瘦，精神状态差，对外界反应淡漠，情绪不好，急躁不安。患者常有腹泻，腹壁变薄，可触及肝脾肿大。抵抗力下降，易合并感染，影响预后。儿童可见生长迟缓，智力低下，发育落后。

此外，严重蛋白质营养不良时常伴有其他营养素缺乏，如锌、铁、维生素 A 等；可有重要脏器功能损害，出现多种并发症。在我国，典型的 PEM 已经比较少见，偶见于 6～12 月龄辅食添加不当的婴儿，或发生慢性腹泻的儿童。

老年人发生 PEM 时常没有明显症状，容易被忽略。当仅有蛋白质缺乏时，体重可能正常，甚至偏高。当肌肉和脂肪不同程度减少时，可见体重下降；严重消耗时，可见全身消瘦，骨头突出，头部太阳穴凹陷，皮肤苍白、发冷、干燥、没有弹性，头发干枯而稀疏。患者虚弱、容易疲劳、嗜睡，并且经常晕厥、跌倒，常伴感染，伤口迁延不愈。老年人 PEM 常使其住院率升高，住院时间延长，死亡危险增加。

第四节　人体蛋白质营养状况评价

人体蛋白质-能量营养状况的评价可综合其膳食摄入量、人体测量、实验室检查、临床表现评价等方面进行。这些方法简单、廉价，可操作性强，可信度较高。

一、膳食营养评价

用询问、登记或称重的方法了解患者近期或长期的膳食摄入状况，分析评价其每日蛋白质和能量摄入量是否满足相对应的 DRIs；进一步询问病史，查找患者营养摄入不足的原因或消耗过多的情况，如食欲下降、慢性腹泻、消化道疾病、婴幼儿长期喂养不当等。

二、人体蛋白质营养状况评价指标

（一）人体测量指标及判定

身高和体重是最常用的人体测量指标，可用于评估机体营养不良或营养过剩时的生理效应，也可作为急性疾病或损伤的指标。体格生长和发育状况可直接反映儿童的蛋白质营养状况，而老年人随着正常衰老，体格和人体组成发生了许多生理学改变，因此不能单靠这些测量指标来预测营养状况。全面评价营养状况需要综合人体测量指标与临床、实验室、膳食、心理等各方面信息进行评估。

1. 体重　是临床上最主要的营养评价指标，能较好地反映一定时期内的营养状况及疾病的严重程度和预后。一般认为，体重减轻是最早出现的症状，体重下降速度反映了体内肌肉和皮下脂肪的消耗情况，这已被证明是老年人不良健康结局的预警症状。如果 6 个月内体重变化超过 10% 就需要了解与体重变化相关的营养和健康状况。体重变化计算公式为

体重变化（%）= [平时体重（kg）−现时体重（kg）]/平时体重（kg）×100%

适时监测体重变化可及早发现问题并尽早进行干预，采取合理的营养治疗以减少并发症的发生。

2. 身高 身高（长）的增长或线性生长可直接反映机体非脂肪组织（fat-free-mass）的增长。儿童青少年身高可反映相对较长时间内的营养状况；对于老年人，由于椎间盘萎缩，身高随着年龄进行性下降，再加上老年人身体受限或慢性疾病，如关节炎、骨质疏松、帕金森病和其他影响神经系统的疾病、脊柱后凸和脊柱侧凸，使得很多老年人难以站直，因此很难获得准确的身高。目前身高的替代测量包括两臂伸展距离、总臂长、膝盖高度等。

3. 体重指数（BMI） BMI 是体重和身高的比值，即体重（kg）除以身高（m）的平方，是评价肥胖和消瘦的良好指标，常用于评价青少年和成人的营养状况。一般认为，BMI<18.5kg/m^2 为营养不良。在美国，BMI<21kg/m^2 提示老年人营养不良，《中国老年人膳食指南》（2016 版）建议，老年人的 BMI 最好不低于 20.0kg/m^2，最高不超过 26.9kg/m^2，并且鼓励通过营养师的指导进行个性化的评价。有研究指出，70 岁以上老年人的 BMI 维持在 25～32kg/m^2 有最好的健康状态和最低的死亡风险，该值比年轻人的最佳 BMI 范围大。

4. 体质成分 围度测量、皮褶厚度和生物电阻抗是评估机体去脂组织和脂肪组织的方法。围度测定包括腰围、臀围、腰臀比、上臂围和小腿围等，可反映机体局部脂肪的消耗情况。皮褶厚度是指皮肤和皮下脂肪的双层厚度，可推算出体脂总量以判断营养状况，常测的部位有肱三头肌、肩胛下角和脐旁，三者之和低于 10mm（男性）或 20mm（女性），则可视为消瘦。

（二）体格生长水平评价标准

因儿童仍处于体格生长发育阶段，体重和身高呈阶段性变化，所以应按体格发育指标判断儿童的营养状况。指标可包括体重（年龄别体重，body weight/age，W/A）、身高（长）[年龄别身高（长），body height（length）/age，$H(L)/A$]及其派生指标，如身高别体重（W/H）、Z 评分[Z-score，也称标准差离差法（standard deviation score，SDS）]等。按体格发育指标判断儿童营养不良包括低体重、生长迟缓和消瘦三种状态，只要其中一项状况存在，则提示儿童存在营养不良，但不能确定病因。

1. 低体重（underweight） 儿童的体重低于同年龄、同性别参照人群均值 2SD（或相应 Z 评分<−2）为体重低下。如低于同年龄、同性别参照人群均值 2SD～3SD 为中度低体重；低于均值 3SD 为重度低体重。此指标主要反映儿童过去和（或）现在有慢性和（或）急性营养不良，但单凭此项仍不能区别急性或慢性营养不良。

2. 生长迟缓（stunting） 儿童的身高低于同年龄、同性别参照人群均值 2SD（或相应 Z 评分<−2）为生长迟缓。如低于同年龄、同性别参照人群均值 2SD～3SD 为中度生长迟缓；低于均值 3SD 为重度生长迟缓。此项指标主要反映过去或长期慢性营养不良。

3. 消瘦（wasting） 儿童的身高别体重低于同年龄、同性别参照人群均值 2SD 为消瘦。如低于同年龄、同性别参照人群均值 2SD～3SD 为中度消瘦；低于均值 3SD 为重度消瘦。此项指标主要反映儿童近期或急性营养不良，因各种因素导致儿童在相对较短时期能量及宏量营养素摄入不足而发生体重明显丢失，但身长（高）尚未改变。

三、实验室检查指标

机体从营养素储备不足到临床症状出现是一个长期而缓慢的过程，需经历数月。因此，有针对性的实验室检查有利于早期发现营养缺乏病，从而能更早地预防和治疗。生化指标的改变在一定程度上可协助判断营养不良病程的进展情况、了解全身各器官系统的功能状态、检测患者对治疗的反应或评估住院患者出院前的营养状况。

实验室检查包括血液学检查及尿生化检查。

（一）血清学指标及判定

1. 血清白蛋白浓度　白蛋白是由肝脏产生的主要血浆蛋白。它的合成依赖充足的蛋白质和能量供给。血清白蛋白与内脏蛋白水平最为一致，是 PEM 的一个可靠标志物。

血清白蛋白浓度正常值为 35～55g/L，28～34g/L 为轻度缺乏，21～27g/L 为中度缺乏，小于 21g/L 为严重缺乏。当血清白蛋白浓度低于 25g/L 时，机体就会出现水肿。

2. 血清前白蛋白浓度　前白蛋白（prealbumin，PA）是亚临床营养不良的指标之一，有助于老年患者的长期管理和监测。PA 由肝脏合成，是甲状腺素的载体。PA 转换率快，半衰期仅 1.9 天。PA 血浆含量很低，合成和分解容易受到其他因素的影响。

PA 浓度下降是 PEM 的表现，并能快速地对营养干预做出反应，因此是较为敏感的指标，能显示轻微的蛋白质营养缺乏。PA 正常值为 150～400mg/L，100～150mg/L 为轻度缺乏，50～100mg/L 为中度缺乏，小于 50mg/L 为严重缺乏。与白蛋白一样，在急性炎症、恶性肿瘤、肝硬化状态下，血清前白蛋白浓度可降低，故该指标特异性不佳。

3. 血浆视黄醇结合蛋白质（retinol binding protein，RBP）**浓度**　RBP 是运输视黄醇的特殊蛋白质，是评价蛋白质营养不良急性变化的指标，生物半衰期为 10～12 小时，高度敏感，临床上很少使用，正常值为 40～70mg/L，肾脏有病变时，浓度也可升高。

4. 血清转铁蛋白浓度　血清转铁蛋白是一种铁转运蛋白，是评价蛋白质营养状况的敏感指标。半衰期为 8～10 天，血浆浓度比白蛋白低，因此转铁蛋白能更快地反映蛋白质状态变化。然而血清转铁蛋白的水平受到许多因素的影响，如贫血、铁超负荷、肝脏疾病、肾脏疾病、胃肠道疾病、充血性心力衰竭和炎症。在评估蛋白质营养时需要考虑所有的这些因素。

5. 血常规　血红蛋白和红细胞下降，白细胞正常或下降，淋巴细胞下降，血小板变化不大。

（二）尿生化指标及判定

1. 尿羟脯氨酸指数　是尿羟脯氨酸排出量乘以体重后与尿肌酐排出量的比值。

$$尿羟脯氨酸指数 = \frac{尿羟脯氨酸(\mu mol/ml) \times 体重(kg)}{尿肌酐(\mu mol/ml)}$$

羟脯氨酸参与体内胶原蛋白的构成。胶原蛋白是机体内含量最多的蛋白质，约占蛋白质总量的 1/3。测定尿羟脯氨酸排出量可以判断人体胶原蛋白的代谢状况，特别是骨吸收与骨形成状况。尿羟脯氨酸的排出量与生长速率有关，营养不良的儿童尿中排出量减少，可用于儿童营养状况的评价。但是，尿羟脯氨酸排出量可受甲状腺激素、生长激素、肾上腺皮质激素、性激素等激素的影响。

3 月龄至 10 岁儿童，尿羟脯氨酸指数＞2.0 为正常，1.0～2.0 为蛋白质不足，小于 1.0 为蛋白质缺乏。尿羟脯氨酸指数＜2.0 时提示生长缓慢。

2. 尿肌酐身高（长）指数（creatinine height index，CHI） 肌酐的排泄受肾功能的影响，肾功能正常时，CHI 可用于评价肌蛋白的消耗，是衡量机体蛋白质水平的一项灵敏指标。CHI 是患者 24 小时尿肌酐排出量与同年龄、同性别、同身高人群 24 小时尿肌酐排出量的比值。

$$CHI = \frac{患者24小时尿中肌酐排出量(mg)}{同年龄、同性别、同身高健康人24小时尿中肌酐排出量(mg)}$$

评价标准：患者 CHI＞90%为正常，80%～90%为轻度缺乏，60%～80%为中度缺乏，小于 60%为严重缺乏。

四、临床表现评价

（一）头发

营养不良的人毛干变细，不同临床表现的营养不良患者会有不同的毛根异常改变。通过观察毛干和毛根的改变可对儿童的营养状况做出评价。

（二）口腔黏膜

黏膜细胞的健康和营养状态相关。营养不良时，黏膜细胞脆弱，镜检时残碎细胞百分数增加，可高达 70%，正常者为 5%～10%。

（三）皮肤

皮肤的变化主要表现为萎缩、瘀斑、溃疡、角化过度脱皮等。

（四）肝脏

重度营养不良患者会出现肝大并有脂肪变性。

（五）其他

细胞周转率较快的组织都会有非特异性萎缩，如肠黏膜、骨髓等组织，干瘦型患者有明显的肌肉萎缩。

第五节 蛋白质-能量营养不良的治疗

蛋白质-能量营养不良（PEM）的治疗原则是保证充足的能量和蛋白质摄入，补充液体及微量营养素，以调节异常代谢、改善免疫功能、纠正并发症、提高生活质量、延长生存时间。

一、营养教育

营养教育具体包括营养咨询、饮食指导及饮食调整。

针对症状较轻的 PEM 患者，治疗首选营养教育的方式。从思想上、认知上改变其对饮食的看法，指导其保证充足的能量和蛋白质摄入，正确选择食物，进而全面改善其营养状况。这是一项经济、实用而且有效的措施，是所有营养不良治疗的基础。轻度营养不良的患者通过饮食和营养教育即可完全治愈。

二、调 整 饮 食

（一）补充蛋白质和能量

蛋白质是构成机体组织的重要组成成分，提供充足的蛋白质有利于机体组织的修复。同时，充足能量的补充可以节约蛋白质，减少蛋白质的分解代谢。由于营养不良时胃肠道已适应长期低能量、低营养素的摄入，因此在能量补充过程中，摄入过多过快就会出现吸收不良。饮食应根据临床症状和消化功能进行适时调整，一般从小量开始，逐渐添加到正常需要量。

1. 能量和蛋白质的供给 PEM 患者摄入的蛋白质和能量应比正常需要量高。根据临床分型的不同，补充的具体情况也不同，如水肿型应多补充蛋白质，消瘦型多补充能量和蛋白质。在补充蛋白质和能量时，要注意供给量应从小量开始，逐步增加。开始时蛋白质摄入量为 0.6g/（kg·d），能量为 50kcal/（kg·d），之后可以逐渐增加。儿童可增至蛋白质 4g/（kg·d）和能量 175kcal/（kg·d），成人增至 2g/（kg·d）和 60kcal/（kg·d）；同时，优质蛋白质应占总蛋白质供给量的 1/3～1/2。当体重接近正常时，再逐渐恢复至正常需要量。在整个过程中蛋白质和能量应同时补充，使机体能避免因单纯过快地补充能量时出现的钠潴留、严重水肿和心力衰竭。

2. 食物的选择 食物以乳制品（脱脂乳、半脱脂乳、全羊牛乳）、豆浆、蛋类、肝泥、肉类、鱼、粉等为主，也可给酪蛋白水解物、氨基酸混合液或要素饮食。其中，婴儿应以母乳喂养为主，并逐渐添加辅食，如米糊、蛋黄、肝泥、鱼泥和菜泥，而且保证不会对母乳喂养产生影响。这些食物能为机体提供丰富的优质蛋白（或称完全蛋白）。优质蛋白的氨基酸模式（amino acid pattern）与人体蛋白质氨基酸模式接近，被机体利用的程度高，营养价值也相对较高，可促进机体恢复，促进儿童生长发育。

（二）重视补充维生素和矿物质

PEM 患者常伴有维生素和矿物质缺乏，如维生素 A、维生素 D、维生素 B_1、维生素 B_2、维生素 C、铁、锌、磷等。治疗开始后应同时注意供给富含维生素和矿物质的食物，如蔬菜、水果等。若缺乏病状仍继续存在，应及时给予相应药物治疗。对于严重的 PEM 患者，维生素 A、叶酸、锌和铜应在治疗第 1 天就开始补充，可加入口服补液或流质食物中，补充剂量和时间应根据年龄和病情进行适当调整。因补铁可使感染恶化，所以仅在体重开始增加时进行补充。

（三）采用合适的补充途径

根据患者状态及其胃肠道功能等情况来选择营养补充途径，一般有口服、管饲和静脉营养。如果胃肠道功能正常，有咀嚼、吞咽能力，应尽量选择口服补充的方法；如果胃肠道功能正常，但有吞咽困难或吞咽功能障碍不能正常进食的，可选择管饲营养；如果胃肠道功能不允许或仅肠内营养明显不能满足病情需要，则应选择静脉营养。

1. 口服补充 大部分患者可接受口服营养治疗。食物应柔软、易咀嚼和容易消化。开始进食时应注意从少到多，从稀到稠，少食多餐。重症患者可先从流质或半流质饮食开始，然后到软食，慢慢适应后，逐渐增加进食量，直至恢复到普通膳食。

2. 管饲　对于经口进食困难，而胃肠功能允许的患者，可选择管饲营养，经鼻胃管或鼻十二指肠管给予肠内营养。应选用适当配方的流质饮食，经胃管间歇定时注入或持续滴注。在治疗过程中应注意血糖、尿素氮、钾、钠、钙、磷等电解质的动态变化。

3. 静脉营养　对胃肠道功能障碍或衰竭、存在营养不良、预计2周内无法正常饮食的患者，可选择静脉营养方式治疗。

三、纠正并发症

（一）失水

PEM发生时机体可伴有一定程度的失水。失水程度可根据心率、脉搏、血压、皮肤弹性、前囟（婴儿）、黏膜、眼泪、呼吸和尿量来判断。患者每天应有足够的尿量，儿童每天至少有200ml，成人至少有500ml。

脱水补液应尽量选择口服补液来纠正。有胃肠道疾病或休克的患者，可采用静脉补液。

（二）电解质紊乱

PEM患者体内有不同程度的钾、镁丢失和钠潴留，所以在补充蛋白质能量时，应同时注意矿物质的补充。轻度至中度的代谢性酸中毒可经饮食、水、电解质补充得以纠正。治疗时应密切监护患者，根据病情进展调整液体组成、输液量和速度。

（三）重度贫血

PEM发生时患者血红蛋白和血细胞均有一定程度下降，并常伴有缺铁性贫血。血红蛋白低于40g/L时，可多次小量输血；白蛋白浓度过低时可少量输入血浆白蛋白。

（四）其他

对症处理其他并发症，如继发感染、低血糖症、腹泻、呕吐等。若PEM继发于其他疾病，还要积极治疗原发病。

四、及时增加活动量

随着体力的恢复，要尽早开始身体活动，逐渐增加活动量，促进身体恢复。

五、效　果　监　测

定期测量患者体重，计算体重增加率，可了解患者整体的恢复状况，适时调整治疗方案。对于儿童应测量身高、制作生长曲线，身高的增长比体重的增加更能反映出营养不良儿童的恢复情况。不同的营养缺乏状态，需要的康复时间不同。中度消瘦的治疗需要2~4周，而矮小（生长迟缓）的儿童恢复到正常水平则需要数月，严重者甚至需要数年。

第六节　蛋白质-能量营养不良预防

儿童长期的 PEM 可能造成水肿型、消瘦型和混合型营养性疾病，若能及早发现并治疗，可以完全康复，若发现较晚，则可能遗留不同程度的损害，如肠道吸收不良、智力不可逆损伤等。对于老年人、住院患者、恶性肿瘤患者则有较差的临床后果，并容易罹患其他疾病如获得性肺炎、骨折等，对生存造成威胁。尽早识别营养不良症状，及时采取有效措施增加能量摄入进行治疗固然重要，但有效的预防措施更为重要。

一、制订科学的营养目标，合理调整膳食结构

中国营养学会制订了《中国居民膳食指南》以指导国民平衡膳食、促进健康。目前我国居民膳食应增加奶类食品、豆类食品、更多的蔬菜和水果，调整一日三餐的膳食结构，将合理摄取营养、平衡膳食作为国民营养改善的目标。对农村和西部人口应因地制宜，适当增加当地常见鱼、禽、肉、蛋等动物性食品；对经济贫困地区儿童应增加蛋类和豆类食品的摄入，确保每天摄入足量的优质蛋白。

为了更好地解决人群中营养不良的状况，国家应加快营养立法的建设，完善各方面的工作制度，落实营养科普工作；定期开展人群营养监测，持续动态地收集人群食物消费、营养素摄入及相关营养状况资料，了解和掌握社会发展不同时期人们的食物消费及营养素摄入状况及其发展趋势，科学指导食物生产、国民健康与消费的协调发展。

二、开展营养教育，普及营养知识

我国的营养不良问题主要存在于农村和贫困地区，改善我国居民的营养不良状况必须从农村入手，以贫困地区为主。目前食物短缺已不多见，主要问题是人们普遍缺乏营养知识。通过多种途径和形式普及营养知识，在学校和社区开展营养教育，使学生、家长和老年人都学会如何正确选择食物，科学加工和烹调，提高自我保护健康的意识。

三、重视农村儿童的营养改善

我国农村人口占总人口的 42.7%（数据引自国家统计局 2017 年 2 月 28 日公布的《中华人民共和国 2016 年国民经济和社会发展统计公报》），只有努力提高这部分人口的身体素质，才有可能全面提高整个民族的身体素质。我国城乡儿童及青少年的生长发育存在着较大的差距，应当加强农村的营养监测和干预工作，并应将这项工作列入当地政府日常卫生工作中。营养改善内容包括大力提倡婴儿母乳喂养，对于母乳不足或无母乳者，应建议采取混合喂养或人工喂养，并及时正确添加辅食；防止学龄儿童偏食、挑食、吃零食的不良习惯，加强早餐营养；普及营养知识，让广大群众合理利用自己家中生产的食物或当地食物资源，如奶、禽、蛋、鱼、水果、蔬菜等。

四、及时治疗相关疾病

成人的 PEM 通常与慢性消耗性疾病相伴发生，如各种急慢性传染病、牙齿问题、消化系统疾病、糖尿病、甲状腺功能亢进等。及时治疗原发性疾病有利于降低机体对能量-蛋白质的消耗，促进食物各营养素的消化吸收。

五、早发现、早治疗

定期测量体重。建议将儿童体重值标注在生长发育监测图上，如发现体重增长缓慢或不增长，就应立即采取措施，尽快查明原因，及时予以纠正。若成人 1 个月内体重下降超过 10%，则提示近期营养不良。对早期发现的营养不良应及时予以正确治疗。

（朱惠莲　陈佩妍）

第三章　维生素缺乏病

第一节　维生素A缺乏病

一、概　述

维生素A（vitamin A）又称为视黄醇（retinol），是指具有全反式视黄醇生物活性的一组类视黄醇（retinoids）物质，是人类必需的一种脂溶性维生素。维生素A的发现始于人们对食物与夜盲症关系的认识。早在1500多年前的书籍上就有对夜盲症的记载。利用牛肝治疗夜盲症的方法在古埃及和古希腊医学文献中也有记载。美国耶鲁大学与威斯康星大学的研究人员于1913年将维生素A确定为第一种维生素。随后Moore于1929年首次证明类胡萝卜素（维生素A前体）家族中的许多化合物能被氧化，并生成该维生素的视黄醇类似物。

维生素A在人体具有广泛而重要的生理功能，当由于种种原因导致体内维生素A不足时，则引起维生素A缺乏病（vitamin A deficiency，VAD）。

维生素A缺乏病的病因如下所述。

1. 摄入不足　母乳中的维生素A含量丰富，一般母乳喂养的婴幼儿不会发生维生素A缺乏症，故提倡母乳喂养。但是，母乳喂养同样可能出现维生素A摄入不足，故也是婴儿维生素A缺乏病的危险因素。长期以糕、面糊等谷物或脱脂乳、炼乳喂哺小儿而未及时添加辅食，或病后"忌嘴"及长期素食皆容易发生维生素A缺乏病。早产儿肝脏内维生素A的储存量更少，且脂肪吸收能力也有限，生长发育的速度又较快，故更容易发生维生素A缺乏病。

2. 吸收减少　多见于某些疾病状态，如吸收障碍综合征、慢性腹泻等消化系统疾病可影响维生素A的吸收。长期服用某些通便或某些减肥药（脂肪酶抑制药如奥利司他）也可影响维生素A的吸收。

3. 营养因素的影响　当锌缺乏时，维生素A结合蛋白、前白蛋白、维生素A还原酶都降低，使维生素A不能被利用而排出体外，造成维生素A缺乏。研究者证实锌的缺乏限制了维生素A的生物利用率，锌和维生素A的缺乏经常同时存在于营养不良的小儿，同时给予维生素A和锌的补充可以改善维生素A的缺乏。近来有报道指出，铁的不足对维生素A的利用也有影响。

4. 消耗增加　重体力劳动者维生素A需要量增加，当供给量不能满足机体需要时，导致维生素A不足；某些疾病，如急性或慢性肾炎，大量蛋白质从尿排出，也易造成维生素A丢失，体内维生素A的储存量减少，造成维生素A缺乏；各种急慢性传染病、长期发热和肿瘤等均可使机体对维生素A的需要增多，如此时未给予及时补充，则可能造成血浆维生素A浓度降低。长期静脉输液未补充维生素A，也将导致维生素A缺乏。

5. 利用障碍　如患有肝脏、肾脏、甲状腺疾病和胰腺囊性纤维变性，以及蛋白质-

能量营养不良（PEM）时，将导致血浆中视黄醇结合蛋白质（retinol binding protein，RBP）代谢异常，导致维生素 A 缺乏。

二、流　行　病　学

VAD 好发于 6 岁以下儿童，1～4 岁为发病高峰。原发性维生素 A 缺乏一般是因膳食长期匮乏所引起，维生素 A 缺乏病是以大米为主食、缺少胡萝卜素食物来源的南亚和东亚地区的地方性流行病。2004 年 WHO 调查结果显示，全球维生素 A 缺乏的学龄前儿童为 2.5 亿，孕妇为 2000 万。据 WHO 报道，因维生素 A 缺乏，全世界每年有 50 万名学龄前儿童患有活动性角膜溃疡，600 万人患干眼症，500 万孕妇患夜盲症。

随着经济的发展，维生素 A 的缺乏率逐渐下降，资料表明，1991～2013 年全球 138 个中低经济水平国家 6～59 月龄儿童维生素 A 缺乏率由 39% 下降至 29%。亚洲东部、亚洲东南部、欧洲东部、欧洲东南部维生素 A 缺乏率下降最明显（从 42% 下降至 6%），拉丁美洲从 21% 下降至 11%。2013 年维生素 A 缺乏率最高的地区为非洲撒哈拉沙漠以南（48%）和亚洲南部（44%）。中国调查数据表明，在 1989～2009 年，亚临床维生素 A 缺乏（血清视黄醇水平≤0.70μmol 或≤20μg/dl）从 40% 下降到 10%，但边缘性维生素 A 缺乏（血清视黄醇水平在 0.70～1.05μmol 或 20～30μg/dl）的变化不大，一直在 20%～45% 的范围内。

我国农村地区儿童 VAD 患病率高于城市，以西部地区更甚。2009 年中国西部 6 省（自治区）贫困农村地区 5 岁以下儿童维生素 A 缺乏率为 20.2%（男童 20.6%，女童 19.7%），属于重度缺乏。其中，甘肃省 5 岁以下儿童维生素 A 缺乏率最高，为 25.5%，广西壮族自治区最低，为 12.2%。2012 年全国营养调查发现，中国中、小城市 6～12 岁小学生维生素 A 的边缘缺乏率为 20.58%（男生 20.75%，女生 20.40%），维生素 A 缺乏率为 9.75%（男生 10.25%，女生 9.25%）。无论城市还是农村，社会经济状态良好家庭中儿童的血清视黄醇水平明显高于社会经济状态差的儿童。不同年龄、性别儿童的血清视黄醇水平也存在差异。疾病或特殊情况导致的维生素 A 缺乏多见于治疗肥胖的手术、胰腺十二指肠切除术、腹膜透析、吸烟等。

三、临　床　表　现

维生素 A 持续缺乏数周或数月后出现临床症状，主要表现如下。

1. 眼部损害　①暗适应能力下降和夜盲症：由于维生素 A 和维生素 A 原缺乏所引起的营养缺乏病。临床上首先出现暗适应能力下降，最初为暗适应时间延长，以后在暗光下视力减退，黄昏时视物不清，继则发展成夜盲症。②眼部损害：眼干燥不适，经常眨眼，是因泪腺管被脱落的上皮细胞堵塞使眼泪减少所致，继而眼结膜和角膜失去光泽和弹性，眼球向两侧转动时可见球结膜折叠形成与角膜同心的皱纹圈，在近角膜旁有泡沫状小白斑，不易擦去，即为毕脱（Bitot）斑；角膜干燥、混浊而软化，继则形成溃疡，易继发感染，愈合后可留下白斑，影响视力；重者可发生角膜穿孔、虹膜脱出以致失明。通常为双侧性，单侧发病少见。

2. 皮肤病变　维生素 A 缺乏也可引起皮肤的改变，开始时皮肤较正常干燥，以后由于毛囊上皮角化，发生角化过度的毛囊性丘疹，主要分布在大腿前外侧、上臂后侧，后逐渐扩展到上下肢伸侧、肩和下腹部，很少累及胸、背和臀。丘疹坚实而干燥、色暗棕，多为毛囊性，针头大至米粒大，圆锥形。丘疹的中央有棘刺状角质栓，触之坚硬，去除后留下坑状凹陷，无炎症，无主观症状，丘疹密集犹似蟾蜍皮，称蟾蜍皮病（phrynoderma）。皮疹发生在面部，可有许多黑头。患者毛发干燥、缺少光泽、易脱落、呈弥漫稀疏，指甲变脆，表面有纵横沟纹或点状凹陷。

3. 骨骼生长障碍 缺乏维生素 A 的动物最早表现为身高增长缓慢、体重不增、食欲缺乏。印度学者研究证明，给轻度维生素 A 缺乏的儿童补充维生素 A，结果体重、身高都明显增加。维生素 A 缺乏对骨骼生长，特别是对长骨的生长有显著影响。亚临床维生素 A 缺乏可致骨骼发育停止，颅骨和脊柱生长受到影响，可使骨骼失去正常结构。还有研究显示，体内维生素 A 浓度与体重及 BMI 之间有明显的相关性，提示维生素 A 对儿童的生长发育有明显的影响。

4. 免疫功能受损，感染性疾病的患病率和死亡率升高 维生素 A 可促进细胞分化，有助于维持上皮组织的完整性。患 VAD 时，黏膜屏障作用降低，使得病原体容易入侵，同时局部分泌型 IgA 水平下降，使得病原体在感染的局部容易繁殖，增强其致病性和炎症作用。维生素 A 缺乏可使机体细胞免疫功能降低，因呼吸道、胃肠道、泌尿生殖道黏膜上皮增生、角化、脱屑，防御功能减弱，容易引起感染。维生素 A 缺乏可导致人类感染性疾病发病率和死亡率增加，尤其是在发展中国家。患有轻度到中度 VAD 的儿童呼吸道感染和腹泻风险升高；患轻度干眼症儿童的死亡率是无干眼症儿童的 4 倍。给患麻疹的住院患儿补充大剂量维生素 A，能明显降低儿童病死率，减轻并发症的严重程度。补充维生素 A 可降低幼儿腹泻和疟疾的严重程度。研究表明，人或动物缺乏维生素 A 可导致 $CD4^+$ 细胞减少，$CD4^+/CD8^+$ 下降，淋巴细胞增殖，IL-2、TNF-α 的分泌减少，T 细胞及 B 细胞增殖减低。人体免疫缺陷病毒（human immunodeficiency virus，HIV）阳性的母亲血清维生素 A 水平下降者，其胎儿受 HIV 感染的概率可能增加。

四、诊　　断

通过仔细询问病史，如患者存在维生素 A 摄入不足，或者存在维生素 A 的吸收、利用障碍，或存在引起维生素 A 消耗过多的疾病，同时合并暗适应障碍、夜盲、结膜干燥、角膜软化，或四肢伸侧有毛囊性角化丘疹，通过暗适应检查和血浆维生素 A 浓度的测定可基本做出诊断。若血清维生素 A 水平在正常范围低值，此时肝内维生素 A 的储存也可能已耗竭。在这种情况下，可采用敏感而可靠的相对剂量反应试验来进一步确定亚临床维生素 A 缺乏。尽量做到早诊断、早治疗，防止严重后果的发生。常见实验室检查有视觉暗适应功能测定、血清维生素 A 水平测定、血清视黄醇结合蛋白质测定和维生素 A 的相对剂量反应试验。

1. 视觉暗适应功能测定 VAD 患者的暗适应能力比正常人差，但其他因素也可引起暗适应能力降低，如视神经萎缩、色素性视网膜炎、睡眠不足等。

2. 血清维生素 A 水平测定 血清维生素 A 水平是评价维生素 A 营养状况的常用指标，也是最可靠的指标。

3. 血清视黄醇结合蛋白质水平测定 研究提示，RBP 与人体维生素 A 水平呈正相关，

RBP 水平可反映人体维生素 A 的营养水平。

4. 维生素 A 相对剂量反应试验 当血清中维生素 A 浓度在正常范围时，肝脏维生素 A 已有耗尽的可能，因此采用相对剂量反应（relative dose reaction，RDR）试验间接评价个体体内维生素 A 的储存量。测定方法为先测定空腹血清维生素 A 浓度（A_0），随早餐服维生素 A 450μg，5 小时后于午餐前测定血清维生素 A 浓度（A_5），RDR＝（A_5-A_0）/ $A_5 \times 100\%$。若 RDR≥20%，表示肝脏内维生素 A 的储存已处于临界状态，用此方法可以进一步确定亚临床维生素缺乏。评价人体维生素 A 营养状况的常用指标和判定界值见表 3-1。

表 3-1 人体维生素 A 营养状况评价常用指标和判定界值

指标	正常	边缘缺乏	缺乏
生理功能和体检	无维生素 A 缺乏体征	生理盲点扩大	视觉功能降低
	有直接、间接的依据	暗适应时间延长	暗适应时间延长
	表明生理功能完好	视网膜电图异常	有明显的维生素 A
		点状毕脱斑	缺乏临床特征
		维生素 A 缺乏其他特征	
血浆/血清视黄醇浓度			
成人	≥200μg/L	100～200μg/L	<200μg/L
	（≥0.70μmol/L）	（0.35～0.70μmol/L）	（<0.70μmol/L）
儿童	≥300μg/L	200～299μg/L	<200μg/L
	（≥1.05μmol/L）	（0.70～1.05μmol/L）	（<0.70μmol/L）
血浆 RBP			
成人	40～90mg/L（1.9～4.28μmol/L）		
学龄前儿童	25～35mg/L（1.19～1.6μmol/L）		
脱氢视黄醇/视黄醇	<0.03	>0.03	
相对剂量反应试验（RDR）	<20%	≥20%	
肝脏维生素 A 含量	>20mg	5～20mg	<5mg
	（70μmol/kg）	（17.5～70μmol/kg）	（17.5μmol/kg）

五、治 疗

1. 去除病因 如因病引起维生素 A 缺乏，应首先去除病因，治疗原发病。

2. 补充维生素 A 除了饮食补充富含维生素 A 的食物外，有条件的地方可以采用维生素 A 强化食品，如婴儿配方奶粉和辅食。用维生素 A 制剂治疗 VAD，疗效迅速而有效。儿童按体重口服 5000U/（kg·d），或每日补充维生素 A 2.5 万 U（1U 维生素 A=0.3μg 视黄醇），口服 2 天，然后于 7～10 天后再服 1 次，通常即可见效。也可采用肌内注射，共 1～2 周（或大剂量 1 次 20 万 U），同时给予高蛋白质饮食，之后再给予预防剂量。大剂量补充维生素 A 建议见表 3-2。

表 3-2　常规治疗和预防性维生素 A 大剂量补充建议

治疗性补充

干眼症：确诊后立即给予单剂量，24 小时后再给一次，2 周后再给一次*

麻疹：确诊后立即给予单剂量，24 小时后再给一次

蛋白质-能量营养不良：确认时给予单剂量，此后每日补充维持需要量的补充量+

预防性补充

出生后 6～60 个月，每 6 个月补充一次

HIV 阳性母亲的新生儿出生 48 小时内给予单剂量

年龄段适宜的补充剂量

<6 月龄=50 000U（15 150 RAE）

6～12 月龄=100 000U（30 300 RAE）

>12 月龄到成人=200 000U（60 600 RAE）

注：RAE 表示视黄醇活性当量。

* 对于育龄妇女，可使用每天 10 000U（3030 RAE）或者每周 25 000U（7575 RAE）的剂量治疗夜盲症和毕脱斑。角膜损伤的治疗同其他成人。

\+ 在营养恢复期，该补充剂量之后应该给予 RDA 水平的每日来自多种混合维生素来源的维生素 A。如果患者在上个月已经接受了常规预防性补充剂量，则禁止再次大剂量补充。而且，对于经常被再度关注的 HIV 阴性儿童，只有与上次补充间隔 4 个月以上，才能再次使用大剂量补充。

资料来源：WHO/UNICEF/IVACG. 2005. Innocenti micronutrient research report.

3. 眼部治疗　严重的维生素 A 缺乏患者常需要眼的局部治疗。为预防结膜和角膜发生继发感染，可采用抗生素眼药水或眼膏治疗。如有角膜软化和溃疡时，可采用抗生素眼药水与消毒鱼肝油交替滴眼。

六、预防措施

为了降低高危人群出现维生素 A 缺乏病的风险，可采取一系列公共卫生干预措施。人群公共卫生干预措施主要包括总体健康策略、食物选择、食品强化和定期的预防性维生素 A 补充。

（一）总体健康策略

健康个体吸收、利用和储存维生素 A 的能力更强。降低腹泻和控制肠道寄生虫感染有助于提高肠道从食物中摄取维生素 A 的能力。炎症和感染将加剧尿中维生素 A 的排泄量。常规免疫和控制寄生虫可减少代谢过程中维生素 A 的消耗量。

（二）食物选择

食物多样化是预防维生素 A 缺乏病最基本而持久的方法。通过增加选择富含维生素 A 食物的频率和食用量，逐渐养成达到推荐摄入量水平的膳食习惯。但是文化、食物与经济条件经常会影响低收入人群的摄入量。

膳食类胡萝卜素是我国居民膳食维生素 A 的重要来源，2013 版《中国居民膳食营养素参考摄入量》在 2000 年版的基础上做了两个方面的修订，一方面是在当量表达单位上用视黄醇活性当量（retinol activity equivalents，RAE）代替了以前版本中使用的视黄醇当

量（retinol equivalents，RE）；另一方面是依据需要量研究资料、中国人群体重代表值和 DRIs 修订程序，对 EAR 和 RNI 数据进行了调整，增加或调整了婴幼儿和较大儿童及孕妇的可耐受最高摄入量（tolerable upper intake level，UL）数值。

维生素 A 最佳食物来源是动物性食物，如各种动物肝脏、蛋黄、鱼油、奶油和乳制品等，富含已经形成的维生素 A（类视黄醇）；富含类胡萝卜素（维生素 A 原）的食物有胡萝卜、红心甜薯、菠菜、水芹、羽衣甘蓝、绿芥菜、南瓜、莴苣、西兰花等，类胡萝卜素在人体内能够转变为视黄醇，发挥维生素 A 的生理功能。常见食物中维生素 A 和维生素 A 原含量见表 3-3。

植物性维生素 A 原的转化效率较低，可能是植物性食物难以满足维生素 A 需要量的主要原因。但南非和泰国的家庭庭院种植研究项目显示，植物性食物也可以改善人群的维生素 A 营养状况。广泛种植于太平洋密克罗尼西亚群岛的富含维生素 A 原的各种香蕉，被推荐为该地区维生素 A 的补充物。冈比亚则推荐将芒果和脂肪一同食用，以提高芒果中维生素 A 原的生物利用率。

自然界中还有一些既含油脂又富含维生素 A 的水果，这种来源的维生素 A 利用率较高。如越南的木鳖果（gacfruit）、亚马孙峡谷的布荔奇果（buriti）是两种热带含脂肪的水果，它们含有非常丰富的维生素 A 原。来自棕榈果的食品，如棕榈油，每 100g 棕榈油中含有 50mg 混合维生素 A 原。在印度进行的干预实验证实，用棕榈油烹饪可以改善维生素 A 营养状况。用红棕榈油烹饪或调制菜肴代表了含油水果制品用于膳食强化的一种思路。

表 3-3　常见食物中视黄醇和维生素 A 原类胡萝卜素的含量（可食部）

食物	视黄醇/（μg/100g）	维生素 A 原类胡萝卜素/（μg/100g）			RE/（μg/100g）	RAE/（μg/100g）
		α-胡萝卜素	β-胡萝卜素	β-隐黄质		
羊肝	20 972	0	0	0	20 972	20 972
牛肝	20 220	0	0	0	20 220	20 220
鸡肝	10 414	0	0	0	10 414	10 414
猪肝	4 972	0	0	0	4 972	4 972
鸡心	910	0	0	0	910	910
瘦猪肉	44	0	0	0	44	44
鸡胸脯肉	16	0	0	0	16	16
奶油	297	0	107	0	315	306
鸡蛋	234	0	10	9	236	235
鸭蛋	261	0	10	9	263	262
牛奶	24	0	5	0	25	24
胖头鱼	34	0	0	0	34	34
带鱼	29	0	0	0	29	29
鲤鱼	25	0	0	0	25	25
牡蛎	27	0	0	0	27	27
对虾	21	0	0	0	21	21
甘薯	15	0	0	0	15	15

续表

食物	视黄醇/	维生素 A 原类胡萝卜素/（μg/100g）			RE/	RAE/
	（μg/100g）	α-胡萝卜素	β-胡萝卜素	β-隐黄质	（μg/100g）	（μg/100g）
胡萝卜	0	7	8 509	0	1 419	709
绿芥菜	0	0	6 300	0	1 050	525
菠菜	0	0	5 626	0	938	469
莴苣叶	0	0	4 443	0	741	370
南瓜	0	515	3 100	2145	738	369
大白菜	0	1	2 681	0	447	223
红辣椒	0	20	1 624	190	313	157
韭菜	0	0	1 000	0	167	83
番茄	0	101	449	0	83	42
花椰菜	0	25	361	1	62	31
苦瓜	0	185	190	0	47	24
芒果	0	17	445	11	77	38
柿子	0	0	253	1447	163	81
橘子	0	101	155	407	68	34
橙子	0	11	71	116	22	11

资料来源：中国营养学会，中国居民膳食营养素参考摄入量（2013 版）.

（三）食品强化

1. 维生素 A 和维生素 A 原强化食品 在食品中添加维生素 A 始于 20 世纪 30 年代对人造黄油采取的强化工艺，强化后的人造黄油中维生素 A 含量与天然黄油相似。20 世纪 70 年代，在黄油含量较低的全脂牛奶、脱脂奶、低脂奶及其奶粉中强化了维生素 A，开始引起公共卫生人士的关注。糖和烹调油，是目前公共卫生项目中主食强化的首选载体。一项调查结果显示，89%的乌干达家庭每周都食用糖果，从而使糖果强化成为该国的可行干预措施。菲律宾可可油强化项目使其成为维生素 A 最重要的来源，提供了膳食需要量的 1/3，并改善了该人群视黄醇营养状况。盐可能很快会成为第三种主食强化载体，目前已研制出了 3 种元素同时强化技术，该项技术通过将维生素 A 微胶囊化添加到食盐中，同时不影响碘和铁的添加。维生素 A 强化也可针对特殊群体，如婴儿和幼儿食用的低价辅助食品。不论在发达国家还是发展中国家，除了公共卫生项目外，许多商业性食品都进行了工业强化，尤其是早餐谷物和水果味饮料，在这些食品中均添加了较多的维生素 A。

2. 生物强化食品 生物强化（biofortification）是基于食品途径改善维生素 A 营养状况的方法，在这个途径中通过基因改良提高食品中维生素 A 含量。该方法一般应用于植物性食物，通过杂交或基因修饰提高维生素 A 原的含量。通过杂交产生的生物强化食品，如生物强化薯类、玉米，其胡萝卜素含量明显高于普通食物品种。维生素 A 原生物强化的主要目标是构成人群主食的谷物和根茎类食物。在以薯类、山药等为主食的地区，不断开发胡萝卜素含量高的杂交品种。木薯（丝兰、树薯、木薯粉）是一种浅褐色的块根类作物，被非洲和南美洲人群广泛食用。通过杂交和生物工程的方式培育出了一种新的红色品种木薯，作为膳食维生素 A 原的来源。近年来，中国学者通过传统育种技术，也研制开发出高 β-胡萝卜素甘薯用于维生素 A 缺乏地区儿童的营养改善，取得明显效果，受到了广泛关注。

（四）维生素 A 补充干预

为预防 VAD 产生的不良健康后果，全球范围内开展了许多维生素 A 补充实验。随着对这些实验结果的评价和荟萃分析，为目标人群设定的推荐摄入量和公共卫生领域维生素 A 补充方案层出不穷。国际维生素 A 顾问组（the International Vitamin A Consultative Group，IVACG）的阿纳西协定（Annecy Accords）是维生素 A 补充指南之一。2005 年在 WHO、联合国儿童基金会（United Nations International Children's Emergency Fund，UNICEF）和 IVACG 主持下，制订了因诺琴蒂微量营养素研究报告（Innocenti Micronutrient Research Report），提出了维生素 A 特殊问题并取代了此前 IVACG 提供的参考值。新指南是针对常规预防性的维生素 A 补充方案，详见表 3-2。

研究显示，在某些情况下预防性补充维生素 A 是有效的，定期补充维生素 A 制剂是快速改善维生素 A 状况的方法。一次性口服维生素 A 20 万 U，6～8 个月后再重复一次，结果证实，服药组小儿眼干燥症、呼吸道、胃肠道疾病的发病率及死亡率均较不服药组明显降低。WHO 和 UNICEF 推荐：对于维生素 A 严重缺乏地区，小于 6 月龄婴儿一次性补充维生素 A 5 万 U，6～12 月龄婴儿每 4～6 个月口服维生素 A 10 万 U，大于 12 月龄婴幼儿每 4～6 个月口服维生素 A 20 万 U，分娩后 8 周内的孕妇口服维生素 A 20 万 U；出生后 48 小时内，向 HIV 阳性母亲的婴儿发放与年龄相适宜的补充剂量。但是，近年来在世界范围内推荐的每 6 个月补充一次与年龄适宜的大剂量维生素 A 遇到了障碍，如发生在印度阿萨姆邦地区由于事故造成的维生素 A 过量事件，导致大规模发放维生素 A 活动遭到禁止。随着计划免疫项目中疫苗接种日益减少，在全国免疫日定期给儿童发放维生素 A 补充剂的机会逐渐消失。在印度尼西亚和菲律宾等国家中，越贫穷的目标家庭接触到维生素 A 发放系统的可能性越小，这也是导致维生素 A 缺乏在贫困家庭中更为严重的原因之一。

（曾　果　王　玥　李媛媛）

第二节　维生素 D 缺乏病

一、概　　述

维生素 D（vitamin D）是环戊烷多氢菲类化合物，有五种不同的形式，与健康关系较密切的是维生素 D_2 和维生素 D_3，对于人和其他大多数哺乳动物来说具有同等的活性，但对于禽类，维生素 D_3 比维生素 D_2 更有效。不同于其他营养素，维生素 D_3 在阳光（紫外线）的照射下，可以由皮下前体物 7-脱氢胆固醇（7-dehydrocholesterol）合成，而 7-脱氢胆固醇可在肝脏内由胆固醇合成，人体维生素 D 需要量的 80%～100% 由皮肤合成提供。除自身合成外，维生素 D 还可以来源于食物。植物性食物可以提供麦角钙化醇（ergocalciferol），即维生素 D_2，而动物性食物提供胆钙化醇（cholecalciferol），即维生素

D_3，它们与脂肪一起被吸收，吸收部位主要在空肠与回肠。在肝脏内的微粒体中经单氧酶系统作用，将其 25 位羟基化形成 25-(OH)-D_3（25-hydroxy vitamin D_3），25-(OH)-D_3 是维生素 D 在血液中的主要存在形式，能够反映体内总维生素 D 的状况。25-(OH)-D_3 在肾脏内 1-α 羟化酶的作用下转化为 1,25-(OH)$_2$-D_3，后者是体内维生素 D 的主要活性形式。但血中 1,25-(OH)$_2$-D_3 的水平与体内总维生素 D 的水平并不相关。

皮肤经紫外线照射后，7-脱氢胆固醇在表皮和真皮内产生光化学反应，形成前维生素 D_3，前维生素 D_3 一旦在皮肤内形成，它将靠温度缓慢转化为维生素 D_3，这一过程至少需要 3 天才能完成，其后由维生素 D 结合蛋白把维生素 D_3 从皮肤输送到循环系统。

麦角钙化醇　　　　　　　　　　　胆钙化醇

7-脱氢胆固醇　　　　　　　紫外线　　　　　　维生素D_3前体

维生素D_3

英国 Edward Mellanby 爵士在没有阳光或紫外线照射的室内用典型的苏格兰人食用的燕麦粥饲喂狗，结果这些狗都表现出与人类佝偻病一致的疾病。他认为佝偻病是由于膳食中缺少某一种微量成分引起的。1914 年，美国科学家 McCollum 和 Davis 在鳕鱼的鱼肝油里发现了一种物质，命名为"维生素 A"。1918 年，Mellanby 爵士发现，喂了鱼肝油的狗不会得佝偻病，于是得出结论，即维生素 A 或者其协同因子可以预防佝偻病，他误认为佝偻病是缺乏维生素 A 所致。1922 年，McCollum 对鳕鱼的鱼肝油进行了处理（让热气从鱼肝油里通过），破坏了其中的维生素 A，但处理后的鱼肝油还可治愈患佝偻病的狗，他推断治愈佝偻病的并非维生素 A，而是一种新的物质，将其命名为维生素 D，即第四种维生素，但当时的人们还不知道，这种物质和其他维生素不同，因为只要有紫外线，人体自己就可以合成。

1930 年，德国 Göttingen 大学的 Windaus 教授首先确定了维生素 D 的化学结构，1932 年经过紫外线照射麦角固醇而得到维生素 D_2。维生素 D_3 的化学特性直到 1936 年才被确定。1965～1970 年，发现了 $1,25\text{-}(OH)_2\text{-}D_3$ 的化学特性及其核受体。

二、流 行 病 学

血清 $25\text{-}(OH)\text{-}D_3$ 可间接反映人体内维生素 D 的水平。一般认为，当体内 $25\text{-}(OH)\text{-}D_3$ 水平大于 20ng/ml 时对大多数人的骨健康来说是充足的。对于骨质疏松患者和肾病患者来说，许多专家认为 $25\text{-}(OH)\text{-}D_3$ 适宜的体内水平应大于 30ng/ml。

在全世界范围内，维生素 D 是儿童和成年人中最容易缺乏的一种营养素。维生素 D 不足的发生率为 30%～50%，全球近 10 亿人维生素 D 缺乏或不足。在美国和欧洲，50 岁以上的成年人中 40% 以上处于维生素 D 缺乏状态；43%～50% 的法国居民体内 $25\text{-}(OH)\text{-}D_3$ 水平＜20ng/ml，接近 80% 的居民体内 $25\text{-}(OH)\text{-}D_3$ 水平＜30ng/ml。在中东地区，妇女及她们的婴儿患佝偻病和骨软化症更加普遍，其原因可能是该地区女性着装过多覆盖皮肤的传统习俗。在我国西藏自治区，由于缺乏维生素 D，导致 60% 的婴儿出现佝偻病的临床症状。

目前已知，维生素 D 缺乏增加了许多慢性疾病的发病风险，包括癌症、自身免疫性疾病、2 型糖尿病、心脏病、高血压、感染性疾病以及骨关节炎。维生素 D 缺乏与前列腺、结肠、乳腺、卵巢和胰腺等癌症的风险增加有较大关系。每日摄入 1000U 维生素 D，预计可以降低 50% 患结、直肠癌的风险，含有较高血清 $25\text{-}(OH)\text{-}D_3$（平均 48ng/ml）的女性，可以降低 50% 患乳腺癌风险。

芬兰的一项前瞻性队列研究曾给 10 366 名婴儿在出生后第一年中每天补充 2000U 维生素 D，随访 31 年后发现，试验组 1 型糖尿病的发病率较对照组降低了约 80%。进一步研究显示，摄入较高剂量维生素 D 的妇女患多发性硬化症和类风湿关节炎的风险降低了 40% 以上。较高水平 $25\text{-}(OH)\text{-}D_3$ 的成年人患 2 型糖尿病的风险下降 33%；绝经后妇女每日补充 2000U 维生素 D 一年，发生上呼吸道感染风险降低 90%。一项关于日本儿童从 12 月至次年 3 月间每日摄入 1200U 维生素 D_3 的研究显示，可使流感发生风险降低 50%。

维生素 D 缺乏与高血压和心脏病发生风险增加有关。一项关于维生素 D 营养状况的研究结果显示，维生素 D 缺乏者会使心肌梗死发病风险增加 50%，并且缺乏维生素 D 的心血管病患者的死亡风险更大。美国黑种人与白种人相比，有较高的发展为高血压和 2 型糖尿病的风险，也具有较高的前列腺、结肠、乳腺癌等发病率。此外，美国黑种人患肺结核的风险更高，认为部分原因是维生素 D 的缺乏。维生素 D 缺乏也与精神分裂症、帕金森病、认知功能障碍和抑郁症的发病率增加有关。此外，高剂量维生素 D 可以减少哮喘和喘息性疾病的发病率。另外还观察到维生素 D 缺乏与妊娠期子痫前期有关，还可增加剖宫产的风险。一项固定效应模型试验的汇总分析提示，补充维生素 D 对妊娠低出生体重婴儿有保护作用。

影响维生素 D 营养状况的因素有纬度、季节、年龄、性别、种族、肤色、服装、文化习俗、饮食营养和生活条件等。

（1）纬度：赤道地区居民比接近两极地区居民每年有更多的紫外线照射，一般来说，近赤道地区居民维生素 D 的营养状况较好。北纬 35°以上冬季的太阳光入射角太小，以至于绝大多数紫外线被臭氧层吸收，皮肤制造维生素 D_3 的功能降低。

2008 年 Woo 等比较了 2～6 月北京（北纬 39°）和香港（北纬 22°）18～40 岁年轻非妊娠妇女维生素 D 的营养状况，结果北京妇女平均血清 25-(OH)-D_3 水平（29nmol/L）显著低于香港妇女（34nmol/L）。维生素 D 缺乏（≤50nmol/L）的发生率无论北京还是香港均超过 90%。其原因可能与香港年轻妇女不愿意在阳光下行走，喜欢使用防晒霜或遮阳伞避免阳光照射的生活习惯有关。

研究发现，迁移到北方国家的亚洲移民维生素 D 水平减少，加拿大暑期前往接近赤道纬度地区度假者维生素 D 水平增加，均明确揭示了纬度对维生素 D 水平的影响。此外，居住在阿根廷北部地区（南纬 27°）的居民比南部地区（南纬 48°）居民的维生素 D 缺乏率显著降低，这两个地区的差异除纬度以外，温度（16.1℃和 3.7℃）和每日光照时间（6.3 小时和 3.6 小时）也不同。

（2）季节：冬季太阳光斜射穿越大气层比夏季太阳光直射的距离长，臭氧层吸收紫外线较多，北纬 35°以上地区紫外线甚至无法抵达地表。

2002 年，Andersen 等对芬兰 54 例 11～13 岁女孩和 52 例 70～75 岁女性的血清 25-(OH)-D_3 进行了测定，测定结果显示：两组人群冬季血清 25-(OH)-D_3 的中位数分别是 23.4nmol/L 和 47.2nmol/L，夏季血清 25-(OH)-D_3 的中位数分别是 60.3nmol/L 和 67.3nmol/L，说明不同季节对机体血清维生素 D 的水平有明显的影响。

（3）年龄与性别：维生素 D 缺乏病是最常见的营养缺乏病之一。维生素 D 不足的高危人群有新生儿、婴幼儿、孕妇、乳母、老年人等。

2006 年 Garland 等报告，许多国家的孕妇和婴儿因阳光照射有限和维生素 D 摄取不足，血清 25-(OH)-D_3 低水平发生率高：18%英国孕妇、25%阿联酋孕妇、80%伊朗孕妇、42%印度北部孕妇、61%新西兰孕妇和 60%～84%荷兰孕妇维生素 D 缺乏，其血清 25-(OH)-D_3 水平＜25nmol/L，而且新生儿脐带血水平显著低于母体 25-(OH)-D_3 水平，因此胎儿在宫内就开始缺乏维生素 D。

在美国，根据以人群为基础的大型研究，儿童维生素 D 缺乏或不足[25-(OH)-D_3＜50nmol/L]的总患病率约为 15%；48%的 13 岁以下白人女孩，52%的西班牙裔和美国黑人青春期人群，以及 32%的健康年轻人存在维生素 D 缺乏，50 岁以上的成年人中有 40%缺乏维生素 D。

2007 年 Wat 等指出，中国香港居民维生素 D 的缺乏被低估，对 382 名在社区生活的 50 岁以上的老年人研究显示：①25-(OH)-D_3 平均水平为（70.8±26.3）nmol/L；②62.8%老年人 25-(OH)-D_3 水平＜75nmol/L。

研究表明，女性维生素 D 水平比男性更低。

（4）肤色：深色皮肤具有较强抵挡紫外线的能力，导致皮肤合成维生素 D_3 较少，因此黑种人比白种人需要更多的阳光暴露才能合成足量的维生素 D_3。虽然印度次大陆纬度低、有充沛的阳光，但是当地居民肤色比较深，造成血清 25-(OH)-D_3 水平低。此外，深色皮肤的人如果使用防晒霜，将会明显减少其皮肤合成维生素 D_3 的数量。

（5）文化习俗：服装习俗对皮肤合成维生素 D_3 有较大影响。中东地区和非洲人群维生素 D 缺乏的一个重要影响因素是戴面纱的宗教习俗，或者妇女除眼和手臂外覆盖全身的服装习俗。这些服装、宗教和文化习俗都是该地区 25-(OH)-D_3 水平低的重要原因。即使生活在低纬度地区的澳大利亚和新西兰居民，戴面纱的移民维生素 D 水平也较低。

（6）膳食习惯：日本、荷兰、挪威等国家的研究报告显示，维生素 D 营养状况与摄入食物维生素 D 含量的多少有关。维生素 D 的膳食主要来源是含脂肪较高的鱼类、鳕鱼鱼肝油和乳制品等，来自越南和斯里兰卡的移民比巴基斯坦移民更经常吃脂肪含量高的鱼类和鳕鱼鱼肝油；在美国的非洲移民和亚洲移民中常见乳制品消费的种族差异影响维生素 D 营养状况。这些差异可以较好地解释不同膳食习惯人群维生素 D 水平的差异。

（7）户外活动和生活环境：孕妇、乳母和老年人户外活动减少，日光（紫外线）照射的时间缩短，皮肤合成维生素 D 的数量减少。研究表明，老年人、住院患者、残疾人群由于户外活动时间有限，与健康成年人相比，其维生素 D 水平较低。城市居民生活与工作大多在室内，加之生活环境中高楼林立、城市空气污染等影响紫外线照射，故与农村相比，城市居民维生素 D 水平低下。

三、临床表现

长期缺乏维生素 D，将导致维生素 D 缺乏病，在儿童表现为佝偻病（rickets），在成人则表现为骨质软化症（osteomalacia）和骨质疏松（osteoporosis）。

1. 佝偻病　是婴幼儿时期常见的一种维生素 D 缺乏病。由于缺乏维生素 D，影响钙吸收，使钙、磷代谢失常，产生骨骼病变。主要发生在光照不足、喂养不当和出生后生长较快的早产儿。佝偻病早期主要表现为神经、精神症状，小儿容易急躁、汗多、睡眠不安、夜惊、夜哭；活动期主要是骨骼改变如方颅、出牙晚、肋缘外翻等症状。典型的佝偻病表现为低钙血症、牙齿萌出延迟和骨骼病变。骨骼病变常表现为骨骼生长障碍，不能正常钙化，软且易弯曲、畸形。佝偻病还可表现为贫血和易患呼吸道感染。神经、肌肉、造血、免疫等器官的功能也可受到影响。

急性佝偻病多见于 6 月龄以内的婴儿，以骨质软化为主要表现，可能会出现惊厥和抽搐，低血钙（<1.7mmol/L）是造成惊厥和抽搐的主要原因，也有可能仅有轻度骨骼变化。较大儿童多见于亚急性佝偻病，以骨质增生为主，容易出现骨疼和抽搐，患儿血浆 25-(OH)-D$_3$ 浓度低于 20nmol/L（8ng/ml）。

典型的骨骼病变：颅骨变形，形成方颅；下肢骨弯曲，形成"X"形或"O"形腿；胸骨外凸如"鸡胸"；肋骨与肋软骨连接处形成"肋骨串珠"或称"念珠肋"；囟门闭合延迟、脊柱弯曲及骨盆变窄等。其他还可表现为腹部肌肉发育不良，使腹部膨出，形成郝氏沟（Harrison groove）；婴儿出牙推迟，恒牙稀疏，容易发生龋齿。

维生素 D 缺乏性佝偻病在临床上分为初期、激期、恢复期和后遗症期。初期和激期统称为活动期。

初期：多数从 3 个月开始，患儿有睡眠不安、好哭、易出汗等现象，出现枕部秃发，即枕秃。

激期：以骨骼改变和运动功能发育迟缓为主。用手指按在 3～6 月龄患儿的枕骨及顶骨部位，感觉颅骨内陷，随手放松而弹回，称为"乒乓球"征。8～9 月龄以上的患儿出现方颅，严重者 18 个月时前囟尚未闭合。可出现肋串珠、鸡胸、漏斗胸、肋缘外翻等症状，站立或走路时腿部出现"O"形或"X"形弯曲。

恢复期：经过治疗后，各种临床表现、血液生化指标和 X 线检查均可恢复正常。

后遗症期：多见于 3 岁以上患儿，经治疗或自然恢复后临床症状消失，但重度佝偻病可留下不同程度的骨骼畸形。

维生素 D 缺乏性佝偻病各期的血液生化学检查及 X 线检查特点见表 3-4。

表 3-4　维生素 D 缺乏性佝偻病各期的血液生化学检查及 X 线检查

分期	血清				X 线检查
	钙	磷	钙磷乘积	碱性磷酸酶	
初期	正常或稍低	降低	30～40（mg/dl）	增高或正常	无明显变化
激期	稍低	明显降低	<30（mg/dl）	增高明显	长骨干骺端临时钙化带模糊或消失，边缘不整呈云絮状、毛刷样或杯口状改变，骨骺软骨明显增宽；骨干骨质稀疏，密度下降
恢复期	正常	正常	正常	4～6 周恢复正常	2～3 周后即有改变并逐渐恢复
后遗症期	正常	正常	正常	正常	正常

2. 骨质软化症　是以新近形成的骨基质矿化障碍为特点的一种骨骼疾病，其结果导致非矿化的骨样组织（类骨质）堆积，骨质软化，产生骨痛、骨畸形、骨折等一系列临床症状和体征，多见于成年人，特别是孕妇、乳母及老年人。因成人的骨骺每年仅有 5%是新添加骨，因此必须经过相当时间才能形成矿化不足的新骨，引起骨质软化，故早期症状常不明显。随着骨软化加重，长期负重或活动时肌肉牵拉而引起骨畸形，或压力触及骨膜的感觉神经终端引起明显的骨痛。早期主要表现为腰背部和腿部不定位、时好时坏的疼痛，活动时加剧；严重时骨质软化、变形，容易发生自发性或多发性骨折；孕妇骨盆变形易导致难产。

骨质软化症还常表现为血清碱性磷酸酶活性升高，临床上常利用这一特点辅助诊断骨质软化症，血清 $1,25\text{-}(OH)_2\text{-}D_3$ 水平降低也可确诊为骨质软化症。当个体血清 $1,25\text{-}(OH)_2\text{-}D_3$ 水平低于 12.5nmol/L（5ng/ml）时，可确认为维生素 D 缺乏。当血清 $1,25\text{-}(OH)_2\text{-}D_3$ 水平低于 25nmol/L（10ng/ml）时，发生维生素 D 缺乏的风险增加。

3. 骨质疏松症　是一种以低骨量和骨组织微结构破坏为特征，导致骨质脆性增加和易于骨折的全身性骨代谢性疾病，属慢性退行性疾病。骨质疏松时，骨矿物质丢失、骨小梁变细减少、骨密度下降、骨的脆性和骨折风险增加。骨质疏松时骨质变松变薄，导致脊椎骨压缩变形、股骨颈和前臂腕部易骨折。维生素 D 营养状况差和钙摄入量低是骨质疏松和骨折风险的重要因素。当骨质疏松症患者的血浆 $25\text{-}(OH)\text{-}D_3$ 浓度低于 10nmol/L（4ng/ml）时，可能伴有血浆钙、磷水平的降低。

骨质疏松可分为原发性和继发性两类。原发性骨质疏松是指不伴引起本病的其他疾患；继发性骨质疏松则是由于各种全身性或内分泌代谢性疾病引起的骨组织量减少。此外，按发生部位也可分为局限性或泛发性骨质疏松。

无并发症的骨质疏松症本身并无疼痛等症状，也无畸形等体征。早期发现主要依靠骨密度检查。椎体 X 线平片异常迟于骨密度提示，但是早于症状体征的提示。常常在不知不觉中发生椎体压缩骨折，也可因咳嗽、打喷嚏、轻微外伤等诱发椎体骨折。新鲜椎体骨折的数周内，出现局部疼痛，叩击痛。多个椎体压缩者，可出现驼背（罗锅）、身高变矮。非椎体骨折时，疼痛和畸形表现更加严重。

4. 手足搐搦症　是一种代谢失调所致的综合征，以腕、踝关节剧烈屈曲、肌肉痉挛为特征，可伴喉痉挛、惊厥。病因主要为细胞外液中离子化钙的浓度降低，神经肌肉兴奋性增高。血镁过低、血钠过高也可引起手足搐搦症。维生素 D 缺乏引起细胞外液中离子钙的浓度降低，可引起手足搐搦症。当钙吸收不良、甲状旁腺功能失调或其他原因导致的血钙水平降低时也可发生。

手足搐搦的原发病主要是维生素 D 缺乏症，这种类型称为维生素 D 缺乏性手足搐搦症，本病见于 4 月龄至 3 岁婴幼儿，多见于 6 月龄以下的婴儿，故又称婴儿性手足搐搦症。此症多于春季发病，因冬季患儿很少晒太阳，又未补充维生素 D，至春季体内维生素 D 含量已极低。入春后接触阳光，体内维生素 D 含量剧增，血磷浓度上升，钙、磷乘积达到 40mg/dl，沉着于骨骼的钙量大增，血中离子化钙下降而导致手足搐搦症状。

四、诊　断

维生素 D 缺乏的诊断主要通过病史、临床症状和实验室/影像学检查。

1. 病史　通过问诊方式了解患者的营养史或喂养史，生活方式中是否存在维生素 D 摄入不足、吸收障碍等。

2. 临床症状　是否存在与维生素 D 缺乏有关的佝偻病、骨质软化、骨质疏松、手足搐搦等相关临床症状。

3. 实验室/影像学检查

早期：血清 25-(OH)-D$_3$ 明显降低（<10μg/L）、血磷降低，血钙可正常。长骨骨骺端 X 线可正常，可见钙化线不整齐或出现小沟。

活动期：血清 25-(OH)-D$_3$ 明显降低，甲状旁腺素水平增高，血钙稍低，血磷明显降低，碱性磷酸酶升高；长骨 X 线见骨干骺端呈毛刷状和口杯状改变，骨骺软骨盘增宽，骨质稀疏。

恢复期：血生化指标仍不正常；长骨 X 线骨骺端临时钙化带重新出现为恢复的特征性标志。

后遗症期：血生化指标正常，骨骼 X 线正常，遗留不同程度的骨骼畸形。

25-(OH)-D$_3$ 是维生素 D 在血液中的主要存在形式，而且血清或血浆中 25-(OH)-D$_3$ 受机体调节的影响较小，在较长时间内维持相当稳定，半衰期为 3 周，其浓度高低能特异性地反映人体近期内维生素 D 的储存情况。血液中 25-(OH)-D$_3$ 的正常范围为 25～150nmol/L（10～60ng/ml），低于 25nmol/L 时为维生素 D 明显缺乏。

另外，血清钙、磷乘积和血清碱性磷酸酶活性也被用于鉴定维生素 D 的营养水平，但这两项指标容易受多种因素的影响，并不被认为是评价维生素 D 营养状况的特异性指标。

五、治　疗

（一）婴幼儿治疗

1. 一般治疗 哺乳期婴儿补充鱼肝油，及时添加含维生素 D 丰富的食品，如动物肝脏、蛋黄等，同时要增加户外活动，适当扩大体表暴露面积，提高皮下 7-脱氢胆固醇转化为维生素 D 的数量。处于激期的患儿勿久坐、久站，防止骨骼变形。

2. 维生素 D 补充治疗 初期每天口服维生素 D 125～250μg（5000～10 000U），持续 1 个月后改为预防量 400U/d；激期每天口服维生素 D 250～500μg（10 000～20 000U），持续 1 个月后改为预防量 400U/d。也可改用维生素 D 大剂量突击疗法，初期肌内注射维生素 D_3 5000～7500μg（200 000～300 000U），一般注射 1 次，同时停服维生素 D 制剂，1 个月后开始口服预防量；激期肌内注射维生素 D_3 7500μg（300 000U），1 个月后根据病情决定是否需要重复注射，再隔 1 个月后改为口服预防量。

剂量大时宜使用单纯维生素 D 制剂；在使用大剂量维生素 D 前 2～3 日补充钙剂；若注射给药，宜选择较粗的针头，做深部肌内注射。

3. 补充钙剂 维生素 D 治疗期间应同时适当补充钙剂。

4. 矫形疗法 轻度骨骼畸形患儿在治疗期间或恢复后要自行矫正，可通过做些主动或被动运动的方法矫正。严重者，4 岁后可考虑手术矫正。

（二）成人

1. 补充维生素 D，依据年龄，400～800U/d，妊娠期及哺乳期可酌情增加，但一般不超过 4000U/d。

2. 当维生素 D 吸收不良时，适当增加补充剂量，如 1250～5000U/d。口服无效者可进行肌内注射，12 500～25 000U/月。

3. 根据中国营养学会公布的《中国居民膳食营养素参考摄入量》（2013 版）维生素 D 推荐量，并根据个人饮食，适当增加钙、磷的摄入。

4. 对由于其他疾病、药物等引起的维生素 D 缺乏患者，积极治疗原发病，停用相应药物。

六、预防措施

1. 最好的预防措施是晒太阳。人体所需维生素 D 约 80% 靠自身合成。婴儿预防佝偻病所需日光浴的时间为每周 30 分钟，穿衣不戴帽为每周 120 分钟。

2. 因母乳中几乎不含维生素 D，所以婴儿自出生后 1 周开始每天补充维生素 D 400U，早产儿每天补充 800U。

3. 及时添加辅食，培养良好的饮食习惯。

4. 摄入富含维生素 D 的食物。常见食物中维生素 D 的含量见表 3-5。

表 3-5 常见食物中维生素 D 的含量[μg（U）/100g 可食部]

食物	含量	食物	含量
鱼干（虹鳟鱼、大马哈鱼）	15.6（623）	黄油	1.4（56）
奶酪	7.4（296）	香肠	1.2（48）
蛋黄（生鲜）	5.4（217）	牛肉脏	1.2（48）
沙丁鱼（罐头）	4.8（193）	猪肉（熟）	1.1（44）
香菇（干）	3.9（154）	海鲈鱼干	0.8（32）
猪油	2.3（92）	干酪	0.7（28）
全蛋（煮、煎）	2.2（88）	奶油（液态）	0.7（28）

资料来源：（美国农业部）USDA 报告，2012.

（邱服斌）

第三节 维生素 K 缺乏病
一、概 述

（一）化学结构和分类

维生素 K（vitamin K）为脂溶性维生素，是含有 2-甲基-1，4-萘醌（naphtoquinone）基团的一组化合物。在自然界中维生素 K 有两种形式：一种形式是叶绿醌（phylloquinone），即维生素 K_1（2-甲基-3-植基-1，4-萘醌，其 C-3 位置上的取代基为一个 20 个碳的植醇基），由植物合成，是主要的膳食维生素 K 来源；另一种形式是甲萘醌类（menaquinone），即维生素 K_2[在 C-3 的位置上带有 n（4～13）个类异戊二烯基]，简称为 MK-n（M 代表甲萘醌类，K 代表维生素 K，n 代表类异戊二烯侧链残基数量）。MK-4、MK-7、MK-8、MK-9 是与营养学密切相关的维生素 K_2 亚型。MK-4 通常不是由细菌合成，而是存在某些动物组织和器官如动脉壁、胰腺和睾丸中，由叶绿醌转化而来。细菌产生的甲萘醌类主要是长链系列化合物（MK-7～MK-13）。由人工合成的维生素 K 包括维生素 K_3（2-甲基-1，4-萘醌，menadione）、维生素 K_4（1，4-二乙酰氧基-2-甲基萘，menadiol diacetate）和维生素 K_5（2-甲基-4-氨基-1-萘酚盐酸盐，2-methyl-4-amino-1-naphthol hydrochloride）。部分维生素 K 及亚型结构见图 3-1。

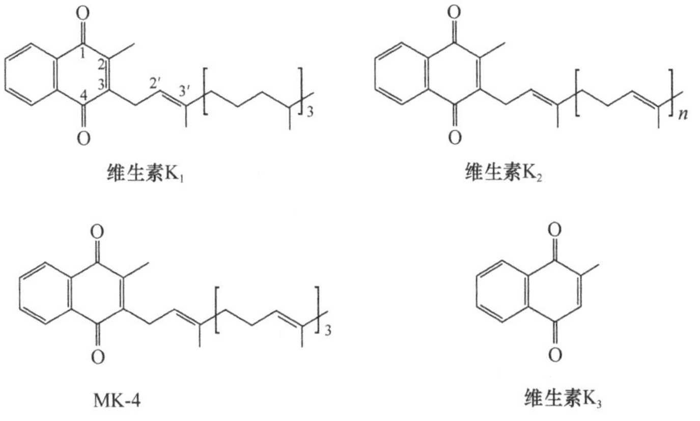

维生素 K_1 维生素 K_2

MK-4   维生素 K_3

图 3-1 维生素 K_1、维生素 K_2、MK-4 及维生素 K_3 化学结构

（二）发现历史和生理功能

维生素 K 的历史可追溯到 1929 年，Dam 在研究胆固醇代谢时发现小鸡喂饲无脂饲料后出现皮下出血和贫血，进一步研究后 Dam 证实这种抗出血物质为脂溶性，存在于肝脏提取物及多种植物组织中。1935 年，Dam 依据德语词汇"koagulation"（凝血）的首字母将这种物质命名为维生素 K。1939 年，两种天然形式的维生素 K，维生素 K_1 和维生素 K_2 分别被从苜蓿和腐败的鱼中分离出来。1941 年，从变质的草木樨干草中鉴别出第一个维生素 K 的拮抗剂[3，3'-甲基-双-（4-羟香豆素）]，后来称之为双香豆素。接下来，又合成了香豆素的几种衍生物，作为抗凝药物用于临床治疗，其中华法林（warfarin）至今仍在临床使用。正因为维生素 K 拮抗剂的发现，帮助人们确定了维生素 K 在凝血过程中的特定作用。20 世纪 70 年代早期，γ-羧基谷氨酸（γ-carboxyglutamic acid，Gla）的发现极大地促进了维生素 K 作用的分子水平上的研究及维生素 K 其他功能的发现。

Gla 合成在细胞微粒体内进行，在维生素 K 依赖的 γ-谷氨酰羧化酶作用下谷氨酸残基羧基化为 Gla。很多种蛋白质存在此种羧基化作用，因此，这些蛋白质被称为维生素 K 依赖性蛋白质。这些蛋白质包括：①凝血蛋白，如凝血因子（antihemophilic factor）Ⅱ（凝血酶原）、因子Ⅶ、因子Ⅸ和因子Ⅹ，以及蛋白 C、蛋白 S、蛋白 Z；②骨蛋白质，如骨钙素（又称骨钙蛋白、osteocalcin）、基质 Gla 蛋白（matrix Gla protein，MGP）和蛋白 S；③其他，如 Gas6 蛋白、跨膜 Gla 蛋白（transmembrane Gla family，TMG）、富含 Gla 蛋白（Gla-rich protein，GRP）、骨膜蛋白（periostin）和转甲状腺素蛋白（transthyretin）。

维生素 K 的生理功能：①参与凝血过程。维生素 K 是一种与血凝有关的营养素，维生素 K 依赖的 γ-谷氨酰羧化酶能将凝血因子Ⅱ、因子Ⅶ、因子Ⅸ和因子Ⅹ中的特异性谷氨酸残基羧化，与钙结合后，启动凝血机制。另外，蛋白 C、蛋白 S、蛋白 Z 是促凝系统（procoagulant system）的抑制剂，蛋白 C 通过灭活凝血因子Ⅴa 和Ⅷa 发挥抑制作用，蛋白 C 作为蛋白 S 的辅因子增强纤维蛋白溶解，蛋白 Z 属于丝氨酸蛋白酶抑制物超家族成员，作为辅因子发挥对因子Ⅹa 的抑制作用。②参与骨代谢和预防软组织的钙化。骨钙素由成骨细胞合成并分泌，在钙羟磷灰石晶体生长和成熟过程中发挥作用。骨钙素比较稳定，不受骨吸收因素的影响，因此通过血清骨钙素可了解成骨细胞，特别是新形成的成骨细胞的活动状态。遗传性蛋白 S 缺乏可出现凝血活性增加的相关并发症以及骨坏死。基质 Gla 蛋白主要由软骨中的软骨细胞和动脉血管壁的平滑肌细胞合成，是一种重要的细胞基质钙化抑制蛋白，能预防软骨、血管壁及皮肤弹性纤维等很多部位的钙化。研究表明，基质 Gla 蛋白能够保护血管免于钙化，与心血管健康有关。③还与鞘脂合成、炎症、胰岛素抵抗和抗癌效应有关。

（三）缺乏原因

维生素 K 广泛存在于各种食物中并且可由肠道细菌合成，正常成人很少发生维生素 K 缺乏，但新生儿是维生素 K 缺乏的敏感人群。

成人维生素 K 缺乏的原因：①与脂肪吸收不良的胃肠道疾病（如胆道梗阻、炎症性肠病、慢性胰腺炎等）和肝脏疾病有关。②进食量少或营养不良的住院患者发生维生素 K 缺乏的危险性增加，特别是服用抗生素或其他干扰维生素 K 代谢的药物时更易引发维生素 K 缺乏。通常认为服用抗生素抑制肠道细菌生长，减少肠道内甲萘醌的合成，但目前缺乏数据证实。有些含 N-甲基硫四唑侧链的抗生素（如头孢菌素、头孢孟多、拉氧头孢钠）具有类似香豆素类药物的作用，是维生素 K 环氧化还原酶的抑制因子，阻止了维生素 K 循环。香豆素类药物如华法林是维生素 K 的拮抗剂，在临床上作为抗凝剂广泛应用，过量服用易导致出血，但是维生素 K 摄入量也会影响华法林的疗效，因此用香豆素及衍生物类药物进行抗凝治疗的患者应当保持维生素 K 摄入量稳定。③大剂量维生素 A 和维生素 E 摄入具有拮抗维生素 K 的作用。过量的维生素 A 可干扰维生素 K 吸收，而维生素 E 可抑制维生素 K 依赖的羧化酶活性，干扰凝血级联反应。研究报道，具有正常凝血状态的成人每天补充 1000U 的维生素 E 12 周后，γ-羧化凝血酶原含量减少。因此，维生素 K 缺乏或服用维生素 K 拮抗剂的人群慎补维生素 E。

新生儿是维生素 K 缺乏的敏感人群，主要原因为：①维生素 K 不能通过胎盘转运，造成母体内及新生儿脐带血中维生素 K 含量的显著差异。母亲血中维生素 K 浓度约为 1ng/ml，而脐带血中维生素 K 含量仅为母血的 1/10 甚至检测不到。②肝脏功能尚未完善导致凝血因子Ⅱ、因子Ⅶ、因子Ⅸ、因子Ⅹ在新生儿期仅为正常成人的 30%～60%，凝血因子数量随年龄而增加，出生后 6～8 周接近成人水平。③母乳中维生素 K 含量低。④新生儿肠道未建立正常菌群等原因。

二、流 行 病 学

维生素 K 缺乏导致的主要疾病是"新生儿出血症"，此病主要发生于出生 3～4 个月的婴儿，出生第一周的发病率为 0.4%～1.7%，出生 2～12 周的发病率为（4.4～10.5）/10 万。维生素 K 缺乏是世界性婴儿出血疾病和死亡的重要原因。

美国 5 岁以下婴儿没有出血症状的维生素 K 缺乏发生率可多达 50%，婴儿典型出血性疾病发生率为 0.25%～1.7%。早产儿维生素 K 水平更低，因而发病风险更高。

颅内出血是我国婴儿死亡的第七位死亡原因，死亡率为 77.4/10 万。据此估算每年我国因颅内出血死亡婴儿约 1.5 万人，接近全年因所有急性传染病死亡婴儿的总人数，而婴儿颅内出血的最重要原因就是维生素 K 缺乏。维生素 K 缺乏引起的出血主要发生在新生儿及婴儿，是婴儿出血性疾病的主要病因，96%以上出现在 3 个月以内婴儿。

三、临 床 表 现

维生素 K 缺乏的主要表现为轻重不一的出血症状。常见有鼻出血、牙龈渗血、皮下青紫、黑粪、月经过多、痔疮出血、创面与术后渗血等，深部组织血肿与关节腔积血较少见，偶可见颅内出血危及生命。

维生素 K 缺乏多见于 3 个月以内的婴儿，人乳喂养者占多数，病前多有腹泻、服用广谱抗生素或磺胺类药的病史。

维生素 K 缺乏性出血按其发生时间可分为：①早发新生儿出血，婴儿出生后 24 小时内出现；②典型新生儿出血，出生后 1～7 天出现；③迟发性出血，出生后 8 天至 12 个月出现。

维生素 K 缺乏性出血可发生在任何部位，早发性出血以头部血肿较多，典型新生儿出血以胃肠道出血较多，迟发性出血以颅内出血较多。颅内出血是维生素 K 缺乏症最严重的临床表现，是造成婴儿死亡和残疾的重要原因，颅内出血病死率高达 15%～50%，幸存者约有 50%留有神经系统后遗症，造成儿童终身残疾。

婴儿维生素 K 缺乏性出血临床特点：①发病前多完全健康，发育正常、无外伤史，常为突然发生。②多为母乳喂养婴儿。③以 3 月龄婴儿为主。④母亲妊娠期患病、服药；婴儿患有肝胆疾患、黄疸、腹泻、肺炎者易发生维生素 K 缺乏出血。⑤颅内出血婴儿表现为突然出现的面色苍白、拒奶、尖叫、呕吐、嗜睡或昏迷、前囟饱满或隆起、颅缝开裂、四肢抽搐、双眼上翻或凝视、瞳孔散大或不等大。维生素 K 缺乏出现的颅内出血可以单独出现，也可以同时伴有其他部位的出血。例如，皮肤瘀斑、鼻出血、消化道出血、肌内注射部位出血、肺出血等。肌内注射部位出血不止，是维生素 K 缺乏的特异性表现。

四、诊　断

根据临床症状、体征和病史可疑诊为维生素 K 缺乏可能，再根据实验室检查结果判断。维生素 K 缺乏的评价主要包括以下三方面的内容：病史、体格检查和实验室检查。

健康成人原发性维生素 K 缺乏并不常见，因此需要通过膳食调查和询问病史判断是否存在造成维生素 K 缺乏的危险因素，再结合实验室检查诊断。治疗性试验有助于排除肝脏病患，如给予 1mg 维生素 K_1 可在 2～6 小时内明显增加凝血酶水平，则不可能是肝脏疾病，维生素 K 缺乏即可诊断。

婴儿维生素 K 缺乏的诊断依据：3 个月以内单纯母乳喂养；起病急骤，全身广泛出血倾向，不同程度贫血，严重者伴颅内出血临床表现；血小板计数多正常，凝血时间及凝血酶原时间延长，血中维生素 K 浓度减低；经维生素 K 治疗数小时或 24 小时后出血倾向明显好转。

维生素 K 缺乏实验室检查：维生素 K 缺乏会导致低凝血酶原血症，表现为凝血酶原时间延长和出血增加。经典的维生素 K 水平检测方法是凝血酶原时间测定，但不灵敏，适合于严重缺乏时的诊断；对于亚临床的缺乏，越来越多地使用血浆叶绿醌浓度测定和未羧化的凝血酶原或骨钙蛋白的评价。常见的检测指标如下：

1. 凝血试验　可以初步证实诊断。严重的维生素 K 缺乏症通常被称为维生素 K-反应性低凝血酶原血症，凝血酶原时间（prothrombin time，PT）延长，国际标准化比值（international normalized ratio，INR）升高，但活化部分凝血酶时间（activated partial thromboplastin time，APTT）、凝血酶时间（thrombin time，TT）、血小板计数、出血时间及纤维蛋白原水平正常。然而，当 PT 超出正常范围时，血浆凝血酶原浓度至少要下降 50%，因此认为 PT 并不是评价维生素 K 缺乏的灵敏指标。

2. 血清维生素 K 浓度　血清维生素 K 的主要形式是维生素 K_1，其主要运输形式是脂蛋白。由于血浆维生素 K_1 浓度与膳食维生素 K_1 摄入量呈正相关，被认为可用于评价维生素 K 的营养状况。健康人维生素 K 摄入充足时血清维生素 K_1 水平为 0.2～1.0ng/ml。

3. 脱羧性血清维生素 K 依赖蛋白　维生素 K 缺乏或存在拮抗物质如华法林时，可致血中维生素 K 缺乏诱导蛋白（protein induced by vitamine K absence Ⅱ，PIVKA-Ⅱ）形成，PIVKA-Ⅱ谷氨酸残基未经 γ-羧化，不能与 Ca^{2+} 结合，不能黏附磷脂，不能激活，无凝血功能。针对维生素 K 亚临床缺乏的高危人群（婴儿、消化不良者），已证实凝血酶原前体蛋白 PIVKA-Ⅱ是一个极其有用的生物标志物，最常用的测定方法是酶联免疫法。

此外，羧化不全骨钙素（undercarboxylated osteocalcin，ucOc）水平也是反映机体维生素 K 营养状态的敏感指标,而且与骨转换、骨密度和髋部骨折有关。

4. 尿 γ-谷氨酸 其排出量可反映凝血酶原和羧化骨钙蛋白的代谢情况,进而反映机体维生素 K 营养状况,当维生素 K 供应不足时,其水平减低。

五、治 疗

维生素 K 缺乏的治疗原则,除治疗导致维生素 K 缺乏的原发病、除去病因外,可给予维生素 K_1 皮下注射或肌内注射。成人常用剂量为 10mg 肌内注射,在紧急情况下,10~20mg 可注射的维生素 K_1 溶于 5%葡萄糖溶液或 0.9%氯化钠溶液中静脉注射,速率每分钟不超过 1mg(避免包括休克及呼吸心搏骤停等严重反应,但仍有极少数人即使在维生素 K_1 适当地稀释且缓慢给予时仍可发生类似反应)。出血症状一般能迅速改善,给药后 6~24 小时应重复检查凝血酶原时间,实验室检查结果得到纠正后,仍须给予维持剂量至少数天。当有大量出血时,应立即输入新鲜血液以补给凝血酶原。

在术前,肝功能严重损害患者,或者应用香豆素类抗凝药时,剂量可增至 100~200mg。合并颅内出血患儿除静脉注射维生素 K_1 5~10mg 外,还应适时应用新鲜血浆 10~15ml/kg 或凝血酶原复合物。

六、预 防 措 施

根据中国营养学会 2013 版 DRIs 推荐,各年龄人群维生素 K 的适宜摄入量(adequate intakes,AI)分别为:0 岁~为 2μg/d,0.5 岁~为 10μg/d,1 岁~为 30μg/d,4 岁~为 40μg/d,7 岁~为 50μg/d,11 岁~为 70μg/d,14 岁~为 75μg/d,18 岁~为 80μg/d。另外,乳母每日通过乳汁丢失的维生素 K 约为 2μg/d,按膳食维生素 K 吸收率 40%计算,乳母需要额外摄入 5μg/d,因此乳母的 AI 为 85μg/d。

维生素 K 广泛分布于各种动物性和植物性食物中,只要能均衡饮食,维生素 K 的摄入量能满足机体需要,一般不至于发生维生素 K 缺乏。维生素 K 含量丰富的食物包括绿叶蔬菜、大豆和某些食用油类。水果、谷类、奶制品、肉类、蛋类及其他蔬菜维生素 K 含量较少。绿叶蔬菜和某些种类食用油是膳食维生素 K 的主要来源。蔬菜叶中的维生素 K_1 含量比茎中高,且叶子的绿色越深,维生素 K_1 含量越高,而嫩茎类、瓜果类和根茎类蔬菜含量较低。叶菜类维生素 K_1 含量平均约为 200μg/100g。大豆油中维生素 K_1 含量丰富(约 200μg/100g),其次是菜籽油和橄榄油(50~100μg/100g),而玉米油和葵花籽油维生素 K_1 含量低于 10μg/100g。植物油氢化形成固体油脂的过程中,部分叶绿醌可转化为 2′,3′-二氢叶绿醌,在人造黄油和加工食品中普遍存在这种形式的维生素 K(表 3-6)。维生素 K_2(甲萘醌)仅在一些动物性食物中如鸡、肉类和奶酪制品中存在。纳豆是一种用发酵大豆制成的日本传统食品,是维生素 K_2 的良好来源。

婴儿维生素 K 缺乏预防措施:所有新生儿生后 6 小时内均需一次性肌内注射 0.5~1mg 维生素 K_1(早产儿连用 3 天)可有效防止新生儿出血病。母妊娠期服用干扰维生素 K 代谢的药物,应在妊娠最后 3 个月及分娩前各肌内注射 1 次维生素 K_1 10mg,以预防新生儿出血。早产儿、有肝胆疾病、慢性腹泻、长期全静脉营养等高危患儿应每周静脉注射 1 次维生素 K_1 0.5~1mg。

表 3-6　常见食物中维生素 K_1 含量（μg /100g）

食物		含量	食物		含量	食物		含量
蔬菜（香料）	欧芹（鲜）	1640		小白菜（生）	46		酸橙（生）	0.6
	芫荽叶（干）	1360		秋葵（生）	31		香蕉（生）	0.5
	甜菜（生）	830		芹菜（生）	29	食用油	大豆油	184
	甘蓝（生）	705		豌豆（绿色，生）	25		菜籽油	71
	菠菜（生）	483		纳豆	23		橄榄油	60
	羽衣甘蓝（生）	437		花椰菜（生）	20		米糠油	25
	甜菜绿（生）	400		黄瓜（带皮，生）	16		小麦胚芽油	25
	红薯叶（生）	302		胡萝卜（生）	13		椰子油	0.6
	菊苣蔬菜（生）	298		小扁豆（生）	5	坚果谷类	松仁（干）	54
	芥菜（生）	258		山药（生）	2.3		野生稻（生）	1.9
	细香葱（生）	258		蒜（生）	1.7		小麦面粉（全麦）	1.9
	球芽甘蓝（生）	177		萝卜（生）	1.3		小米（生）	0.9
	生菜（叶，生）	126		南瓜（生）	1.1		大米（生）	0.6
	辣椒粉（香料）	106		芋头（生）	1	肉、蛋、奶类	蛋黄	1.5
	西兰花（生）	102		洋葱（生）	0.4		罗非鱼	1.4
	咖喱粉（香料）	100	水果	石榴（生）	16		鸡肉	0.8
	卷心菜（生）	76		梨（生）	4.4		鸡蛋（生）	0.3
	海藻、海带（生）	66		油桃（生）	2.2		牛奶	0.3
	大豆（生）	47		苹果	0.6			

资料来源：US Department of Agriculture，Agricultural Research Service，Nutrient Data Laboratory. 2015. USDA National Nutrient Database for Standard Reference，Release 28. Version Current. Internet：http：//www.ars.usda.gov/nea/bhnrc/ndl.

（郝丽萍）

第四节　维生素 B_1 缺乏病

维生素 B_1 又称硫胺素（thiamin），是由吡啶和噻唑环通过亚甲基桥相连而成的化合物，也称抗脚气病因子和抗神经炎因子，是维生素中最早被分离出来的一种维生素。维生素 B_1 缺乏会引起一种典型的疾病，称为脚气病。

一、概　　述

维生素 B_1 缺乏病（vitamin B_1 deficiency）是由于体内缺乏维生素 B_1 而引起的全身疾病，以多发性神经炎、肌肉萎缩、组织水肿、心脏扩大、循环失调及胃肠道症状为主要特征。如果维生素 B_1 每天供给量不足，或虽每天供给量达到或高于机体需要量，但机体消耗过多，或吸收障碍，或食物硫胺素丢失，或遭受破坏，均可导致机体维生素 B_1 缺乏。

（一）维生素 B_1 缺乏的原因

1. 维生素 B_1 摄入不足 维生素 B_1 广泛分布于自然界植物和动物体内。谷类食物是我国大多数地区居民所需维生素 B_1 的主要来源。人体内维生素 B_1 主要由外源供应，机体自身仅能合成极小部分，因维生素 B_1 在体内储存有限且为水溶性，容易从肾脏、皮肤排出，故需要每天补充才能满足机体需要。在谷类食物中，面粉、玉米、小米中维生素 B_1 含量较多，稻米含量较少，且后者所含维生素 B_1 主要存在于外皮和胚芽中。我国南方居民以稻米为主食，长期食用精白米；在加工过程中过度碾磨、洗米次数过多等；再加上烹调不当，如在煮稀饭时为了黏稠和松软，加少许碱，致使维生素 B_1 遭到较多的破坏。又如做饭时丢弃米汤，从而丢失了其中大量的维生素 B_1。长期偏食、副食单调、营养不平衡、烹调不合理，均可使维生素 B_1 摄入量减少。据报道，当摄入 1000kcal 能量而维生素 B_1 摄入量不足 0.3mg 时，即可出现维生素 B_1 缺乏所致代谢失调和生化改变；如维生素 B_1 摄入低于 0.2mg 时，即可发生维生素 B_1 缺乏病。

2. 维生素 B_1 需要量增加或消耗过多 特殊情况下，如妊娠期及哺乳期妇女、儿童、重体力劳动、高温作业及长期发热、消耗性疾病、甲状腺功能亢进等均可使维生素 B_1 消耗过多；糖尿病、尿崩症及使用利尿剂可使维生素 B_1 从尿中排出增多而增加其需要量。如未予及时补充，则易造成维生素 B_1 的缺乏。

3. 吸收或利用障碍 如患有慢性腹泻、慢性痢疾、胆囊纤维化、肠道感染等消化系统疾病，可减少维生素 B_1 的吸收，造成维生素 B_1 缺乏。维生素 B_1 缺乏使胃液中酸度降低，继而减少胃肠道中的硫胺素复合物内硫胺素的释放，进一步影响了硫胺素的吸收。肝、肾疾病将影响硫胺素焦磷酸（thiamine pyrophosphate，TPP）的合成，导致维生素 B_1 利用障碍。

4. 抗硫胺素因子 有些食物含有抗硫胺素因子（anti-thiamin factor，ATF），可使硫胺素变构而降低其生物活性。动物组织中抗硫胺素因子可能存在于肌红蛋白、血红蛋白和氯化高铁血红素中；而在植物和蔬菜中则与咖啡酸、绿原酸、鞣酸等有关。故进食含有 ATF 动物组织或蔬菜、植物等，或咀嚼槟榔、茶叶，喝浓茶、咖啡等，即使摄入维生素 B_1 达到推荐摄入量，也可能导致维生素 B_1 缺乏。

5. 慢性乙醇中毒 在现代生活中，酗酒已经成为维生素 B_1 缺乏最常见的原因之一。在西方国家尤为凸显。乙醇可使维生素 B_1 摄入减少并妨碍小肠对其吸收，尤其酗酒者常存在一定程度的吸收不良与营养不良。另外，乙醇也能减慢硫胺素代谢，使肝脏硫胺素向 TPP 转化减少，尤其是继发于酗酒的慢性肝病患者。

6. 遗传代谢障碍 遗传性维生素 B_1 代谢与功能障碍引起的维生素 B_1 缺乏病，一般具有高度的家族遗传性或父母为近亲结婚。

（二）发病机制和病理变化

1. 发病机制 维生素 B_1 缺乏病发病机制尚不清楚。机体内 TPP 参与 α-酮酸氧化脱羧反应，为丙酮酸进入三羧酸循环氧化产能的重要辅酶；而在戊糖支路代谢中，TPP 又是转酮酶辅酶。维生素 B_1 缺乏，辅酶形成减少、活性降低，丙酮酸不能进入三羧酸循环，使糖代谢障碍，血和组织中丙酮酸及乳酸堆积，从而产生相应临床症状。维生素 B_1 缺乏因转酮酶活力减弱和神经递质水平降低，影响膜功能和神经传导，也是产生神经组织形态和功能改变的原因。

2. 病理变化

（1）神经系统：尤其以末梢神经受损严重，髓鞘退化及色素沉着。重者出现神经轴破坏，以坐骨神经及其分支受累较为严重和常见，并且出现较早。

（2）肌肉萎缩：出现于受累神经支配的肌肉。显微镜下可见肌纤维横纹消失、混浊肿胀及脂肪变性。

（3）心血管系统：心脏扩大肥厚，尤以右侧明显。心肌水肿，其肌纤维粗硬，血管充血，但组织结构正常。

（4）组织水肿及浆膜腔积液：组织水肿多见于下肢，体腔浆液渗出，可见于心包腔、胸腔和腹腔。

二、流 行 病 学

维生素 B_1 缺乏病多发生在食用研磨精制谷物的人群中，故亚洲较为常见。第二次世界大战后，本病曾在远东有过流行，近年已有下降。在欧洲脚气病罕见，但与酒精中毒合并发生较多，亚临床缺乏较多。近些年报道维生素 B_1 缺乏病发病率在病区已降低，然而，脚气病并未消失，说明其发病模式已产生变化。近年来，在日本、冈比亚、南非维生素 B_1 缺乏重现。

我国南方以大米为主食，加工精细，维生素 B_1 在烹调中丢失过多，故本病发病率较高，且南方气候炎热潮湿，经汗液丢失维生素 B_1 较多也为其病因之一。1997 年陈绍萱曾对我国广西进行过两次维生素 B_1 缺乏病调查，发现 100 余人发生不明原因下肢水肿，软弱无力、异常步态及心悸等症状，调查发现居民饮食组成以粳米为主，平时米加工过精，又有泡米和搓米习惯，造成维生素 B_1 缺乏。目前我国因广泛饮酒造成维生素 B_1 亚临床缺乏者为数较多，一是长期饮酒引起肝、肾功能障碍，使得维生素 B_1 代谢受阻，无法发挥其营养作用；二是乙醇的体内代谢过程消耗维生素 B_1 过多，导致机体对维生素 B_1 的需求量增大，所以应引起广泛关注。2010～2012 年中国居民维生素 B_1 摄入水平：全国为 0.9mg/d，城市为 0.9mg/d，农村为 1.0mg/d，接近 2002 年维生素 B_1 的摄入水平。

三、临 床 表 现

维生素 B_1 缺乏病临床症状可因发病年龄及受累系统不同而异。婴幼儿起病较急，成年人较缓慢。本病主要影响心血管和神经系统，主要表现为多发性神经炎、肌肉萎缩、心脏扩大、循环失调、组织水肿及胃肠症状。临床表现可分为亚临床型、神经型（干型脚气病和脑型脚气病）、心血管型（湿型脚气病）和婴儿型脚气病。典型患者大多数同时出现神经系统、心血管系统两组症状，但也可单一症状出现。而神经系统或心血管系统症状表现所占优势，可能与患者缺乏维生素 B_1 严重程度和持续时间、体力活动情况、维生素 B_1 摄入量等有关。

（一）亚临床型

亚临床型多见于维生素 B_1 不能满足机体需要，并且持续 3 个月以上患者。患者常感觉疲乏无力、烦躁不安、易激动、头痛、食欲缺乏、下肢倦怠、酸痛。若病情进一步发展则出现神经（或心血管）型表现。

（二）神经型

1. 干型脚气病 周围神经系统受累较为常见。受累引起的病理改变主要为神经纤维呈阶段性髓鞘变性或脱失，最早发生于远端，程度较重。下肢发病较上肢早，先远端后近端，为对称性。起初，患者感觉下肢倦怠无力，有针刺或烧灼样感觉或过敏表现，肌肉酸痛，走路时最明显，尤以腓肠肌最为明显，腓肠肌有时会出现抽搐、痉挛，甚至不能行走，腓肠肌常有按压痛，患者下蹲时会因腓肠肌痛而不能起立，呈现蹲踞试验阳性表现。随着病情发展会出现肢体麻痹，感觉障碍呈手套样或袜套样；病情加重则肌体、肌肉萎缩，如伸肌受累，出现足下垂或腕下垂，如累及喉返神经，则出现声音嘶哑。

2. Wernicke 脑病（脑型脚气病综合征） 为维生素 B_1 缺乏累及中枢神经系统的表现，较为罕见，多见于酗酒患者。临床症状通常按以下顺序发展：呕吐，水平性或垂直性眼球震颤，但以水平性为多见。因眼直肌无力而引起眼肌麻痹，跨越步态，共济失调，进行性精神衰退以至精神异常，最后可发展至昏迷及死亡。当累及间脑时，可有发热。患者还可出现典型 Korsakoff 综合征（往事虚构综合征），其主要表现有记忆力丧失、幻觉等。

（三）心血管型

维生素 B_1 缺乏引起的心血管型脚气病病程可呈慢性发展，患者感觉心悸、气促、心前区胀闷，心尖区可闻及收缩期杂音及第三心音，舒张压降低，脉压增大，可有水冲脉及毛细血管搏动。X 线检查：心脏扩大，肺动脉弓突出明显，右心扩大为本病特征。心电图表现为低电压，P-R 间期缩短，Q-T 时间延长；T 波平坦、双相或倒置。随着病情发展，患者可因循环衰竭而死亡。心血管症状也可呈急性暴发经过，以心肌病变为主要表现，称脚气冲心。起病急骤，患者感呼吸困难、焦虑、烦躁不安，心率增快，心脏扩大，颈静脉充盈，静脉压增高，肝大，循环时间加快，肢端发绀呈袜套、手套样，可因心功能衰竭于数小时或数天内死亡，尤多见于婴幼儿。另外，水肿为湿性脚气病患者常见症状，起初从足踝部开始，继而发展到小腿、膝及整个下肢，最后至全身，严重时可有胸腔、心包腔和腹腔等多处积液，并可迅速发展至循环衰竭而死亡。

（四）婴儿型脚气病

多发生于出生数月的婴儿，发病急、突然，较成人型难以捉摸，可出现多种临床表现。发病初期主要表现为食欲缺乏、呕吐、腹痛、便秘或腹泻、水肿、心跳加快、呼吸急促和困难。该型主要以心血管症状为主，常伴有喉水肿而失声，形成独特喉鸣（脚气病哭声）。晚期患儿发绀、心脏扩大、心力衰竭、肺充血及肝淤血等均可发生。若发生脑充血、颅内压增高时，可发生强直性痉挛、昏迷甚至死亡。

四、诊　　断

维生素 B_1 缺乏病主要依靠病史、临床症状和体征、实验室检查和试验性治疗确诊。

（一）病史

应询问患者是否长期居住在以稻米为主食的地区，详细询问患者营养状况、饮食和饮酒习惯、工作劳动强度及有无影响维生素 B_1 吸收和需要量增加的疾病等，如有营养不良和（或）维生素 B_1 吸收不良、消耗过多等因素达 3 个月以上，应考虑本病的可能。

（二）临床症状和体征

查体患者有无周围神经炎、腓肠肌压痛、感觉异常、跟腱及膝反射异常；有无进行性、上升性水肿；心界扩大、心率增加、脉压增大；有无能排除其他心脏病的心力衰竭；有无其他营养素缺乏征象。

（三）实验室检查

目前临床应用较多的是尿中维生素 B_1 排出量和红细胞转酮酶活性系数分析。

1. 尿中维生素 B_1 排出量 正常人 24 小时尿维生素 B_1 排出量与摄入量呈正相关。维生素 B_1 缺乏亚临床期患者，其 24 小时维生素 B_1 尿排出量甚低，临床期则几乎测不到。如成年人 24 小时尿维生素 B_1 排出量少于 90μg，或每小时夜尿排出量少于 1μg，或空腹 2 小时尿排出量少于 2μg，可认为机体缺乏维生素 B_1。但测定时需注意 24 小时或每小时尿量的准确性，患者近期内是否使用过维生素 B_1 或使用促进维生素 B_1 排泄的药物，以免导致错误判断。为此，可行如下实验室检查：

（1）4 小时负荷试验：成人 1 次口服 5mg 维生素 B_1 后，收集测定 4 小时尿中维生素 B_1 排出总量，排出总量<100μg 为缺乏，100~199μg 为不足，排出总量≥200μg 为正常。临床因患者常有吸收不良，其 4 小时负荷试验最好非经口给予，即皮下注射维生素 $B_1$1mg 后，收集 4 小时尿测定，排出总量<100μg 为缺乏。

（2）任意 1 次尿维生素 B_1 与肌酐排出量比值：因尿肌酐排出速率恒定，且不受尿量多少影响。故可用相当于含 1g 肌酐尿中维生素 B_1 排出量多少来反映机体营养状况。成人排出量<27μg/g 为缺乏，27~65μg/g 为不足，>65μg/g 为正常。

2. 红细胞转酮醇酶活性系数（ETK-AC）或 TPP 效应 血液维生素 B_1 大多数以 TPP 形式存在于红细胞，并作为转酮醇酶辅酶而发挥作用。所以该酶活性大小与血液中维生素 B_1 浓度密切相关。维生素 B_1 缺乏时，机体内 TPP 减少，红细胞转酮醇酶活性降低，故酶活性系数（红细胞加入 TPP 孵育后酶活性与未加入 TPP 孵育酶活性之间的比值，以百分数表示）升高，可反映机体储存硫胺素耗竭程度。转酮醇酶活性系数≥25% 为缺乏，15%~24% 为不足，转酮醇活性系数≤15% 为正常。因在维生素 B_1 缺乏早期转酮醇酶活性就已下降，所以测定 ETK-AC 或 TPP 效应是目前评价维生素 B_1 营养状况广泛应用的可靠方法。但此法对肝脏疾病患者无诊断意义。

如无条件进行上述两项检查，可进行维生素 B_1 试验性治疗。患者于注射维生素 B_1 后，如心血管及眼肌麻痹等表现在 12 小时或更短时间内改善，也有助于诊断维生素 B_1 缺乏。

（四）鉴别诊断

有神经炎患者需要与铅、砷中毒和白喉等病的症状鉴别；有水肿患者需要与肾炎、蛋白质能量营养不良性水肿鉴别；心力衰竭患者需要和其他类型的心脏病鉴别。

五、治 疗

（一）维生素 B_1 缺乏病的治疗

一般患者治疗除使用含维生素 B_1 丰富的高蛋白、低盐饮食外，口服维生素 B_1 10mg，每天 3 次，同时可加服酵母片及其他 B 族维生素。

对急重患者应尽快给予大剂量维生素 B₁ 治疗，在最初 7～14 天内每天肌内或静脉注射 50～100mg，之后减少剂量，给予口服 10mg，每天 1～3 次，直至患者完全康复。

婴儿脚气病需立即治疗。每天肌内注射维生素 B₁ 10mg，连续注射 5 天，症状缓解后改为口服，每天口服 10mg。对哺乳期婴儿乳母应给予维生素 B₁ 治疗，10mg 每天 2～3 次，注射及口服均可。

（二）与维生素 B₁ 缺乏病相关疾病的治疗

1. 慢性乙醇中毒性神经炎 口服维生素 B₁ 5～10mg/d。呕吐时可肌内注射维生素 B₁。

2. 妊娠性神经炎 口服维生素 B₁ 5～10mg/d。呕吐时可肌内或静脉注射维生素 B₁。

3. 多种维生素缺乏 很多膳食不当的人可存在维生素 B 族中多种成分的缺乏，应用维生素 B 族复合制剂治疗为佳。

六、预 防 措 施

（一）维生素 B₁ 的主要食物来源

维生素 B₁ 广泛存在于天然食物中，受食物种类、收获时间、储存条件、加工方式、烹调条件等因素影响较大。含量丰富的食物有谷类、豆类及干果类，动物内脏（肝、心、肾）、瘦肉、禽蛋、豆类、花生是其良好来源。日常膳食中硫胺素主要来自谷类食物，因它多存在于表皮和胚芽中，如果米、面碾磨过于精细，过分淘米或烹调中加碱，均可造成硫胺素大量损失。蔬菜、水果中硫胺素含量较少，常见食物中维生素 B₁ 含量见表 3-7。

表 3-7 常见食物中维生素 B₁ 含量[mg/（100g 可食部）]

食物	含量	食物	含量	食物	含量
葵花子仁	1.89	粳米（标三）	0.33	豆角	0.05
花生仁（生）	0.72	黑米	0.33	胡萝卜	0.04
猪肉（瘦）	0.54	小米	0.33	大白菜	0.04
辣椒	0.53	鸡蛋黄	0.33	油菜	0.04
豌豆	0.49	豆腐皮	0.31	葡萄	0.04
绿豆面	0.45	猪肝	0.21	甜椒	0.03
黄豆	0.41	早籼（标二）	0.10	番茄	0.03
青大豆	0.41	鸡蛋	0.11	梨	0.03
小麦	0.40	苹果	0.06	茄子	0.02
玉米白面	0.34	鲜枣	0.06	黄瓜	0.02

（二）预防措施

1. 改良谷类加工方法，调整饮食结构 维生素 B₁ 缺乏病预防，主要是改良谷类粮食加工方法，粮食不要精碾过细，提倡粗、细粮混食以避免维生素 B₁ 丢失过多。纠正不合理烹调方法和不良饮食习惯，淘米次数不宜过多，煮饭不要丢弃米汤，烹调食物不要加碱，避免对维生素 B₁ 破坏；不吃过分精白和经漂白加工米面，建议经常食用一些干豆类和杂粮。不生吃含有抗硫胺素因子的鱼类、贝类等，饮茶和咖啡要适量，不嚼或少嚼槟榔、茶叶。食物来源应多样化，用新鲜食物代替腌制食物。

2. 经常性开展易感人群维生素 B_1 营养状况监测 包括对婴幼儿、儿童、孕妇、乳母等易感人群进行尿维生素 B_1 排出量等方面的监测，及时发现亚临床缺乏者，给予及时纠正。对易患人群如重体力劳动者、高温环境下生活及工作者等需注意补充维生素 B_1。有酗酒嗜好者，需戒酒并适时补充维生素 B_1。

3. 广泛开展健康教育活动 预防维生素 B_1 缺乏关键在于加强营养知识普及和教育，使居民能注意到食物选择与调配，并在广大人群中经常开展有关维生素 B_1 缺乏对人体健康影响的宣传，维生素 B_1 的良好饮食来源为未精制谷类食物。瘦肉及内脏维生素 B_1 含量较为丰富，豆类、种子或坚果类等食物也是维生素 B_1 的良好来源，发酵生产酵母制品含有丰富的 B 族维生素。可通过健康教育，宣传食物多样化，避免偏食、挑食，养成良好的饮食卫生习惯，提高人群自我保健意识。在生长期、妊娠期、哺乳期或患腹泻、消耗性疾病时，应注意增加维生素 B_1 摄入量。

4. 维生素 B_1 强化食品 近年来许多国家采用维生素强化食品的措施，把维生素 B_1 添加到米、面、啤酒等食物中以增加其含量，满足人体每天需要。

（殷建忠　徐　芳）

第五节　维生素 B_2 缺乏病

维生素 B_2 又名核黄素（riboflavin），因长期摄入维生素 B_2 不足而引起的缺乏病称维生素 B_2 缺乏病。

一、概　　述

维生素 B_2 广泛分布于自然界植物和动物体内，其最佳来源是牛奶、人乳、鸡蛋、动物内脏及绿叶蔬菜。维生素 B_2 属于水溶性维生素，不易在体内储存，所以人体内维生素 B_2 储存很少，当人体摄取维生素 B_2 过多时，即随粪便排出体外或随尿液迅速排出。单纯维生素 B_2 缺乏很少见，通常是多种营养素联合缺乏。维生素 B_2 缺乏还可影响其他营养素摄取和利用。

（一）维生素 B_2 缺乏的原因

1. 摄入不足 通常情况下，由于膳食结构不合理或烹调加工不当引起较多损失而致摄入不足，是导致维生素 B_2 缺乏的首要原因，包括食物摄取不足，烹调不合理（如淘米过度、蔬菜切碎后浸泡等），在加热、暴露于阳光过程中维生素 B_2 被破坏；食用脱水蔬菜或婴儿所食牛奶多次煮沸等。

2. 吸收障碍 消化系统吸收功能障碍，如长期腹泻、消化系统或胆管梗阻、胆汁分泌受限、胃酸分泌减少、小肠恶性肿瘤或小肠切除等因素，均可影响维生素 B_2 吸收从而导致维生素 B_2 缺乏。

3. 需要量增加或消耗过多 近几年有调查显示，我国成年人维生素 B_2 摄入量约为 0.7mg/d，比我国居民膳食营养素推荐摄入量低 50% 左右。研究表明，人体体内储备的维

生素 B_2 可用 6～18 天，若每天摄入维生素 B_2 0.55mg，则只需要 4 个多月即可耗尽体内所储备的维生素 B_2。在很多应急条件下，包括重体力活动、身体负荷增加、创伤、辐射、环境因素影响、精神紧张、怀孕、哺乳、青少年生长发育期，维生素 B_2 需要量增加。此外，如高热、肺炎这些疾病，因机体代谢加速、消耗增加，患者对维生素 B_2 的需要量增多，从膳食获得的维生素 B_2 不能满足需要时，均可导致不同程度的维生素 B_2 缺乏。还有报道心脏病患儿，特别是心功能不全者，因食欲缺乏、吸收不良、尿中排出量过多，容易发生多种营养素缺乏，其中维生素 B_2 缺乏者明显高于正常儿童。

4. 药物影响 药物可干扰维生素 B_2 利用。治疗甲状腺和肾上腺功能不全、精神病的药物，如氯丙嗪、丙咪嗪和阿米替林等，癌症化疗药物阿霉素和抗疟药等均能抑制维生素 B_2 转化为其有活性的辅酶衍生物。维生素 B_2 拮抗剂半乳糖黄素、抗肿瘤化疗药物多柔比星、甲氨蝶呤及妇女避孕药酚噻唑的应用等，这些都会干扰或降低维生素 B_2 的吸收利用与代谢，导致维生素 B_2 缺乏。此外，乙醇可通过干扰维生素 B_2 消化和肠吸收而引起缺乏。

5. 遗传因素 一种较少见的影响维生素 B_2 结合蛋白合成的基因缺陷病也能引起维生素 B_2 缺乏，这可能是线粒体黄素腺嘌呤二核苷酸（FAD）依赖性脱氢酶特异基因缺陷导致的，但用维生素 B_2 治疗效果很明显。

（二）发病机制

维生素 B_2 缺乏病发病机制与其在体内代谢及生理功能密切相关。由于维生素 B_2 衍生辅酶广泛分布于中间代谢中，所以维生素 B_2 缺乏所导致的生化后果是很广泛的。此外，有 4 种其他维生素，如叶酸、吡哆醛、维生素 K 和烟酸代谢中都涉及维生素 B_2 辅酶。因而，维生素 B_2 重度缺乏时，不仅直接影响黄素酶合成和活性，同时对其他许多酶系统也会产生不同程度的影响。

机体在维生素 B_2 摄入量减少、吸收率降低或需要量增多时，均可出现维生素 B_2 缺乏。从维生素 B_2 在体内代谢途径可看出，维生素 B_2 缺乏，黄素激酶活性下降，黄素腺嘌呤二核苷酸焦磷酸化酶活性增加，使维生素 B_2 向黄素单核苷酸转化下降，黄素单核苷酸（FMN）向 FAD 转化增加，而与蛋白结合型 FAD 较非结合型稳定，不易分解，组织中大部分酶又是以 FAD 作为辅酶存在。故在维生素 B_2 缺乏时，机体 FMN 浓度下降比例大于 FAD 浓度下降比例。维生素 B_2 缺乏时，肝结构被明显破坏。维生素 B_2 缺乏小鼠线粒体明显增大，线粒体的嵴数量和大小也增加。维生素 B_2 缺乏早期，肝 RNA 和 DNA 浓度正常，但后期则下降。因 FMN 和 FAD 参加中间代谢许多环节，维生素 B_2 缺乏时对机体许多过程产生明显影响，特别是对脂肪和蛋白质的代谢。此外，维生素 B_2 缺乏将影响肝脏其他黄素酶活性，如需要 FMN 和 FAD 作辅酶的黄嘌呤氧化酶、琥珀酸脱氢酶、NADPH-细胞色素 c 还原酶等活性受到抑制。当维生素 B_2 缺乏，吡哆醇向磷酸吡哆醛转化降低，后者常合并其他维生素缺乏。维生素 B_2 缺乏与贫血有关，缺乏时叶酸代谢障碍，肝脏及血清叶酸水平降低。

二、流 行 病 学

由于我国居民饮食组成特点，维生素 B_2 缺乏在我国是一种常见营养缺乏病。有关我

国居民维生素 B_2 缺乏已有许多报道，其中有些是因皮肤病症状而被发现的，并以阴囊皮炎较常见。1980 年 1～4 月，重庆市某院校有 230 名学员曾发生阴囊皮炎流行，最初以为是皮肤病，调查研究后证实为维生素 B_2 缺乏病，有临床症状者 42 人，发病率为 18.3%。

20 世纪 90 年代初，我国曾在贵州省 5 个县经济水平较低的 20 多个乡（镇）对 43 345 名 0～6 岁农村儿童进行维生素 B_2、血红蛋白、体格发育及部分 3～5 岁儿童膳食调查，结果表明，植物性食物占饮食构成来源摄入量 93.8%，维生素 B_2 摄入量普遍偏低，仅占推荐摄入量的 31.6%。维生素 B_2 缺乏率平均达 14.4%，贫血率达 39.1%，身材矮小率高达 43.4%，低体重儿为 26.6%。提示因喂养问题，维生素 B_2 缺乏与贫血、生长发育有一定的关联性。

1999 年，北京地区孕妇维生素 B_2 营养状况及城乡比较调查发现，北京地区城市孕妇饮食维生素 B_2 摄入量虽高于农村，但两者均远低于推荐摄入量，分别为推荐摄入量的 66.1% 和 30.6%。同时发现孕妇维生素 B_2 营养状况比非孕妇差，城乡孕妇维生素 B_2 缺乏率分别由妊娠中期的 11.43%、32.14%上升为妊娠晚期的 31.43%和 56.67%。以上结果表明，孕妇维生素 B_2 营养状况随妊娠期进展而下降；城市孕妇维生素 B_2 营养状况明显好于农村孕妇。

三、临 床 表 现

维生素 B_2 缺乏的症状以口腔和阴囊病变为常见，即所谓"口腔生殖系综合征"。人类维生素 B_2 缺乏病表现为口角炎、舌炎、鼻及睑部脂溢性皮炎；男性有阴囊炎，女性偶见阴唇炎，故有口腔生殖症状群说法。其中最突出的临床症状为阴囊炎，其次为舌炎，唇炎和口角炎没有特异性，另外还有皮肤及眼部症状。

1. 阴囊炎 初发时阴囊瘙痒，夜间尤烈，以后出现皮肤病变，大致分为三种类型。

（1）红斑型：阴囊两侧对称分布片状红斑，大小不等。早期为鲜红色。病程长者为暗红色，其上覆以灰色或白色鳞屑，重者边缘有棕色且粘连的厚痂，略高出皮面，与周围皮肤的界线非常鲜明。

（2）丘疹型：红色扁平丘疹略高出阴囊皮肤，米粒至黄豆大，不对称地分布于阴囊两侧，数目由数个至 20 个不等，其上覆盖干燥而粘连的厚痂或白色鳞屑。少数表现为苔藓样皮肤病变。

（3）湿疹型：其症状与一般湿疹无法区别，有脱屑、结痂、浸润、变厚等变化，重者有渗液、糜烂、裂隙或化脓，边缘为弥漫性或局限性，触之硬度似橡皮，损害范围可波及阴茎及会阴，妇女可有会阴瘙痒、阴唇皮炎和白带过多等表现。

2. 口腔症状 不易与其他 B 族维生素缺乏鉴别。

（1）口角炎：口角有糜烂、红肿、裂隙和湿白斑，多为双侧对称。因裂隙而感张口疼痛，重者出血。还常有结痂和小脓疱形成。

（2）唇炎：早期唇黏膜为红肿，纵裂纹加深，后则干燥、皲裂及色素沉着，主要见于下唇。有的唇内口腔黏膜有潜在性溃疡，可感疼痛。

（3）舌炎：病初舌色紫红、舌裂、舌乳头肥大，继之有不规则侵蚀，常见于两侧舌缘，此时舌有疼痛与烧灼感，还可见红斑和舌乳头萎缩。典型者舌呈紫红色或红紫色相间，出现中央红斑，边缘界线清楚如地图样变化，即为地图舌。若累及咽部黏膜，则有咽痛、咽部充血水肿。重者伴有咽喉炎及上腭炎，声音嘶哑及吞咽困难。

3. 脂溢性皮炎 维生素 B_2 缺乏时，皮肤可表现为脂溢性皮炎，好发于皮脂腺分泌旺盛部位，如鼻唇沟、下颌、眉间、面颊、胸部及身体各皱褶处（如耳后、眼外眦、乳房下方、腋下及腹股沟等处）。初期有皮脂增多，皮肤有轻度红斑，上有脂状黄色鳞片，多见于鼻唇沟、耳后及眼外眦等处。在黄色鳞片后有丝状赘疣或裂纹发生。

4. 眼部症状 球结膜充血，角膜周围血管形成并侵入角膜。角膜与结膜相连处有时发生水疱。严重时角膜混浊，下部有溃疡，眼睑边缘糜烂。患者可有视物模糊、畏光、流泪、视力疲劳、角膜充血及血管增生等症状。维生素 B_2 和视黄醇一起参与光感作用，维生素 B_2 缺乏可使视觉分析器对光敏感度下降，暗适应能力下降。所谓"雪盲"是因眼睛在日光下被积雪反光刺激而产生的角膜与球结膜炎性疾病，与维生素 B_2 缺乏有相同症状，但程度更为剧烈，可用维生素 B_2 治疗。

5. 贫血 维生素 B_2 缺乏常干扰铁在体内的吸收、储存及动员，导致铁含量下降，严重时可造成缺铁性贫血。曾有口服半乳糖黄素（维生素 B_2 拮抗剂）造成贫血的案例，但服用维生素 B_2 后症状很快消失。

6. 神经症状 在四肢表现有周围神经症状，如感觉过敏、发冷、疼痛及对触觉、温度、振动与位置不敏感。

很多维生素 B_2 缺乏的损害可用毛细血管病变来解释，即由于代谢紊乱、组织缺氧、毛细血管扩张和失去弹性，逐渐引起病理性改变。角膜缘血管丛增生并伸入血管，由浅层扩展至深层，引起角膜一系列病变。阴囊皮炎的病变是由于上皮角质层角化，而真皮乳头层有毛细管扩张。

四、诊　断

维生素 B_2 缺乏病由于常与其他维生素缺乏并存，因此，临床诊断比较困难，而且唇炎、舌炎、口角炎和皮肤病变均无特异性；角膜血管增生虽是一项较好的诊断指标，但若与沙眼共存，常不易诊断，详细了解饮食史有助于诊断。维生素 B_2 营养状况除了采用膳食调查的方法计算维生素 B_2 摄入量及体格检查维生素 B_2 缺乏表现外，主要采用一些生化指标进行评价。由于尿中黄素类物质排出量受体内维生素 B_2 营养状况的影响，因此，可通过测定空腹尿、随机尿、24 小时尿或负荷尿中黄素物质含量来评价机体的维生素 B_2 营养状况；由于 FAD 是谷胱甘肽还原酶的辅酶，也可采用红细胞谷胱甘肽还原酶活性系数来评价维生素 B_2 营养状况。近年来的研究发现，血清游离维生素 B_2 浓度也是反映机体维生素 B_2 营养状况的一个灵敏指标。

1. 红细胞或全血谷胱甘肽还原酶活性系数 红细胞或全血谷胱甘肽还原酶活性系数（erythrocyte or blood glutathione reductase activity coefficient，EGRAC 或 BGRAC）是评价维生素 B_2 营养状况较灵敏的功能性指标，其优点是灵敏、快捷，只需微量血液。通过加入或不加入 FAD 来检测红细胞谷胱甘肽还原酶活性，计算活性系数。一般活性系数<1.2为正常，1.2～1.4 为不足，活性系数>1.4 为缺乏；国内顾景范等建立了采用 BGRAC 来评价维生素 B_2 营养状况的方法。EGRAC 或 BGRAC 不能应用于患有葡萄糖-6-磷酸脱氢酶遗传缺陷人体的维生素 B_2 营养状况评价，原因是在此病理状况下，红细胞对 FAD 的需要显著增加。

2. 尿中黄素类物质排出量 通过测定空腹尿、随机尿、24 小时尿或负荷尿中黄素物质含量，可评价机体的维生素 B_2 营养状况。由于尿中维生素 B_2 代谢产物约占黄素类物质总量的 1/3，采用一般的荧光法测定所得结果的准确性尚存在一定问题；采用高效液相分离的方法可以精确地测定尿中维生素 B_2 的实际排出量。我国常采用口服 5mg 维生素 B_2 后，测定 4 小时负荷尿中维生素 B_2 排出量来评价维生素 B_2 营养状况，大于 1300μg 为充裕，800～1300μg 为正常，400～800μg 不足，小于 400μg 为缺乏。

3. 红细胞维生素 B_2 类物质含量 通过饮食摄入的维生素 B_2 量与红细胞中维生素 B_2 含量密切相关。故测定红细胞中维生素 B_2 含量能较为可靠地评价机体维生素 B_2 营养状况，但测定方法比较烦琐。红细胞中维生素 B_2 辅酶约占黄素类物质总量的 90% 以上，因此，通过水解后采用荧光比色或微生物生长试验测定红细胞维生素 B_2 含量可以反映体内维生素 B_2 的储存情况。目前认为红细胞维生素 B_2 含量＞400nmol/L 或 150μg/L 为正常，维生素 B_2 含量＜270nmol/L 或 100μg/L 为缺乏。

4. 血清游离维生素 B_2 浓度 可反映机体维生素 B_2 营养状况的变化。根据有关研究结果，我国男性成年人正常血清游离维生素 B_2 为 10～30nmol/L，小于 10nmol/L 则提示有维生素 B_2 营养不良情况发生。

五、治 疗

1. 膳食补充 因维生素 B_2 需要量与能量摄入有关，平均每摄入 1000kcal 需摄入 0.6mg 维生素 B_2，维生素 B_2 缺乏病患者需改进饮食搭配，多吃动物肝、肾、肉类和乳制品等。

2. 临床补充治疗 用维生素 B_2 片治疗效果显著。每天 10mg，分 2 次口服，直至症状消失；也可在前三天每天 15mg，分 3 次口服，之后每天 5mg 作为维持量。治疗的同时应服用酵母片或复合 B 族维生素。必须注意改善饮食，以巩固疗效，预防复发。不能口服者可用肌内注射，每天 5～10mg。阴囊炎可视具体情况对症处理，干燥者涂以保护性软膏，渗液糜烂者用 1% 硼酸溶液湿敷，感染化脓者给予抗生素治疗。通常阴囊炎多在 1 周内痊愈，口腔症状则需要 2～3 周方可消失。

因维生素 B_2 是水溶性维生素，在体内不易储存，故必须注意在选用富含维生素 B_2 的食物时避免烹调损失，才能预防其缺乏。应用强化食品进行人群预防也可收到较好效果。酱油作为载体来强化维生素 B_2 更易让人群接受。

六、预 防 措 施

（一）维生素 B_2 的主要食物来源

维生素 B_2 广泛存在于自然界，几乎所有动植物的细胞中都含有维生素 B_2，而且植物、细菌、真菌等都可合成维生素 B_2。奶、全蛋、鱼卵、阔叶绿色蔬菜及动物的心、肝、肾中维生素 B_2 含量丰富，是良好的来源。其次为鱼、瘦肉、家禽、谷类和豆类植物。水果也含有一定数量的维生素 B_2。因此，人体所需要的维生素 B_2 完全可以从膳食中获得。常见食物中维生素 B_2 含量见表3-8。

表 3-8　常见食物中维生素 B_2 含量[mg/（100g 可食部）]

食物	含量	食物	含量
猪肝	2.08	梨	0.06
麸皮	0.30	海虾	0.05
鸡蛋	0.27	大白菜	0.05
黄豆	0.20	馒头	0.05
核桃	0.14	挂面	0.04
牛肉	0.14	茄子	0.04
牛奶	0.14	土豆	0.04
花生仁	0.13	柑橘	0.04
菠菜	0.11	米饭（蒸）	0.03
油菜	0.11	豆腐	0.03
猪肉（瘦）	0.10	黄瓜	0.03
鲫鱼	0.09	胡萝卜	0.03
粳米（标一）	0.08	番茄	0.03
小麦粉（标准）	0.08	甜椒	0.03
豆角	0.07	桃	0.03
籼米（标一）	0.06	西瓜	0.03
小麦粉（富强粉）	0.06	苹果	0.02

资料来源：《中国居民膳食营养素参考摄入量》（2013 版）.

（二）预防措施

多食富含维生素 B_2 食物是预防其缺乏的根本途径。在美国，维生素 B_2 最主要来源是蛋类、奶及奶制品（如干乳酪），肉和肉制品，包括禽类、鱼类。在发展中国家，植物性食物提供了大部分维生素 B_2。绿色蔬菜是非常好的维生素 B_2 来源。绿叶蔬菜中维生素 B_2 含量比根茎类和瓜茄类蔬菜高。天然谷类食品维生素 B_2 含量比较低，但强化和添加维生素 B_2 的谷物食品使其含量明显增加。豆类维生素 B_2 含量也很丰富。野菜含有大量维生素 B_2，必要时可用作补充维生素 B_2 来源，但要确定无毒者方可食用。边防战士或野外工作者可利用维生素制剂来补充维生素 B_2。我国也曾采用长效维生素 B_2 油注射液预防其缺乏。

另外，对于集体食堂工作人员应加强营养知识学习，合理调配饮食，提高烹调技术，改进烹调方法，减少烹调中维生素损失，充分利用蔬菜、动物肝、肾和蛋类等食物，以预防维生素 B_2 缺乏及其他营养素缺乏。对于孕妇、乳母及学龄前儿童应及时给予特殊饮食，适当增加动物性食品，注意主、副食多样化搭配及掌握科学烹调方法，以提高维生素 B_2 及其他营养素摄入量，使体内储存维生素 B_2 及其他营养素含量及时得到补充，降低维生素 B_2 缺乏和贫血的发生率，促进机体生长发育。

（殷建忠　徐　芳）

第六节 烟酸缺乏病

一、概　述

癞皮病（leprosy disease，pellagra）是由烟酸或色氨酸缺乏导致的营养性疾病。烟酸又名抗癞皮病因子、维生素 PP、尼克酸、维生素 B_3 等。烟酰胺（nicotinamide）亦称尼克酰胺，在体内由烟酸转变形成。1911 年首次从天然物质中分离出菸碱氧化产物，1913 年，Funk 等在寻找抗脚气病因素的过程中，从酵母与米糠中提取出此种维生素，但其作用一直不清。

色氨酸是人体必需的氨基酸，机体无法合成，必须每日经膳食摄取。在机体所需的 20 种氨基酸中其是结构最为复杂的氨基酸之一。色氨酸在生物体内具有多种代谢途径，是诸多物质的前体，烟酸即为其中之一。动物类食品多富含色氨酸，如每日经膳食获得 60g 优质蛋白质，一般可得到 600mg 色氨酸。在体内维生素 B_1、维生素 B_2 及维生素 B_6 存在时，每 60mg 色氨酸可生成 1mg 烟酸。食物来源丰富、品种多样、无偏食习惯、无疾病者一般不会发生烟酸缺乏。但在以玉米为主食的地区，若同时动物类蛋白缺乏则易发生癞皮病，甚至引起该病的流行。儿童如有偏食习惯、拒食肉类、食品单一等易导致烟酸摄入不足而发病。妊娠期、哺乳期妇女烟酸需要量增多，如食物的质与量不能满足生理需要时也可发病。

二、流 行 病 学

1735 年，西班牙科学家 Casal 首次描述癞皮病，称其为"红病"，并确定为一种营养性疾病。主要发生在以玉米为主食的地区，尤其在山区或主食匮乏地区。1771 年意大利 Frapolli 医生首次将该病命名为"癞皮病"并描述该病的主要症状为皮肤改变。之后的一系列研究指出，补充蛋白质尤其是富含色氨酸的蛋白质可预防或治疗癞皮病。19 世纪初，该病十分猖獗，主要流行于现在的西班牙、意大利、法国、捷克、罗马尼亚、保加利亚与乌克兰等地；非洲流行趋势更明显，尤其在埃及。1881 年意大利人口为 1650 万人，其中发病者近 10 万；1883 年意大利有 5%的居民受该病侵袭。1897 年，南部非洲牛瘟疫流行，造成大量牲畜死亡，此前，牛奶尤其酸奶制品是当地土著居民班图族膳食的主要食材，因牲畜大量死亡导致牛奶缺乏，断奶幼儿只得改用玉米糊喂养，肉类供应减少，致使班图族儿童及成人出现癞皮病。

1913 年前后，癞皮病在美国南部流行，每年有 20 多万人罹患癞皮病，近万人死于该病，其中绝大多数是以玉米为主食的贫困人口。Goldberger 等学者经过大量研究发现，癞皮病并非感染或毒素中毒，而是由于膳食中缺乏某种营养素所致。1937 年，Elvehjem 从肝脏中分离出烟酸并用其治疗犬的黑舌病（癞皮病），不久证明它同样可防治人的癞皮病。后经过近 10 年的研究，1945 年，Goldsmith 与 Horwitt 证实色氨酸可在体内转化为烟酸。在此过程中，在体内发挥作用的并非烟酸本身，而是其氨基化合物烟酰胺或尼克酰胺，因此提出色氨酸是 NAD 或 NADP 的辅酶（烟碱的代谢前体）。

在我国新疆少数民族地区曾因以玉米为主食而导致癞皮病流行。1959 年，全国营养调查时发现，新疆南部少数民族地区有原发性癞皮病流行，分布范围很广，严重影响当地人民的健康。喀什、和田地区的 20 多个县、市发现癞皮病,一些农村发病率高达 40%～50%,严重影响当地群众的生产、生活和健康。为查明癞皮病的确切原因及严重程度,经多次调查发现:本病的流行有明显的季节性,以冬、春季发病最多且反复发病。进一步调查了解到,南疆地区冬、春季多以单一玉米为主食,很少搭配细粮,不吃或极少吃蔬菜、水果。为了控制癞皮病的流行,提高群众的生活水平,政府和广大营养工作者采取了一系列措施,当时仅新疆地区每年春天约有 3800 名营养专业、医务工作者深入癞皮病病区进行预防和治疗工作。

随着生活水平的提高,人群不再依靠玉米作为主食,除某些酗酒者尚有癞皮病发生外,此病的实际发生率已经极低。印度以玉米、高粱为主食的地区仍存在本病;非洲南部的部分地区,春、夏季节此病有小范围的流行,可能与使用机器加工玉米致使其中所含的色氨酸与烟酸减少有关。对曾发生过癞皮病的患者进行膳食分析表明,许多人摄入烟酸当量已超过 RDA,但维生素 B_2 的摄取量偏低,而色氨酸转化为烟酸途径中所需的其他微量营养素的缺乏也可能与癞皮病的发生有关。因此,引发癞皮病的原因是多方面的。

三、临 床 表 现

膳食中的烟酸经消化后由小肠吸收并以烟酸的形式经门静脉进入肝脏,在肝内转化成辅酶 I(NAD)、辅酶 II(NADP),在肝内未经代谢的烟酸与烟酸胺随血液进入其他组织,进而形成含有烟酸的辅酶,肾脏能直接将烟酸胺转变为辅酶 I。

烟酸的主要生理功效为维护消化系统健康,促进血液循环,维持血压,减轻梅尼埃病(Ménière disease)不适症状,提高食物利用率,治疗口腔、嘴唇等部位炎症,维护皮肤完整性,减轻腹泻现象等。

癞皮病可发生于任何年龄,具有季节性,常在春季、夏初发作,可能与冬季食品种类单调,食物中缺乏烟酸而春季突然阳光暴晒有关。此病起病缓慢,常有非特异性的前驱症状,早期表现为食欲缺乏,腹泻或便秘,体重下降,疲劳乏力,口腔有烧灼感,记忆力减退,困倦、眩晕及失眠,四肢有烧灼及麻木感及精神、情绪等改变,此后,逐渐出现各系统的改变。此病主要累及皮肤、胃肠道、中枢神经系统等,如不及时治疗,会出现因烟酸缺乏导致的"三 D"症状,即皮炎(dermatitis)、腹泻(diarrhea)、痴呆(dementia)。

(一)皮肤损害

本病典型症状常见于肢体暴露部位,如手背、手腕、前臂、面部、颈周、胸上部、足背、腘部、外伤淤血部位及衣服紧窄等部位出现对称性皮炎;其次发生在肢体受摩擦部位,如肘部、膝盖部等处。表现为鲜红色或紫红色,呈对称性肿胀的斑片,形态酷似晒斑,自觉灼热、肿胀、轻度瘙痒。重症者红斑上可发生浆液性大疱、糜烂、结痂,从而继发感染,之后皮损变为暗红色、棕红色,肿胀逐渐减轻,脱屑变成粗癞,留有色素沉着。皮肤对光敏感,皮损夏重冬轻,可反复发作,因皮肤增厚、粗癞而有"癞皮病"之称。皮损可发生在面部与颈部,在颈部,呈现出项链状分布。在口、舌、食管、胃、肠及阴道黏膜都呈现出与皮肤相类似的改变,可发生萎缩、发炎与小溃疡。典型改变见于肠道,可有无数小溃疡,上有纤维蛋白覆盖,肝脂肪变。慢性病例皮肤呈粗糙、增厚、干燥、脱屑现象,色素沉着很深。皮肤受损部位与周围皮肤界线清楚,边缘略高起。病变有时可侵犯阴囊及肛门周围皮肤。

（二）消化道症状

主要表现为舌炎、口腔炎，舌头有特征性的肿胀、疼痛、舌边缘充血；其后全舌、口腔黏膜、咽喉及食管均呈"牛肉红色"，并对热、咸、酸性的食物特别敏感。舌味蕾上皮细胞脱落，以致舌外观有杨梅般改变并伴有刺痛。口腔黏膜和舌部出现溃疡，可发生感染，部分患者有严重的呕吐。

腹泻是本病的典型症状，早期多便秘，其后由于消化腺体萎缩及肠炎的发生常有腹泻，次数不等。大便呈水样或糊状，量多有恶臭，偶带血，如病变累及肛门时有里急后重症状。腹泻症状并非每例都有。由于胃肠道黏膜受累、盐酸分泌减少，发病早期即出现胃炎、腹痛，并相继出现吞咽困难、恶心、呕吐、心前区烧灼感等症状，但非一定发生。非感染性炎症引起胃肠黏膜萎缩，常有腹泻，量多而有恶臭，也可有出血。

（三）精神神经症状

初期很少出现，至皮肤和消化系统症状明显时出现。

早期身体多个部位皮肤有烧灼感、麻木及疼痛并常有头晕、头痛、失眠、紧张、惶恐不安。轻症患者也有全身乏力，烦躁、抑郁、健忘及失眠等；并可出现下肢无力、四肢麻木、舌及四肢震颤；腱反射最初增强，以后低下或消失。周围神经症状可呈特殊的手套或袜子型感觉减退；腓肠肌压痛，甚至可有小腿肌肉萎缩。慢性病例常有周围神经炎症状，如四肢异常等表现。重症者可有疲倦、精神错乱、忧郁、失眠、淡漠或谵妄、定向力丧失，并可有幻视、幻听、躁狂甚至痴呆等。重症患者若不及时治疗可导致智力发育障碍。

晚期除精神症状外，尚可出现四肢瘫痪及下肢疼痛等周围神经炎，偶见有脊髓炎。患者感觉系统也会改变，出现畏光、怕色，对噪声特别难以忍受等。味觉异常甚至引起恶心、呕吐，这些改变可能与脑的生物化学损害有关。有严重神经精神症状者，预后不良。诊断、治疗不及时患者可继发感染死亡。曾有报道，有以精神症状为首发症状的烟酸缺乏病患者，初感头晕、头痛，发呆，语无伦次，惊恐不安，自疑糖尿病企图自杀，以"抑郁症"给予药物治疗无效；随后，患者逐渐出现颜面、颈项、双手背、腕部、双脚及小腿下 1/3 伸侧出现皮疹，为大片状紫红色或棕红褐色斑，稍高出皮面，边界清楚，周边有红色晕轮，上有大小不等张力性水疱等皮肤表现，精神症状加重的同时出现消化道症状，经烟酸治疗后症状消失。中枢神经系统也有非特异性变性。癞皮病患者胃酸缺乏，因合成 5-羟色胺减少可能出现抑郁症状，严重者的病理解剖可见大脑皮质锥体细胞变性及脊柱神经纤维黏膜变性。

（四）其他

烟酸缺乏的女性常出现闭经表现，一半以上烟酸严重缺乏的患者常伴有巨幼细胞贫血。

四、诊 断

（一）诊断

在癞皮病的诊断中，除临床表现外，膳食史尤为重要，而测定尿中烟酸及其衍生物的排出量也极有帮助。

1. 尿中 2-吡啶酮/N-甲基烟酰胺（NMN）值　正常人尿中烟酸的代谢产物 NMN 占 20%～30%，2-吡啶酮占 40%～60%。当烟酸摄入不足时，2-吡啶酮在烟酸缺乏病出现之前就已消失，故其与 NMN 的比值可反映机体的营养状态。一般认为此比值在 1.3～4.0 为正常，小于 1.3 为潜在缺乏。此指标受蛋白质摄入水平的影响较大，对边缘性烟酸缺乏不敏感。

2. 4 小时尿负荷试验　我国多采用尿负荷试验或任意一次尿 NMN/肌酐值作为评价指标。给予受试者口服 50mg 烟酸，收集 4 小时尿液，测定 NMN 排出量，排出量<2.0mg/4h 为缺乏，2.0～2.9mg/4h 为不足，3.0～3.9mg/4h 为正常。一次尿中 NMN 与肌酐比值<0.5 者为缺乏，0.5～1.59 为不足，1.6～4.2 为正常，>4.3 为充足。

3. 尿中 NMN 值　正常值为 31.9～50.4mmol/24h；当尿中 NMN 值为 5.8～17.5mmol/24h 时诊断为不足；小于 5.8mmol/24h 为缺乏。

4. 标准膳食试验　清晨患者排空尿液后进食标准膳食，其中含有 10mg 烟酸和 100mg 色氨酸，收集 24 小时尿液，测定其中 NMN 与 α-吡啶酮-NMN。正常人两种代谢物量为 7.0～37.0mg，α-吡啶酮-NMN+NMN 排出量<3.0mg/24h 为缺乏。

5. 红细胞辅酶Ⅰ/辅酶Ⅱ值　红细胞中烟酸有相当量是以辅酶Ⅰ（NAD）形式存在的，因此，红细胞辅酶Ⅰ/辅酶Ⅱ值可作为烟酸缺乏的灵敏指标。红细胞辅酶Ⅰ/辅酶Ⅱ值小于 1.0 时提示有烟酸缺乏的危险。

（二）鉴别诊断

1. 癞皮病样综合征　有人描述为膳食中不缺乏烟酸的癞皮病样综合征。癞皮病样综合征是由于色氨酸转化为烟酸减少所致，一系列影响色氨酸氧化过程的疾病及抑制一种或多种该氧化过程中的酶类等因素均可造成，即使摄入足够的色氨酸，也可因色氨酸代谢受损而导致癞皮病。这种情况下，补充烟酰胺有效。

2. 类癌综合征　有时癞皮病与类癌症状同时出现。正常情况下，每日摄入的色氨酸大约 1% 在中枢神经系统及肠道通过 5-羟色胺途径被代谢，色氨酸容易水解为 5-羟-色氨酸和 5-羟色胺，剩余部分通过犬尿氨酸被氧化并参与 NAD 的合成。类癌是胃肠道上皮细胞的一种肿瘤，它将色氨酸转变为 5-羟色胺。当肿瘤转移（肝脏）导致类癌综合征。在这些病例中，每日摄入的色氨酸约 60%通过 5-羟色胺途径被代谢。结果出现由犬尿氨酸氧化代谢的比例减少，从而导致由色氨酸合成的 NAD 减少，许多患者继发癞皮病。

3. 色氨酸代谢异常　色氨酸氧化途径中酶的先天性代谢异常机制已十分明了，如类癌综合征是由于色氨酸转变为 5-羟色胺障碍；哈特纳普病（Hartnup disease），一种常染色体隐性遗传病，是由于色氨酸吸收异常所致；色氨酸尿症是由于色氨酸二氧合酶缺乏；黄尿酸尿症是由于犬尿氨酸酶缺乏；犬尿氨酸尿症是由于犬尿氨酸羟化酶缺乏；遗传性致死性癞皮病是因甲基吡啶羟化酶升高。异烟肼治疗、使用多巴脱羧酶抑制剂可导致犬尿氨酸酶被抑制，所有这些疾病均可导致癞皮病的发生。癞皮病是哈特纳普病的表观特征，是先天性代谢性疾病，可导致运输大分子中性氨基酸的膜蛋白异常。然而，这种变异蛋白质可影响色氨酸由胃肠道吸收，降低色氨酸从尿中的重吸收，从而导致从食物中吸收的色氨酸减少及其从尿中丢失增多引起癞皮病。

4. 蔬菜日光皮炎　发病急，皮损呈弥漫性红斑和水肿，有瘀点、瘀斑和血疱，自觉麻木疼痛。有大量进食易致光敏的蔬菜及日光照射史，多见于春季。无皮肤肥厚、粗糙及萎缩，无腹泻及精神症状。

5. 迟发性皮肤卟啉症 有长期饮酒及服用化学物质如避孕药、氯喹及接触六氯苯史，有慢性肝病、多毛、色素沉着、肝大等症状，无消化道及神经精神症状。

五、治 疗

烟酸或烟酰胺是治疗癞皮病中出现的舌炎、皮炎、消化道症状与智力症状的特效药。患癞皮病时，外周神经炎和眼睛的症状通常分别对维生素 B_1 与维生素 B_2 反应更好。烟酰胺还曾用于治疗某些消化道疾病和各种原因引起的口腔炎和舌炎。用于预防时，日用量最高为 30mg。在治疗严重癞皮病时，日用量可高达每日 500mg。对严重腹泻与痴呆者应进行抢救，迅速纠正水电解质紊乱，每日服用烟酰胺 2～3 次，每次 200mg，直至急性症状消失并恢复正常饮食为止。

常规治疗膳食应以高能量、高蛋白及新鲜蔬菜和富含烟酸的食物为宜；可选用优质蛋白质，如豆制品、蛋类、奶类、肉类等。开始时应少量多餐，适当控制纤维素以防腹泻复发。精神状态不佳，口舌疼痛均可影响进食，故治疗膳食要针对患者的具体情况逐步以流质、软食过渡到正常膳食。同时补充适量维生素 B_1、维生素 B_2、维生素 B_6、复合维生素 B 及酵母等。

除烟酸与色氨酸以外，其他营养素的营养状况也可影响癞皮病的治疗。此外，许多非营养因素如日光照射、局部摩擦、重度劳动及某些药物均可促进癞皮病发生，因此需考虑上述因素在治疗中起的作用。

尽管本病的主要症状可用烟酸治疗，但某些症状与体征单纯采用烟酸并不能有效治愈。因此，有人将癞皮病定义为以烟酸与色氨酸缺乏为主的多种营养素缺乏病。治疗有时需同时使用叶酸、维生素 B_2、维生素 B_1 或维生素 B_{12} 混合治疗。有研究发现，癞皮病患者中约有半数并发维生素 B_1 缺乏，约 70%伴有维生素 B_2 缺乏，说明上述维生素间关系密切。能量消耗的大小对癞皮病的发生也有一定的影响，这是由于代谢需要辅酶Ⅰ（NAD）、辅酶Ⅱ（NADP）的参与。在色氨酸转变为烟酸的过程中，需要吡哆醇-磷酸及黄素腺嘌呤二核苷酸（FAD）及铁质的存在，当机体维生素 B_2、吡哆醇及铁缺乏时，都会影响色氨酸转变为烟酸从而引起癞皮病。因此，治疗此症时应注意多种维生素合理使用。

日光暴晒可促使本病发生，研究认为是由于患者体内卟啉及类似物增加，引起光敏而诱发本病。此外，酗酒、慢性消耗性疾病、重体力劳动、长期服用抗结核药等均不利于本病治疗。

膳食中亮氨酸含量过高也可诱发癞皮病。高粱中蛋白质较其他食品蛋白富含亮氨酸，当饮食中高粱摄入较多而缺乏烟酸或色氨酸时会诱发癞皮病。研究认为，亮氨酸能抑制犬尿氨酸酶导致色氨酸氧化代谢速率降低，从而使 NAD 形成减少，进一步抑制色氨酸氧化代谢与 NAD 形成；此外亮氨酸能竞争性抑制色氨酸吸收。

许多真菌毒素可导致 DNA 损伤并能激活二磷酸腺苷（ADP）多聚酶参与 DNA 修复。这种酶利用 NAD 作为 ADP 核糖的来源并释放烟酰胺并被重新用来合成 NAD。这意味着由 ADP-核糖多聚酶释放的过多的尼克酰胺不能合成 NAD，长期暴露于这些真菌毒素下可引起体内烟酰胺消耗，当膳食中色氨酸或烟酸轻度缺乏时，即易引起癞皮病。因此，有学者认为真菌毒素也能影响癞皮病治疗。

20 世纪上半叶,美国南部妇女的癞皮病发病率较男性高出近 2 倍。月经初潮与绝经期女性发病率高于同龄男性,提示雌、孕激素对癞皮病的发生有影响。尽管在体外没有发现孕激素及其共轭化合物对犬尿氨羟化酶的作用,但体内雌激素代谢产物能竞争性抑制犬尿氨酸羟化酶,服用孕激素会降低犬尿氨酸羟化酶的活性。当摄入烟酸不足及色氨酸轻度缺乏时,女性易出现癞皮病。

对皮肤症状可外用保护剂;口腔炎、阴道炎等结膜损害可进行对症处理。

六、预 防 措 施

(一)合理调配膳食,改善营养状况是预防本病的关键

烟酸需要量一般为每日 12~15mg NE(烟酸当量),孕妇每日增加 3mg NE,摄食 100g 肝或 300g 肉即可满足需要。2013 年中国营养学会推荐我国居民烟酸 RNI:成年男性为 15mg NE/d、女性为 12mg NE/d,可耐受最高摄入量(tolerable upper intake levels,UL)为 35mg NE/d。

富含烟酸的食品主要是动物性食物,肝、肾、牛肉、猪肉、禽肉、鱼类、花生、麦麸、面粉、米糠、小米及坚果类中含量较高;含量中等的有豆类、坚果类、大米、小麦等;而蔬菜、水果、蛋、奶中含量偏低;乳、蛋中含量虽不高,但色氨酸较多可转化为烟酸。谷类中的烟酸 80%~90%存在于种子皮中,受加工影响较大。

(二)合理加工,提高食品中烟酸的利用率

玉米中的烟酸是结合型的,含量甚至高于小麦粉,但以玉米为主食的人群容易发生癞皮病,只有用碱处理玉米,将结合型烟酸水解成游离型烟酸后方能被机体利用。有些地区的居民,虽然长期大量食用玉米,但由于玉米已经过碱处理,因而并不会罹患癞皮病。我国新疆地区曾用碳酸氢钠(小苏打)处理玉米以预防癞皮病,收到良好的预防效果。研究发现,在玉米中加入 0.6%、0.8%、1%的碳酸氢钠,烹调后玉米中游离烟酸分别占总烟酸的 64%、82%与 93%,可见玉米适当加碱食用可提高游离烟酸含量;但加碱达 1%时碱味太重,口感下降不宜食用,故加碱量以 0.6%~0.8% 为宜。如此处理对玉米所含的维生素 B_1、维生素 B_2 也无明显影响。

(三)改良玉米品种也是预防癞皮病的有效措施之一

20 世纪 70 年代末至 80 年代初,部分科研院所对新疆地区开展'Opaque-2'玉米育种和杂交,测定其中色氨酸含量比普通玉米高出 1~2 倍,游离烟酸高出 2~3 倍,且其中蛋白质、色氨酸与赖氨酸的含量也高于普通玉米。食用该新型玉米对预防以玉米为主食地区癞皮病的发生有重要意义。

(四)抗结核药物

异烟肼(雷米封)对烟酸有拮抗作用,长期服用异烟肼时应注意补充烟酸以预防癞皮病发生。

(余 清)

第七节　维生素 B_6 缺乏病

一、概　　述

维生素 B_6 包括三种天然存在形式，即吡哆醇、吡哆醛和吡哆胺，维生素 B_6 的各种化合物均易溶于水。吡哆醇、吡哆醛与吡哆胺在酸性介质中对热较稳定，在碱性介质中对热不稳定；在溶液中，各种形式的维生素 B_6 对光均较敏感，但降解程度不同，主要取决于溶液 pH，中性环境中易被光破坏。维生素 B_6 的代谢终产物 4-吡哆酸主要以内酯形式存在，最常见的市售维生素 B_6 形式是盐酸吡哆醇。

维生素 B_6 以其活性形式磷酸吡哆醛（pyridoxal 5-phosphate monohydrate，PLP）作为诸多酶的辅酶，维生素 B_6 除参与神经递质、糖原、神经鞘磷脂、血红素、类固醇与核酸代谢外，还参与所有氨基酸代谢。维生素 B_6 与一碳单位、维生素 B_{12} 及叶酸盐代谢有关。当一碳单位代谢障碍时可造成巨幼细胞贫血。PLP 作为丝氨酸甲基转氨酶的辅酶，通过转移丝氨酸侧链到受体叶酸盐中参与一碳单位代谢。维生素 B_6 还参与免疫功能，维生素 B_6 缺乏时动物的细胞免疫反应受损。通过对青年与老人的研究发现，维生素 B_6 营养状况对免疫反应有不同影响，给老年人群补充足量的维生素 B_6 有利于淋巴细胞的增殖。维生素 B_6 还与神经系统有关，许多需要 PLP 参与的酶促反应均使神经递质水平升高，包括 5-羟色氨、牛磺酸、多巴胺、去甲肾上腺素、组胺与 γ-氨基丁酸。近年研究证明，维生素 B_6 与维生素 B_2 的关系十分密切，维生素 B_6 缺乏时常伴有维生素 B_2 缺乏。

二、流　行　病　学

20 世纪 50 年代初，婴儿乳制品在加工过程中经高温处理导致 PLP 大量丢失，喂食这种配方奶的婴儿易出现代谢异常、惊厥与脑电图异常。同样，在进食低维生素 B_6 膳食的成人中也发现脑电图异常。Guilrte 提出维生素 B_6 缺乏时，脑中异常色氨酸代谢物蓄积引起惊厥，上述神经症状可在补充维生素 B_6 后改善。

1934 年，Gyorgy 从酵母中提取了一种有异于维生素 B_1、维生素 B_2 与烟酸的物质，能治愈大鼠中与玉蜀黍红斑相似的特殊性皮炎，被称为维生素 B_6。长期维生素 B_6 摄入不足，可致维生素 B_6 缺乏病（vitamin B_6 deficiency）。同年 Lepkovsky 等 5 个不同实验室的研究人员先后分离出这种维生素的结晶，称为吡哆醇（pyridoxine），并确定为维生素复合物的一部分。1939 年，Stille 确定其结构，随后由 Harri、Folkers 与 Kuhn 等合成。1942 年，Snelle 等在自然产物中发现吡哆醛（pyridoxal，PL）、吡哆胺（pyridoxamine，PM）这两种具有维生素 B_6 活性的物质。故维生素 B_6 实际上包括吡哆醇、吡哆醛和吡哆胺三种衍生物，它们具有相同的生物活性并互相转化，现在人工合成的维生素 B_6 一般以盐酸吡哆醇为主。体内维生素 B_6 主要依靠膳食获取，在体内的主要功能是以辅酶的形式参与多种代谢反应，包括转氨、脱羧、氨基内消旋、色氨酸代谢、不饱和脂肪酸代谢等。由于磷酸吡哆醛是 δ-氨基-γ-酮戊酸（ALA）合成酶的辅酶，故其在血红素的合成过程中起重要作用。

三、临床表现

严重的维生素 B_6 缺乏病已十分罕见，但轻度缺乏者较多见，通常与其他 B 族维生素缺乏同时存在。其缺乏除膳食摄入不足外，某些药物如异烟肼、环丝氨酸等均能与 PLP 形成复合物而诱发维生素 B_6 缺乏。

成人维生素 B_6 缺乏时常感觉疲倦、乏力，皮肤红斑和脂溢性皮炎，皮炎以鼻唇部多见并逐渐发展至面部、前额、耳后、阴囊及会阴等处，乳房处亦可出现。舌炎、口角炎、唇裂等症状与维生素 B_2、烟酸缺乏所致症状相似。有时表现为低色素小细胞性贫血，血清铁蛋白水平升高，常伴有虚弱、紧张易怒、表情呆滞、易激惹、失眠或嗜睡、行走困难、体重下降等。少数患者可出现周围神经病变，感觉及运动功能均可受损。由于尿中尿素、草酸盐排出增多，容易引起肾结石。儿童维生素 B_6 缺乏时，由于氨基酸、蛋白质的代谢异常，婴儿期常表现为生长发育迟缓、神经兴奋性增高、尖声哭叫、肌肉痉挛甚至抽搐，亦可发生末梢神经炎、皮炎、贫血等并易形成肾结石。维生素 B_6 缺乏对幼儿的影响更为明显，6 个月内的婴儿，可因频繁抽搐而导致智力发育迟缓或嗜睡，振动觉及位置觉消失，同时常伴有胃肠道症状。由于抗体形成减少而容易继发感染。此外，当儿童因治疗结核病而长期服用异烟肼时，末梢神经炎的发病率明显高于成年人，皮肤损害亦多见。

由于维生素 B_6 是以辅酶的形式参与氨基酸等的代谢过程，某些疾病虽无维生素 B_6 缺乏的表现，但需要供给大量的维生素 B_6 才能治愈，称为维生素 B_6 依赖综合征（vitamin B_6 dependency syndrome），包括以下几种类型。

1. 维生素 B_6 依赖性惊厥（vitamin B_6 dependence spasm） 本病是常染色体隐性遗传，因维生素 B_6 与谷氨酸脱羧酶结合的受体缺陷，致使 γ-氨基丁酸合成减少。γ-氨基丁酸是中枢神经系统抑制性神经介质，其脑内浓度下降造成惊厥阈降低。患儿一般于生后数小时至 3 个月出现反复惊厥，个别婴儿呈痉挛样发作，抗癫痫药物很难控制发作，静脉注射维生素 B_6 后可在数分钟内控制，但停药 72 小时内易再发作，甚至经多年维生素 B_6 治疗后，一旦停药惊厥仍易复发，故需终生持续治疗。发作缓解期患儿呈软弱、无反应状态，智力发育常迟缓。脑电图呈周期暴发抑制型，经维生素 B_6 注射后，脑电图很快恢复正常，有助于确诊。

2. 维生素 B_6 依赖性贫血（vitamin B_6 dependence anemia） 在血红蛋白合成的第一步反应中，即甘氨酸与琥珀酸结合生成 δ-氨基乙酰丙酸的过程中，5-磷酸吡哆醛为不可缺少的辅酶。维生素 B_6 缺乏时，δ-氨基乙酰丙酸合成酶活力降低，患儿于出生后逐渐出现贫血。其特征为低色素型贫血，骨髓中红细胞系明显增生活跃，骨髓经普鲁士蓝染色可见环状铁粒红细胞（ringed sideroblasts）的比例＞15%。红细胞游离原卟啉降低，血清铁蛋白、血清铁均升高。其中约 20% 的病例在发生铁粒幼细胞性贫血（sideroblastic anemia）的同时出现巨幼细胞贫血。可能与吡哆醇、叶酸均参与丝氨酸-甘氨酸的互相转变有关，当吡哆醇缺乏时导致叶酸消耗过多。患儿在补充大剂量维生素 B_6 治疗后，血红蛋白上升，停药后下降。

3. 胱硫醚尿症（cystathioninuria） 为常染色体隐性遗传性含硫氨基酸代谢病。由于含硫氨基酸代谢过程中胱硫醚酶的先天缺陷或活性减低，使胱硫醚不能分解成为半胱氨酸和丝氨酸，大量胱硫醚随尿排泄，形成胱硫醚尿。维生素 B_6 为胱硫醚酶的辅酶，大剂量维生素 B_6 可使部分患者的胱硫醚酶活性恢复并接近正常，使胱硫醚尿消失。但也有对服

用大剂量维生素 B_6 完全无反应者，服用后胱硫醚尿不消退，此为胱硫醚酶先天缺陷所致。临床上本病无一致的特征性表现，1/3 患者显示智力低下，个别患者有贫血与血小板减少、肾性尿崩症、内耳与外耳畸形伴耳聋、眼睛畸形等，尿中胱硫醚大量排泄为其特点。

4. Ⅰ型高胱氨酸尿症 又称Ⅰ型同型胱氨酸尿症，为常染色体隐性遗传性甲硫氨酸代谢病，是由于代谢过程中胱硫醚合成酶先天性缺陷（活性减低或完全丧失）所致。胱硫醚合成酶依赖维生素 B_6 作为辅助因子，催化高半胱氨酸与丝氨酸结合成为胱硫醚，缺乏该酶则阻断这一结合，使胱硫醚和胱氨酸血清水平减低、高胱氨酸和甲硫氨酸血清水平增高，并随尿排泄增多，形成高胱氨酸尿。临床上最常见的症状为双侧或单侧眼晶状体脱位引起的视力减退（甚至失明），也可见高度近视、青光眼、视神经萎缩、白内障等。骨骼系统可见明显的骨质疏松、脊柱后凸或侧凸，有时可见马凡综合征（Marfan syndrome）样细长指（趾）。动静脉血栓形成并反复发作，幼儿期逐渐显现智力低下并常伴有病态行为，个别可见痉挛发作、病灶性症状和某些精神症状。

5. 维生素 B_6 依赖性支气管哮喘（vitamin B_6 dependence asthma） 部分严重支气管哮喘患儿的尿中肾上腺素排泄减少，可能与维生素 B_6 为多巴胺脱羧酶（催化酪氨酸合成肾上腺素的依赖酶）有关，该酶活性降低可使肾上腺素合成减少。此外，部分哮喘患儿血、痰液中 5-羟色胺浓度升高，哮喘的严重程度与尿排泄色氨酸代谢产物 5-羟基吲哚醋酸相关。进行色氨酸负荷试验时，犬尿烯酸和黄尿烯酸排泄增多，用大剂量维生素 B_6 治疗后，色氨酸负荷试验恢复正常，哮喘发作改善。

四、诊　断

（一）诊断

1. 根据患者的临床表现、饮食习惯、饮食史及服药情况，可做出初步诊断。但由于维生素 B_6 缺乏病的临床表现无特异性，且常与其他 B 族维生素缺乏并存，其所表现的口角炎、唇裂、舌炎等与维生素 B_2、烟酸缺乏所致者很难鉴别，故在给予维生素 B_2、烟酸等治疗无效时，应考虑维生素 B_6 缺乏的可能，试验性治疗可作为诊断依据之一。

2. 24 小时尿中维生素 B_6 含量测定 24 小时尿中维生素 B_6 排出量＞0.5μmol 视为正常，如低于此值可认为体内维生素 B_6 缺乏；或尿中维生素 B_6 与肌酐比值：1～3 岁＜90μg/g 肌酐、4～6 岁＜75μg/g 肌酐、7～9 岁＜50μg/g 肌酐、10～12 岁＜40μg/g 肌酐、13～15 岁＜30μg/g 肌酐、成年人＜20μg/g 肌酐时可认为维生素 B_6 缺乏。

3. 色氨酸负荷试验 维生素 B_6 与色氨酸生成烟酸的反应有关。维生素 B_6 缺乏时，色氨酸的代谢产物及衍生物生成增加，由尿排出体外。其中黄尿酸能较可靠地反映维生素 B_6 的营养状况，可作为了解体内维生素 B_6 营养状况常用指标之一。一般按 0.1g/kg 口服色氨酸，测定 24 小时尿中黄尿酸排出量，计算黄尿酸指数（xanthurenic acid index，XI），即 XI＝24 小时尿中黄尿酸排出量（mg）/色氨酸给予量（mg）。

维生素 B_6 营养正常者 XI 为 0～1.5，维生素 B_6 不足者可大于 12。色氨酸负荷试验中，尿中黄尿酸排出量明显增加且较其他症状出现得早，可作为维生素 B_6 缺乏的早期诊断指标。有专家建议：以口服 2g 色氨酸后 24 小时尿中黄尿酸排出量＜65μmol 作为维生素 B_6 营养状态正常的指标。维生素 B_6 依赖征患者和正常人，此试验呈阴性。

4. 血浆磷酸吡哆醇（PLP）含量 正常情况下血浆 PLP 含量能反映组织中维生素 B_6

的储存量,但反应相对较慢,10日左右方能达到一个新的平衡。正常血浆 PLP 含量在 14.6~72.9nmol/L(3.6~18ng/mL),若低于下限 14.6nmol/L(<3.6ng/mL)可考虑维生素 B$_6$ 不足。由于蛋白质摄入量增加、碱性磷酸酶升高、吸烟及年龄的增长均可导致该指标降低,所以在解释测定结果时应考虑上述因素的影响。

5. 红细胞谷丙转氨酶(EGPT)和(或)红细胞谷草转氨酶(EGOT)活性测定 维生素 B$_6$ 缺乏时,上述酶类的活性下降,故体外试验中,在添加 PLP 后测定 EGPT 和 EGOT 活性,其活性指数分别大于 1.60 和 1.25 时,可考虑维生素 B$_6$ 不足。

(二)鉴别诊断

1. 临床上单纯性维生素 B$_6$ 缺乏常伴有多种 B 族维生素的摄入不足,故当给予维生素 B$_2$、烟酸等治疗无效时,可考虑维生素 B$_6$ 缺乏的可能。

2. 新生儿早期惊厥 根据询问病史、临床表现、实验室检查及维生素 B$_6$ 治疗反应,在排除低血糖、低血钙后,应考虑维生素 B$_6$ 依赖性惊厥。出生几周至 10 个月内发生抽搐者,应用抗惊厥药物不能控制发作并伴有脑电图异常、静脉滴注维生素 B$_6$ 后抽搐得以控制或减轻时,也应考虑维生素 B$_6$ 依赖性惊厥。

3. 儿童维生素 B$_6$ 依赖性惊厥尚需与癫痫鉴别 癫痫是反复的一过性大脑神经元异常放电后的临床发作,特点为一过性、突然性、反复短暂发作;其抽搐的形式为强直、阵挛;抽动时拇指在掌内,应用抗癫痫药可控制发作。

4. 维生素 B$_6$ 依赖性贫血需与缺铁性贫血鉴别 因两者均为低色素性贫血,但依赖吡哆醇治疗有效的贫血为铁粒幼细胞性贫血,其血清铁常升高,伴有转铁蛋白饱和度增高与肠道对铁的吸收增加,患者有铁负荷过多的征象;骨髓、肝脏与其他器官有含铁血黄素沉积,如误给铁剂则可使病情加重。

5. 高胱氨酸尿和胱硫醚尿等含硫氨基酸代谢障碍的患儿,可进行有关代谢酶活性的检测以确诊。

五、治 疗

1. 供给富含维生素 B$_6$ 的食物 一般来讲,凡含 B 族维生素的食物几乎均含维生素 B$_6$,植物性食物来源的维生素 B$_6$ 主要存在形式是吡哆醇和吡哆胺及其磷酸化形式;而动物组织中维生素 B$_6$ 的主要存在形式是吡哆醛及其磷酸化形式的 5-磷酸吡哆醛和 5-磷酸吡哆胺。酵母、葵籽仁、米糠、麦麸、花生、大豆、糙米、鱼类、瘦肉、肝脏、家禽等均为维生素 B$_6$ 的良好膳食来源。中国营养学会(2016 年)对维生素 B$_6$ 的推荐摄入量(RNI)无论男女均为 1.4mg/d,孕妇为 2.2mg/d、乳母均为 1.7mg/d。

2. 由于食物摄入不足所致的患者,每日建议给予维生素 B$_6$ 10mg,妊娠及哺乳期的患者可给予 10~20mg。对于长期口服避孕药或异烟肼、环丝氨酸、青霉胺等对维生素 B$_6$ 有拮抗作用的药物,为防止维生素 B$_6$ 缺乏,应注意补充。

3. 维生素 B$_6$ 依赖综合征的治疗 需用较大剂量的维生素 B$_6$,每日需 300~500mg。

六、预 防 措 施

为预防维生素 B$_6$ 的缺乏,首先应注意饮食平衡,食物应多样化;在食品加工过程中避免高压加热，饮用牛奶时不要反复煮沸以免维生素 B_6 破坏。食用高蛋白质、低碳水化合物饮食时，应注意增加维生素 B_6 的摄入。应用与维生素 B_6 相拮抗的药物时，应额外补充维生素 B_6。对使用类固醇类避孕药后引起的抑郁症者，可能与 5-羟色胺合成不足有关，应每天适当补充维生素 B_6 30mg。

（余　清）

第八节　巨幼细胞贫血

一、概　　述

巨幼细胞贫血（megaloblastic anemia）是指叶酸（folic acid）、维生素 B_{12} 缺乏或其他原因引起 DNA 合成障碍所致的一类贫血。外周血中红细胞的平均体积（MCV）和平均血红蛋白（MCH）均高于正常，骨髓中出现巨幼红细胞为此类贫血的共同特点。

叶酸即蝶酰谷氨酸，属 B 族水溶性维生素。由于叶酸在膳食中的重要性逐渐被认识，尤其随着叶酸与出生缺陷、心血管病及肿瘤研究的逐步深入，目前已成为重要的微量营养素之一。美国自 1998 年起规定在某些食品中强化叶酸，如规定谷物食品叶酸强化量为 1.4mg/kg。

维生素 B_{12} 是一种预防与治疗因内因子缺乏活性所致的吸收障碍的致死性贫血（恶性贫血）的维生素。

在我国，因叶酸缺乏所致的巨幼细胞贫血在各地常见，维生素 B_{12} 所致者很少见。人体叶酸储存量为 5～10mg，成人每日叶酸丢失量平均为 60μg（1μg/kg）。由于每日消耗量较大，如果饮食中完全不含叶酸，约 4 个月即可使体内叶酸消耗殆尽。因此在营养缺乏时，叶酸缺乏所致的巨幼细胞贫血发生率较高。

二、流　行　病　学

1939 年，有观察发现将酵母提取物用于治疗妊娠妇女的一种贫血症（巨幼细胞贫血）十分有效，研究认为，这种提取物为一组与叶酸化学活性有关的维生素，称之为"叶精"。1941 年，美国得克萨斯州的 Michill 在菠菜中发现了叶精，并发现它广泛存在于绿叶蔬菜中，因此将其改名为"叶酸"。叶酸在绿叶蔬菜中含量十分丰富，多种植物与细菌均能合成叶酸，蔬菜、水果与肉类是人体内叶酸的主要来源，但食物中很大一部分叶酸因烹调而破坏。

正常情况下，成人每日需要量不低于 50μg，但在吸收不良、代谢失常、妊娠、感染、发热等代谢增高、组织需要量增多及长期使用肠道抑菌药物时，叶酸需要量比正常情况下高出若干倍，如不及时补充，极易造成叶酸缺乏而导致神经发育异常。

我国神经管畸形的发病率平均为 2.74‰，北方发病率高于南方，农村与城市发病率分别为 4.8‰和 1.0‰，农村高于城市。我国每年有 8 万～10 万因叶酸缺乏引发的神经管畸形患儿出生，在各种出生缺陷中占居首位。神经管畸形的病因学研究自 20 世纪 60 年代开始，至 90 年代初已取得突破性进展。1991 年英国医学研究会（MRC）与 1992 年匈牙利 Czeizel

等的研究报告证实，孕早期体内叶酸缺乏是神经管畸形发生的主要原因；女性在妊娠前、妊娠早期及时补充叶酸，可有效预防约 70%的神经管畸形的发生。近年研究开始关注甲硫氨酸与同型半胱氨酸在神经管畸形发生中的作用。已有研究对孕妇进行甲硫氨酸负荷试验，发现已生育过神经管畸形的妇女全血同型半胱氨酸水平显著高于正常孕妇，而血液叶酸水平无显著性差异。由此提出甲硫氨酸-同型半胱氨酸代谢发生障碍，导致血中同型半胱氨酸含量增高，也可能与神经管畸形的病因有关。

流行病学研究表明，我国育龄妇女体内叶酸普遍缺乏，对婚检妇女体内叶酸水平进行检测的结果发现，红细胞叶酸平均值 412nmol/L（181μg/L），红细胞叶酸总缺乏率为 29.6%（＜318nmol/L），北方妇女缺乏率（54.9%）高于南方妇女（7.8%）；农村妇女缺乏率高于城市妇女（北方农村、城市分别为 72.2%与 38.3%；南方城市分别为 9.7%与 5.9%）；四季中冬、春季缺乏率高于夏、秋季（冬季 32.59%，春季 41.5%，夏季 18.4%，秋季 29.8%）。这一分布特点与我国神经管畸形发生的分布特征吻合，即北方高于南方，农村高于城市，夏、秋季高于冬、春季。

国内外文献显示，即使是营养良好的妇女，妊娠期血清与红细胞叶酸含量均随妊娠进程逐渐降低。有报道显示，北京城区的妊娠妇女在妊娠早、中、晚期血清叶酸水平分别为 12.8nmol/L（5.64μg/L）、10.57nmol/L（4.66μg/L）及 8.5nmol/L（3.74μg/L）。而血清叶酸缺乏（＜6.8nmol/L 或＜3μg/L）率在妊娠早、中、晚期分别为 8.5%、9.7%及 31.3%，并随妊娠进程逐渐增高。

关于神经管畸形患儿母亲的血液叶酸水平，有研究显示，其红细胞叶酸含量明显低于正常孕妇，但血清叶酸含量并不比正常孕妇低，表明神经管畸形的发生可能与孕妇体内叶酸代谢的变化及叶酸储存状况关系更加密切，而与反映近期叶酸摄入状况的血清叶酸水平关系相对较小。

18 世纪 20 年代，发现一种由于"某些消化器官失常"所引起的致死性贫血，因这种贫血被证明是致死性的，故称之为"恶性贫血"。1926 年 Minot 和 Murphy 发现这种疾病能通过摄食大量肝脏而治愈，后续研究发现起效的是肝脏中的维生素 B_{12}，但正常膳食者肝内储存的维生素 B_{12} 可供人体 6 年之需，故维生素 B_{12} 缺乏者极少见，偶见于年长者由于体内因子产生不足或胃酸分泌减少而影响维生素 B_{12} 吸收者。

叶酸缺乏主要见于严重吸收障碍疾患的患者和长期素食者。如因营养不良、偏食、婴儿喂养不当、食物烹调过度、急慢性感染和食欲减退等引起的摄入量不足，但单纯由于摄入不足而造成的巨幼细胞贫血仍属少见。此外对叶酸的需要量增加，如妊娠及生长发育快速期及患有溶血性贫血、白血病、恶性肿瘤等疾病时叶酸需要量增加 3～6 倍，如果不注意补充，易导致叶酸缺乏，4 个月后则会出现巨幼细胞贫血。此外小肠吸收功能不良如长期腹泻、呕吐、肠炎等，服用影响叶酸代谢或吸收的药物如甲氨蝶呤、环丝氨酸，长期慢性失血和体内某些代谢障碍均是叶酸缺乏的原因。

相对于叶酸，维生素 B_{12} 缺乏引起的巨幼细胞贫血原因更为广泛，如长期素食者中偶尔可发生维生素 B_{12} 缺乏；由于恶性贫血或胃切除后造成的内因子缺乏、小肠部分切除后造成的肠黏膜吸收功能障碍、外科手术后的盲袢综合征等可出现维生素 B_{12} 缺乏。

母乳及牛奶中维生素 B_{12} 及叶酸的含量均较低且铁吸收率差（2%～10%），如婴幼儿喂养方法不当，造成蛋白质摄入不足患儿处于半饥饿状态，4 个月后又未及时添加水果、蔬菜、肉类等辅食者是导致小儿营养性巨幼细胞贫血发生的主要原因。研究表明，维生素

B_{12} 及叶酸对血细胞的发育起重要作用，FAO/WHO 推荐人工喂养婴儿每日摄入维生素 B_{12} 0.3μg/d，叶酸 65μg DFE/d（DFE 为膳食叶酸当量）。水果、绿色蔬菜与粮谷类一般不含维生素 B_{12}，富含维生素 B_{12} 的食物有肉类，羊、牛等的内脏、贝类（蚌，牡蛎）等。因此，单纯乳类喂养或添加辅食不合理者极易造成营养性巨幼细胞贫血。

目前多认为"恶性贫血"是因胃黏膜萎缩、胃液中缺乏内因子致使维生素 B_{12} 吸收出现障碍而发生的一种巨幼细胞贫血。发病机制不清楚，可能与种族和遗传有关。90%左右的患者血清中有壁细胞抗体，60%的患者血清及胃液中找到内因子抗体，部分患者可出现甲状腺抗体。"恶性贫血"者可伴发甲状腺功能亢进、慢性淋巴细胞性甲状腺炎、类风湿关节炎等疾病。

三、临 床 表 现

叶酸缺乏首先影响细胞增殖速度较快的组织。红细胞为体内更新较快的细胞，平均寿命为 120 天。红细胞成熟需经有核幼红细胞、无核网织红细胞到成熟红细胞等过程。当叶酸缺乏时，骨髓中幼红细胞分裂增殖速度减慢，停留在巨幼红细胞阶段而成熟受阻，细胞体积增大，核内染色质疏松，骨髓中大而不成熟的红细胞增多。叶酸缺乏同时引起血红蛋白合成减少，形成巨幼细胞贫血。患者表现为头晕、乏力、精神萎靡、面色苍白，并可出现舌炎、食欲下降及腹泻等消化系统症状。

（一）巨幼细胞贫血的临床分期

血常规检查可见患者血液中粒细胞减少，中性粒细胞体积增大，核肿胀且分叶增多，可达 5 分叶以上。外周血中出现巨幼红细胞。按病程发展，巨幼细胞贫血可分为 4 个阶段：

第一期：血清叶酸低于 3ng/ml（6.8nmol/L），体内叶酸贮备不受影响，红细胞叶酸含量仍大于 200ng/ml（453.3nmol/L）。

第二期：血清和红细胞叶酸都减少，红细胞叶酸低于 160ng/ml（362.7nmol/L）。

第三期：叶酸缺乏性红细胞生成，表现为 DNA 合成不足，脱氧尿嘧啶抑制试验异常。

第四期：临床叶酸缺乏，表现为巨幼细胞贫血，平均红细胞体积（MCV）上升。半数以上叶酸缺乏者由于未达到贫血阶段常易漏诊，叶酸缺乏可在贫血几个月前就出现。

（二）巨幼细胞贫血的临床表现

1. 一般表现 起病一般缓慢，轻者仅皮肤、黏膜苍白而无自觉症状，贫血逐渐发生时出现苍白、乏力、易倦怠、头昏、劳动后心悸气短。由于消化道黏膜上皮细胞 DNA 合成障碍，可发生一系列消化道症状，表现为食欲欠佳、恶心、厌食、甚至呕吐及腹泻，并有反复发作的舌炎、舌面光滑、乳头及味觉减退甚至消失。

2. 造血系统 起病一般隐缓，特别是维生素 B_{12} 缺乏者，常需数月才出现症状。由于无造血障碍及成熟红细胞寿命短，可有轻度黄疸，睑结膜、口唇、指甲等处明显苍白，头发细、黄而稀疏。颜面稍显浮肿。同时可有白细胞与血小板减少，患者常伴有感染及出血倾向，可有紫癜、鼻出血及月经过多等出血表现，免疫力低下，易罹患感染。

3. 神经精神表现 维生素 B_{12} 缺乏的患者，由于脊髓灰质合成障碍，侧索、末梢神经等均受损，因此可发生手足对称性麻木、感觉障碍、共济失调、步态不稳、行走困难；肌腱反射初为减退，之后肌痉挛及肌张力增加，肌腱反射亢进。味觉、嗅觉、触觉、痛觉均可有障碍。小儿及老年人常表现为脑神经受损的精神异常，表现为抑郁、嗜睡或精神错乱等。

叶酸缺乏的患者偶有精神症状，其机制尚不清楚，部分巨幼细胞贫血的患者神经系统症状可发生于贫血之前。

4. 循环系统症状　心前区可听到功能性收缩期杂音，心脏扩大，易并发心功能不全。

四、诊　断

巨幼细胞贫血的诊断依据为骨髓中出现较多的典型巨幼红细胞，$MCV > 95\mu m^3$/细胞，卵圆形红细胞增大、增多，大小不匀且异形，中性粒细胞分叶过多等。巨幼细胞贫血的诊断成立后必须进一步明确是叶酸缺乏还是维生素 B_{12} 缺乏。用血液形态学的检查方法，这两种不同维生素引起的贫血无从区别。但可根据病史、体征、某些特殊实验室检查及治疗性实验的结果进行综合分析来鉴别原因。此外，巨幼细胞贫血不一定均为叶酸或维生素 B_{12} 缺乏引起，也可见于遗传性乳清酸尿症。

常见的诊断方法有以下几种。

1. 血液检查　典型病例的贫血为大细胞，正常色素型。血片中红细胞大小不均，异形、卵圆形大红细胞较多，多染性、嗜碱性点彩红细胞增多；可见 Howell-Jolly 小体（Howell-Jolly corpuscle），偶见 Cabol 环（Cabol ring）及有核红细胞。网织红细胞计数不增或轻度增高。白细胞和血小板计数多轻度减少。中性粒细胞分叶过多，可多达 5 叶以上，偶尔出现晚幼和中幼粒细胞。

2. 骨髓检查　骨髓细胞特别是红系增生显著增多，粒细胞/红细胞值降低，异常的有丝分裂多见。红系细胞呈现明显的巨幼细胞类型，细胞体积增大，核染色质疏松分散，形成一种特殊的间隙。Howell-Jolly 小体多见。出现巨型带状核、晚幼粒及中性粒细胞。巨核细胞减少，可出现巨型和分叶过多细胞。骨髓铁增多，但在适当治疗后常减少。

3. 血清叶酸浓度测定　是评价叶酸营养水平最普遍的方法，反映近期膳食叶酸摄入情况。血清叶酸浓度正常值为 11.3～36.3nmol/L（>6ng/ml），血清叶酸浓度<6.8nmol/L（<3ng/ml）表明缺乏，6.8～11.3nmol/L（3～6ng/ml）为不足。测定血清叶酸水平在大多数情况下是恰当的，因为体内储存量低反映为血清叶酸水平低。但由于血清叶酸水平对叶酸摄入量的变化和叶酸代谢的暂时变化比较敏感，低血清叶酸水平并不总能反映体内储存的耗竭，因此有时还应测定红细胞中叶酸水平。

4. 红细胞叶酸含量测定　红细胞内所含叶酸的浓度比血清高 10～20 倍，反映体内组织叶酸的储存状况。当组织内叶酸已缺乏但尚未出现巨幼细胞贫血时，红细胞叶酸的测定对叶酸缺乏做出诊断尤为重要，红细胞所含叶酸<318nmol/L（140ng/ml）时表明缺乏。但在维生素 B_{12} 缺乏时，红细胞叶酸含量也可低于正常值。

5. 胃液分析　胃液分泌量减少，游离盐酸缺乏或显著减少，注射组胺后少数叶酸缺乏患者可有少量游离盐酸出现。恶性贫血患者的胃游离盐酸常永久消失。

6. 生化检查　血清间接胆红素常偏高或轻度超出正常范围；血清铁增高，适当治疗后降低；血清叶酸或维生素 B_{12} 降低。

7. 血浆同型半胱氨酸含量　当受试者维生素 B_6 及维生素 B_{12} 营养状况良好时，血浆同型半胱氨酸浓度可作为反映叶酸状况的敏感与特异指标。叶酸缺乏者血中叶酸水平降低，而血浆同型半胱氨酸浓度增高，一般以同型半胱氨酸浓度＞16μmol/L 为升高。

8. 组氨酸负荷试验 亚胺甲基谷氨酸（formiminoglutamic acid，FIGLU）是组氨酸转化为谷氨酸代谢过程中的中间产物。当叶酸缺乏时，FIGLU 由于缺乏一碳单位的传递体而不能转化为谷氨酸，致使尿中排出量增加。口服 20g 组氨酸负荷剂量观察 18 小时或收集 24 小时尿中 FIGLU 排出量。正常人口服组氨酸后，尿中没有或极少有 FIGLU 排出，叶酸缺乏时有大量 FIGLU 排出，如果巨幼细胞贫血患者此检查结果阴性，对排除叶酸缺乏有一定价值，但此指标特异性差，不作为常规检查。

9. 叶酸治疗性诊断 用"生理性"小剂量叶酸每日 0.2mg 治疗，如果贫血是叶酸缺乏引起的，用药后即可观察到临床症状、血象和骨髓象的改善。如果贫血是维生素 B_{12} 缺乏引起的，用较大剂量的叶酸（5mg/d）病情也能改善，但用上述"生理性"小剂量治疗则无效。可见，此方法不但对叶酸缺乏的诊断有价值，而且可与维生素 B_{12} 缺乏做鉴别。做此试验时，应注意限制饮食中叶酸的含量，因为叶酸缺乏的患者与恶性贫血患者不同，能从食物中摄取所缺的叶酸而使症状及血象好转。

五、治　疗

除消除或纠正致病原因外，巨幼细胞贫血主要的治疗方法是补充叶酸或维生素 B_{12}。

1. 对于叶酸缺乏的患者，每天口服叶酸 15～20mg 疗效良好。对不能口服者，可肌内注射，每天 3～6mg。由于叶酸基本无副作用，孕妇可口服适量剂量的叶酸（400μg/d）以进行预防性干预。一般于治疗后第 4 天起，网织红细胞计数明显上升，以后即逐渐降低，于 1～2 个月血象和骨髓象完全恢复正常，治疗时间长短可根据致病原因而定。开始叶酸治疗之前，在诊断上必须排除维生素 B_{12} 缺乏的可能。叶酸缺乏的患者同时有蛋白质、其他维生素或铁质缺乏存在，在治疗时也应注意相应纠正。

2. 对于维生素 B_{12} 缺乏的患者可用维生素 B_{12} 治疗：因引起缺乏的原因大多与吸收不良有关，故给药方式应考虑肌内注射。开始时可每天给药 100μg，2 周后改为每周 2 次，连续给药 4 周或待血象恢复正常后每月注射 1 次，作为维持治疗。恶性贫血及胃切除后的患者需长期接受维持治疗。

3. 小儿巨幼细胞贫血者： 大多与营养因素缺乏有关，故又称营养性巨幼细胞贫血。饮食不当是小儿营养缺乏性巨幼细胞贫血发生的主要原因，有些轻症患者，仅需改善饮食即可治愈。但对重症患者，治疗时需注意奶类要充足，及时根据年龄添加辅食（水果、蔬菜、肉类等），纠正并发症（如营养不良或佝偻病）。使用叶酸和维生素 B_{12} 者应同时加服维生素 C 和维生素 B_6（补充维生素 B_6 有助于震颤的缓解），并选择性补充铁剂。

积极控制并发症，因叶酸和维生素 B_{12} 及铁缺乏均可使机体免疫能力下降，故防止感染才可缩短病程、降低死亡率。在饮食改善时不宜操之过急，添加过多过快者易造成消化不良。猪瘦肉、猪肝、鱼和动物内脏中富含维生素 B_{12}，而叶酸在蔬菜的绿叶和各种瓜果中的含量均较丰富。因此，膳食要均衡、避免偏食。适当控制活动量，贫血小儿抗病能力下降，家长应注意居室温度，及时增减衣被严防感冒，避免合并感染以免加重病情。巨幼细胞贫血的预后良好，但对于恶性贫血者则需终身补充维生素 B_{12}。

六、预防措施

虽然叶酸及维生素 B_{12} 均存在于一般食物中，在生理情况下能被胃肠道吸收以供身体的需要，但巨幼细胞贫血的病例并不少见。因此，预防本病应从改善人群膳食结构入手，对易发病个体应提高预防意识。大多数叶酸和维生素 B_{12} 的缺乏是可以预防的。针对不同的原因采取不同的措施，如注意儿童、孕妇和营养不良人群的营养均衡，避免偏食，改进烹煮食物的方式或额外补充叶酸。常见富含维生素 B_{12} 的食物有香菇、大豆、鸡蛋、牛奶、动物肾脏及豆制品等。含叶酸丰富的食物有绿叶蔬菜、柑橘、番茄、菜花、西瓜、酵母、菌类、牛肉、动物肝脏和内脏等。平时注意适当增加此类食物的摄入以防止巨幼细胞贫血，对蔬菜摄入量及加工方法进行宣传指导，对素食者的膳食更应有维生素含量的规定。巨幼细胞贫血患者除应注意补充叶酸和维生素 B_{12} 外，还应添加富含铁、维生素 C 与葡萄糖的食品，同时注意避免不利于叶酸吸收的因素。例如，锌作为叶酸结合酶的辅助因子，对叶酸的吸收起到重要作用，缺锌不利于游离叶酸的吸收，还会降低结合酶的活性，并可通过减少结合酶的量而降低对叶酸的吸收。

不利于叶酸吸收的因素还包括经常饮酒、服用某些药物等，如抗惊厥药可抑制叶酸吸收，口服避孕药可降低结合酶的活性而妨碍叶酸吸收，阿司匹林可降低叶酸与血浆蛋白的结合能力，从而使储存型叶酸减少而增加叶酸的排出量，某些抗叶酸药可抑制还原酶的活性，使二氢叶酸不能转变为四氢叶酸。

（余　清）

第九节　维生素 C 缺乏病
一、概　　述

维生素 C（vitamin C）又名抗坏血酸（ascorbic acid），分子式 $C_6H_8O_6$，分子量 176.1，呈酸性，在酸性介质中稳定，遇氧、热、光、碱性物质，特别是在氧化酶及痕量铜、铁等金属离子存在时，易氧化破坏。维生素 C 在体内参与胶原形成，从而参与组织修补；并与苯丙氨酸、酪氨酸、叶酸的代谢，铁、碳水化合物的利用，脂肪、蛋白质的合成有关；维生素 C 为维持免疫功能，保持血管的完整性并促进非血红素铁吸收等所必需；同时维生素 C 还具有抗氧化作用，具有预防自由基损伤所致的衰老、心血管疾病的功效。很多生物体（大鼠、鸡、鱼）可将 D-葡萄糖转化成 L-维生素 C，可是人类和多数灵长类动物因缺乏此合成过程中最后一个关键酶古洛糖氧化酶（gulonolactone oxidase）而不能合成维生素 C，必须通过食物摄取以满足机体生理功能的需要，因而对人类和多数灵长类动物来说维生素 C 是必需营养素。

维生素 C 是水溶性维生素，在体内无过多蓄积，当维生素 C 在体内储存量低于300mg，或血浆维生素 C 浓度低于 2.0mg/L 时，持续一段时间后将出现维生素 C 缺乏的症状，导致维生素 C 缺乏病（vitamin C deficiency）。维生素 C 缺乏的原因主要有以下几个方面。

1. 摄入不足　膳食中缺乏新鲜蔬菜、水果，或在食物加工过程中处理不当使维生素 C 破坏等情况导致维生素 C 供应不足。如传统膳食乳母坐月子不吃新鲜蔬菜水果，易引起乳母及婴儿缺乏维生素C。以牛乳或单纯谷类食物长期人工喂养，而未添加富含维生素C辅食的婴儿，也容易发生维生素C缺乏。

2. 需要量增加　新陈代谢率增高时，维生素C的需要量增加。如早产儿生长发育快，需要量增加；感染等慢性消耗性疾病、严重创伤和感染等维生素C需要量增加，若食物所供应的维生素C不能满足机体的特殊需求，则可导致维生素C缺乏。

3. 吸收障碍　慢性胃肠道疾病、长期腹泻等可致维生素C吸收减少。

4. 药物影响　某些药物如雌激素、肾上腺皮质激素、四环素、降钙素、阿司匹林等可干扰机体对维生素C的代谢，从而长期服用会引起维生素C缺乏。

5. 其他　酗酒、吸烟、偏食者也容易发生维生素C缺乏。

二、流 行 病 学

维生素C缺乏的记载可追溯到几百年前，那时的维生素C缺乏又称坏血病（scurvy），主要在远洋航海的船员中流行，是当时导致海员死亡的主要原因。典型的案例如1497年7月至1498年5月，葡萄牙航海家Vasco da Gama围绕好望角航行，他的160名船员中有100多人死于坏血病。1519年，葡萄牙航海家麦哲伦率领的远洋船队从南美洲东岸向太平洋进发。3个月后，船员中有的牙床破裂，有的流鼻血，有的浑身无力。待船到达目的地时，出发时的200余人，存活下来的仅35人。此后几个世纪凡远洋的船只总有很多船员死于坏血病。直到1747年，英国军医Lind在海军船上做了很有名的实验，发现吃橘子和柠檬能防止海员发生坏血病，随着他对坏血病的深入研究，于1753年出版了《坏血病大全》（*A Treatise on Scurvy*）一书。1795年，英国海军部规定必须为每位远航出海的海员配备足够柠檬汁。随后的远洋航海中很多人也注意到新鲜蔬菜水果的供给能预防坏血病的发生。1907年，Axel Holst 和Theodor Frolich发表了用豚鼠做坏血病实验的论文，他们观察到老鼠和其他的动物都不会产生坏血病，只有豚鼠和人类相似，在禁食新鲜蔬菜水果后会产生坏血病。因此，对维生素C的研究要用豚鼠作为实验动物，所得的结果才能外推到人类。豚鼠和灵长类（包括人类）动物不能自己合成维生素C，其他的动物都能在肝脏或肾脏中合成维生素C。1928年，匈牙利生化学家Albert Szent-Gyorgyi在实验室成功地从牛的肾上腺中分离出维生素C；1933年，英国化学家Norman Haworth阐明了维生素C的化学结构。1937年，Albert Szent-Gyorgyi获得诺贝尔生理学或医学奖，同年，Norman Haworth获得诺贝尔化学奖。此后维生素C所引起的缺乏症才得到根本防治。

现在大规模的维生素C缺乏病——坏血病已少见，但在人群中维生素C处于缺乏状态的发生率还是常见的，如美国国家营养与健康调查报道维生素C缺乏（血清维生素C浓度<11.4μmol/L）的发生率在1988～1994年约为13%；2003～2004年为7.1%。国内有关人群维生素营养水平的资料还很缺乏，仅有区域性的报道。总体来说维生素C在婴幼儿和老年人中缺乏较为常见。成年人中坏血病较少见，但在限制饮食或长期不吃蔬菜水果的成年人中，也会导致维生素C缺乏病。

三、临 床 表 现

典型的维生素C缺乏病称为坏血病，临床表现为下述几项。

1. 一般症状 开始的时候四肢无力，精神不振、精神抑郁或烦躁不安，做任何工作都易疲惫，衰弱，肌肉关节疼痛。婴儿出现软弱、倦怠、食欲缺乏、肋软骨接头处扩大。

2. 出血 初有牙龈出血，毛囊周围出血，进一步发展为皮肤下瘀点、瘀斑，严重者出现大片出血。牙齿松动、脱落，口臭。关节、肌肉、腱鞘等红肿疼痛。也可有鼻出血、眼眶骨膜下出血而引起眼球突出。

3. 贫血 由于长期出血，加上维生素 C 不足可影响铁的吸收，导致血红蛋白合成障碍，患者晚期常伴有贫血，贫血常为中度，一般为小细胞性贫血，以平均红细胞体积降低为特征；维生素 C 缺乏若伴有叶酸缺乏，则约有 1/5 患者出现巨幼细胞贫血。

4. 骨骼症状 维生素 C 缺乏导致骨胶原合成降低，引起骨质疏松。长骨骨膜下出血或骨干骺端脱位可引起患肢疼痛，导致假性瘫痪。婴儿早期症状之一是四肢疼痛呈蛙状体位（frog position），对其四肢的任何移动都会使其疼痛以致哭闹，主要是由于关节囊充满血性的渗出物，故四肢只能处于屈曲状态而不能伸直。患肢沿长骨干肿胀、压痛明显。少数患儿在肋骨、软骨交界处因骨干骺半脱位而隆起，排列如串珠，称"坏血病串珠"，可出现尖锐突起，内侧可扪及凹陷，因而与佝偻病肋骨串珠不同，后者呈钝圆形，内侧无凹陷。因肋骨移动时引起疼痛，患儿可出现呼吸浅快。

5. 其他症状 免疫功能受影响，容易引起感冒、感染等。近年的研究提示维生素 C 缺乏与心血管疾病、癌症的高发有关。

四、诊 断

维生素 C 缺乏需达到严重程度时才出现典型临床症状，临床上一般较为少见，因此实验室检查对于了解机体维生素 C 储存状态和对其缺乏的早期诊断有重要价值。

1. 毛细血管脆性实验（capillary fragility test，CFT） 又称束臂实验。维生素 C 缺乏会导致胶原蛋白合成障碍，毛细血管壁完整性受到破坏，其脆性和通透性增加，在对静脉血流施加一定压力时，毛细血管即可破裂而发生出血点。方法为在前臂肘弯下 4cm 处画一直径 5cm 的圆圈，按常规测血压的方法，使压力维持在收缩压与舒张压之间 8 分钟，解除压力 5 分钟后，计数圆圈内新增加的出血点数，男性新增加 5 个以上，女性和儿童新增加 10 个以上，即为束臂实验阳性。

2. 血浆及白细胞中维生素 C 水平测定 血浆和白细胞中维生素 C 水平测定为目前评估机体维生素 C 营养状况最实用和可靠的指标。血浆维生素 C 水平只能反映维生素 C 近期的摄入情况，血浆维生素 C 浓度 $\geqslant22.7\mu mol/L$（$\geqslant4.0mg/L$）为正常；$<11.4\mu mol/L$（$<2.0mg/L$）为缺乏。白细胞中的维生素 C 浓度可以反映机体维生素 C 的储备水平，白细胞维生素 C 水平 $\geqslant20\mu g/10^8$ 个白细胞为正常，$11\sim19\mu g/10^8$ 个白细胞为不足，$<10\mu g/10^8$ 个白细胞为缺乏。

3. 维生素 C 负荷实验 维生素 C 主要经尿液排出，口服维生素 C 负荷实验可反映机体维生素 C 营养水平。受试者口服维生素 C 500mg，收集随后 4 小时尿做总维生素 C 测定，如排出量大于 13mg 为充裕，5～13mg 为正常，3～5mg 为不足，小于 3mg 则表示缺乏。

五、治 疗

儿童每天口服 200mg 维生素 C，几天后症状消失，食欲恢复。成人每次口服 100mg，一天 3～5 次，一天剂量在 1g 内是安全的。如果患者病情严重，每天静脉滴注 1g 维生素 C，虚弱、自发出血等症状在 24 小时内可缓解，症状好转后减至每次口服 50～100mg，每天 3 次。严重贫血时给予输血，服用铁剂。皮下、骨膜下血肿用维生素 C 治疗后可渐消失，骨折能自行愈合。

六、预 防 措 施

中国营养学会制订的 2013 版 DRIs 推荐，成人及妊娠早期妇女维生素 C 的推荐摄入量为 100mg/d；中、晚期妊娠妇女维生素 C 的推荐摄入量为 115mg/d；乳母维生素 C 的推荐摄入量为 150mg/d；维生素 C 的可耐受最高摄入量（UL）为 2000mg/d。维生素 C 摄入要达到可降低患心血管疾病、癌症等慢性非传染性疾病风险的目的，建议摄入量为 200mg/d。有研究显示，吸烟者血浆维生素 C 水平低于非吸烟者，吸烟者需摄取高于 2 倍的剂量才能达到非吸烟者的水平，因而建议吸烟者维生素 C 推荐量男性 125mg/d，女性 110mg/d。

新鲜蔬菜、水果是维生素 C 的良好来源，有些蔬菜水果中含有丰富的氧化酶，故储存时间过长易致维生素 C 的氧化分解。但在某些果实中含有丰富的生物类黄酮，能保护其稳定性。水果中刺梨的维生素 C 含量最高，可达 2585mg/100g 左右。其他维生素 C 的良好来源包括酸枣（900mg/100g）、鲜枣（243mg/100g）、沙棘（204mg/100g）、猕猴桃（62mg/100g）、山楂（53mg/100g）、橘子（28mg/100g）、柠檬（22mg/100g）等；蔬菜中红而头尖的辣椒中维生素 C 含量（144mg/100g）最高，其次为芥菜（76mg/100g）、甜椒（72mg/100g）、油菜薹（65mg/100g）、菜花（61mg/100g）、苦瓜（56mg/100g）、豌豆苗（67mg/100g）。不恰当的蔬菜加工和烹调方法会导致维生素 C 的损失，如蔬菜浸泡时间过久，烹调时间过长都会导致维生素 C 的损失。故加工蔬菜应尽量先洗后切，急火快炒，汤开后下锅，以减少损失。

随着对维生素 C 生理功能的认识，很多居民期待通过服用维生素 C 营养补充剂达到促进健康、降低疾病风险的作用。超过推荐量补充维生素 C 的效果研究的结果争议很大，主要有以下研究。

（1）对普通感冒的作用：维生素 C 对普通感冒的影响有很多研究，2013 年 Hemila 分析了多项补充维生素 C 对普通感冒作用的文献，结果表明，高于推荐量补充维生素 C 对普通感冒的预防和治疗没有明显效果。维生素 C 的补充不能降低普通感冒的发生率和严重程度，但能缩短疾病的病程。

（2）对癌症的作用：2013 年 Cortes-Jorfre 等的一篇系统分析综述表明，没有证据显示补充维生素 C（补充剂量每天 120～500mg）能降低健康人群或高危人群（吸烟者）患肺癌的危险。而 2014 年 Luo 的一篇 meta 分析显示高维生素 C 摄入可降低肺癌的危险性，但对前列腺癌没有作用。在维生素 C 与结直肠癌关系的两份分析报告中，2010 年 Papaioannou 的分析显示补充维生素 C 与结肠癌发生的危险性没有关联，而 2013 年 Xu 等做的 meta 分析报道显示补充维生素 C 可降低患结肠癌危险性。

（3）对心血管疾病的作用：2013 年 Ye 的一篇 meta 分析显示维生素 C 的补充不能降低心肌缺血、卒中、心血管疾病所致的死亡率和总死亡率。另有研究分析提示血液循环中的维生素 C 水平和膳食维生素 C 含量与卒中的危险性呈负相关关系。2014 年 Ammar 对 44 项临床试验的 meta 分析表明，每天摄入维生素 C 500mg 以上对血管内皮功能有正向保护作用，研究者提到补充维生素 C 的效果与健康状态有关，对心血管疾病风险高的人群效果更好。

（4）对慢性病的作用：2010 年的一篇综述报道补充维生素 C 对治疗风湿性关节炎无效。补充维生素 C 对阿尔茨海默病的效果有争议，2012 年 Li 和 Harrison 所做的分析提示补充维生素 C 降低发生阿尔茨海默病的危险性。2013 年 Crichton 的分析显示补充维生素 C 与改善智力和降低阿尔茨海默病危险性间没有关联性。2012 年 Mathew 报道摄入超过推荐量以上的维生素 C 对预防和延缓衰老所致的白内障没有作用，资料已很充足，不需要做进一步的研究。

故利用平衡膳食摄取充足的维生素 C 比服用维生素 C 补充剂更为重要，对于不能充足摄取蔬菜水果的婴幼儿、老人及特殊工种人群才需要额外补充维生素 C。

（孙晓红）

第四章 矿物质缺乏病

微量元素尽管在人体内含量很少，却是维持机体正常生理功能所必需。正常情况下通过平衡膳食人体可获得充足的微量元素，但当摄入不足、机体需要量增加及机体排出过多时可能导致矿物质缺乏病。比较容易缺乏的微量元素有铁、锌、碘、硒等。

第一节 铁缺乏病
一、概 述

人体内含铁 2～4g。其中 60%～70%存在于血红蛋白，10%存在于肌红蛋白，1%～5%存在于含铁酶中，这些是铁在体内的功能形式，称为"功能性铁"。剩余的部分以储存形式（铁蛋白和含铁血黄素）存在于血液、肝、脾和骨髓中。体内铁都与蛋白质相结合，游离二价铁、三价铁均对细胞有毒性。血红蛋白（hemoglobin，Hb）、细胞色素酶（cytochrome oxidase）及某些呼吸酶中的铁在体内参与氧和二氧化碳的转运、交换及组织呼吸过程。肌红蛋白中铁的主要功能是在肌肉中运输和储存氧，在肌肉收缩时释放氧以满足代谢的需要。此外铁还有许多重要功能，如催化促进 β-胡萝卜素转化为维生素 A、嘌呤与胶原的合成、抗体的产生、脂类从血液中转运及药物在肝脏的解毒等。铁与机体免疫系统的关系也比较密切，充足的铁可以提高机体的免疫力，增加中性粒细胞和巨噬细胞的吞噬功能，同时也可使机体的抗感染能力增强。

铁缺乏原因如下。

1. 食物铁摄入不足 婴儿出生时体内储存铁约 280mg，这个储存量一般能够满足正常婴儿出生后 4～6 个月的需要。婴儿生长到 4 个月后从母体获得的铁已经基本耗尽，而母乳含铁很低，如果有早产、出生体重过低、未及时补充强化铁的食品则很容易发生铁缺乏。铁在食物中的含量一般较低，含铁相对较高的动物性食品摄入不足是食物铁摄入不足的原因。

2. 膳食铁生物利用率低 为我国居民铁缺乏的主要原因。膳食中的铁可分为血红素铁和非血红素铁。血红素铁存在于动物性食品中，动物性食品中的血红素铁占 50%～60%。以卟啉铁形式在肠黏膜上皮细胞直接吸收利用，不受膳食因素影响，吸收率为 20%～25%。非血红素铁主要以 $Fe(OH)_3$ 的形式与蛋白质、氨基酸和有机酸结合成复合物存在于植物性食品中。动物性食品中也有部分非血红素铁，以铁蛋白、含铁血黄素、含铁酶等形式存在。非血红素铁吸收利用受膳食中很多因素影响，因此植物性食品中的铁仅能吸收 3%～5%。

膳食中抑制非血红素铁吸收的因素：①食物中植酸、草酸、多酚类、膳食纤维、过量脂肪酸干扰机体对铁的吸收；我国居民膳食结构中主食粮谷类含植酸较高；蔬菜中草酸、多酚类化合物、膳食纤维等含量也很丰富，故多数情况下导致铁的吸收利用率很低。②过量二价金属元素钙、锌等在肠道与铁竞争吸收部位而减少铁吸收。③蛋黄中的卵黄高磷蛋白抑制铁吸收。④胃酸缺乏或食用抗酸药物减少铁吸收。

膳食中促进非血红素铁吸收的因素：①动物性食品中的"肉因子"（meat factor）能促进非血红素铁的吸收，但目前对其化学结构与作用机制尚不十分清楚；②植物性食品中的维生素C；③食品中的有机酸，如乳酸、柠檬酸、酒石酸等可促进铁吸收。膳食中的血红素铁和非血红素铁吸收率均不高，都会受到机体铁营养状况和需要量的影响，当机体铁营养状况差或需要量增加时，吸收利用率都会有所提高。

3. 机体对铁的需要量增加　无论是血红素铁还是非血红素铁的吸收均受机体需要量的影响，在婴幼儿生长发育期、青春期、孕妇、乳母等特殊生理状况下机体对铁的需要量增加，若日常膳食含铁量少，未能及时补充极易导致铁缺乏。

4. 疾病　胃肠道疾病影响铁吸收，任何引起失血的原因如蛔虫、钩虫等寄生虫病，以及胃十二指肠溃疡、肠癌等导致肠道慢性出血，也可引起铁缺乏。

二、流 行 病 学

铁缺乏（iron deficiency，ID）是一种很常见的营养缺乏病，特别是在婴幼儿、孕妇和乳母中更易发生。据WHO资料报道，估计全球总人口贫血患病率为24.8%，有5亿～10亿人患铁缺乏，其中2/3为隐性铁缺乏。2004年朱易萍报道对全国15个省，26个市县7个月至7岁儿童进行了抽样调查，检测了末梢血血红蛋白（Hb）、锌原卟啉（zinc protoporphyrin，ZPP）、血清铁蛋白（serum ferritin，SF）等指标。结果7个月至7岁儿童铁缺乏患病率为32.5%、缺铁性贫血（iron deficiency anemia，IDA）患病率为7.8%。其中7～12个月缺乏率最高，铁缺乏为44.7%、缺铁性贫血为20.8%。近年大规模的铁营养状况调查资料较缺乏，但从营养监测指标中贫血的调查资料可部分代表铁营养状况。我国2015年发布的营养监测结果报道，6岁及以上居民贫血率为9.7%，其中6～11岁儿童和孕妇贫血率分别为5.0%和17.2%。教育部关于2010年全国学生体质与健康调研结果公告中，乡村学生低血红蛋白检出率继续下降。例如，7岁年龄组乡村男生、乡村女生低血红蛋白检出率分别为16.85%、20.50%；12岁年龄组分别为10.64%、13.82%，说明学生中贫血状况正不断得到纠正，缺铁问题得到改善。但部分报道中缺铁性贫血的患病率较高，如我国孕妇缺铁性贫血患病率报道为13%～30%。

三、发 病 机 制

铁与红细胞的形成和成熟有关，铁在脾、骨髓的造血组织中进入幼红细胞内，与原卟啉结合形成正铁血红素，后者再与珠蛋白结合成血红蛋白。缺铁性贫血发生时，新生的红细胞中血红蛋白量合成不足，可以影响DNA的合成及幼红细胞的分裂增殖，还可以使红细胞复制能力降低、寿命缩短、自身溶血增加，造成小细胞低色素性贫血。此时血液中红细胞不能正常进行氧与二氧化碳的交换，造成各组织细胞缺氧，功能障碍。

缺铁除了贫血外，也影响含铁酶和铁依赖酶的活性；还会引起儿童行为异常、学习能力下降，成年人工作能力降低，发生机制可能与γ-氨基丁酸（GABA）降解受阻、多巴胺合成受抑制有关。

四、铁缺乏分期

铁缺乏是一个连续的过程，大致可分为三个阶段。

1. 铁减少期（ID） 为缺铁的最早期，也称隐匿前期，此期仅有储存铁耗竭，血清铁蛋白浓度下降，其他如血清铁、转铁蛋白饱和度、血红蛋白等均正常。

2. 缺铁性红细胞生成（iron deficiency erythropoiesis，IDE）**期** 也称无贫血缺铁期，此时不仅血清铁蛋白下降，血清铁也下降，总铁结合力上升，转铁蛋白饱和度下降，红细胞游离原卟啉（free erythrocyte protoporphyrin，FEP）上升，但血红蛋白及血细胞比容正常。

3. 缺铁性贫血（IDA）期 除有上述 IDE 期的指标变化外，血细胞比容和血红蛋白下降。

五、临 床 表 现

缺铁性贫血造成的严重后果可导致儿童、母亲的死亡率增加，贫血能引起机体工作能力的明显下降。儿童铁缺乏可引起心理活动和智力发育的损害及行为改变，铁缺乏导致的儿童认知能力的损害，即便以后补充铁也难以恢复。

1. 神经系统 头昏、耳鸣、头痛、失眠、多梦，学龄儿童注意力不集中、记忆减退、学习能力下降等，是贫血缺氧导致神经组织损害所致常见的症状。小儿贫血时可哭闹不安、躁动甚至影响智力发育。

2. 皮肤黏膜 贫血时皮肤、黏膜苍白，主要表现为眼睑、口唇苍白，指甲粗糙、无光泽。严重时皮肤、黏膜可形成溃疡。

3. 呼吸循环系统 轻度贫血时仅有活动后呼吸加快加深。重度贫血时，即使平静状态也可能有气短甚至端坐呼吸。长期贫血会导致贫血性心脏病。

4. 消化系统 贫血时消化腺分泌减少甚至腺体萎缩，进而导致消化功能减低、消化不良，出现腹部胀满、食欲减低、大便规律和性状的改变等。

5. 泌尿生殖系统 长期贫血影响睾酮的分泌，减弱男性特征；对女性，因影响女性激素的分泌而导致月经异常。

6. 免疫系统 缺铁时非特异性免疫的吞噬细胞吞噬能力减弱，中性粒细胞杀菌能力减弱。IL-6 水平下降。特异性免疫的 T 细胞数量减少，对植物血凝素刺激反应能力减弱，机体免疫功能下降，对感染的抵抗力降低。

7. 其他 抗寒能力下降，由于甲状腺素代谢异常，甲状腺素（T_4）转变为三碘甲状腺原氨酸（T_3）减少，产能低，不耐寒。部分铁缺乏患者还出现异食癖，表现为嗜食泥土、石灰、指甲、玩具等怪癖。

六、诊 断

1. 诊断指标 血清铁蛋白、骨髓铁染色可反映铁储存水平。当进一步出现红细胞生成减少时血清铁蛋白、血清转铁蛋白饱和度（transferrin saturation，TS）降低，总铁结合力（total iron-binding capacity，TIBC）增加，FEP 或血液锌原卟啉增加。进一步发展为缺铁性贫血时，血红蛋白、平均红细胞体积、平均红细胞血红蛋白量、平均红细胞血红蛋白浓度（MCHC）等指标均会下降。近年发展了血清转铁蛋白受体的检测，方法灵敏，简单易行，但缺乏标准。

2. 诊断指标意义

（1）血清铁蛋白：铁蛋白是脱铁蛋白部分与结合铁的核心部分结合形成的复合物，铁蛋白的铁核心部分具有强大的结合铁和储备铁的能力，以维持体内铁的供应和血红蛋白相对稳定性。铁蛋白是铁的储存形式，其含量变化可作为判断是否缺铁或铁负荷过量的指标。

（2）血清铁、总铁结合力、转铁蛋白饱和度：血清中的铁离子主要与转铁蛋白结合，是铁离子的运输形式，又称血清铁（serum iron，SI）。每升血清中的转铁蛋白所能结合的最大铁量为总铁结合力（total iron-binding capacity，TIBC），实际反映转铁蛋白的水平。由于铁离子在血清中95%以上都与转铁蛋白相结合，转铁蛋白饱和度是血清铁浓度除以总铁结合力再乘以100，以百分比表示。在健康的情况下，转铁蛋白饱和度在33%左右。缺铁性贫血时，血清铁降低、总铁结合力增高，转铁饱和度下降。SI不稳定，不宜单独作为铁缺乏的诊断指标，TIBC稳定，二者结合应用较好。

（3）红细胞游离原卟啉、血液锌原卟啉：血红蛋白是由血红素和珠蛋白结合所构成，而血红素由原卟啉和铁组成。铁缺乏一定时间后，原卟啉不能与之结合为血红素，因此以游离方式在红细胞中积聚。当原卟啉不能与二价铁合成血红素时，95%都会与二价锌结合成锌原卟啉聚积在红细胞中。因此铁缺乏时导致FEP、血液锌原卟啉（zincprotoporphyrin，ZPP）水平增加。临床上常采用其和Hb的比值，结果稳定性好。

（4）血清转铁蛋白受体（serum transferrin receptor，sTfR）：转铁蛋白受体是跨膜糖蛋白，它能结合已经结合铁的转铁蛋白，通过受体介导的内吞作用进入细胞。所有的体细胞都在其表面表达转铁蛋白受体，但75%～80%的转铁蛋白受体存在于骨髓的红细胞样细胞的前体中。红系细胞表达TfR水平与红细胞中血红蛋白合成时铁代谢水平密切相关。表达时受铁介导的铁受体反应元件（IRE）/铁反应元件蛋白（IRP）调节，当机体铁缺乏时，该受体表达增加，铁充足时，受体表达减少。因此测定转铁蛋白受体水平即可反映体内铁水平。转铁蛋白受体的细胞外部分经剪切后成为可溶性转铁蛋白受体，它与细胞上的受体的浓度成一定的比例，可用酶联免疫方法进行测定。它是一个极为灵敏的标志物，诊断结果可与慢性疾病引起的贫血相区别。目前认为是比较可靠的鉴定机体铁缺乏的指标，不受年龄、性别、炎症和其他慢性病的影响，操作简单方便，样本用量少，适合人群铁营养状况的监测。

（5）血液学指标：ID、IDE期和IDA早期血液中红细胞形态基本正常，只有中度贫血以上才可见到红细胞小而色淡，此时伴有平均红细胞体积、平均红细胞血红蛋白含量和平均红细胞血红蛋白浓度下降。白细胞计数一般正常，开始有血小板计数增高，时间长了血小板计数反而减少。

（6）骨髓：骨髓涂片多数呈现轻中度幼红细胞增生，缺铁严重时，幼红细胞体积偏小，核染色质致密，细胞质少，边缘不整齐，有血红蛋白形成不良的表现。骨髓涂片用亚铁氰化钾染色后，骨髓小粒中看不到深蓝色含铁血黄素颗粒。幼红细胞内铁小粒减少，淡染或消失，铁粒幼红细胞<15%。骨髓可染铁检查是诊断铁缺乏的金标准，即用骨髓厚涂片常规方法做细胞内、外铁染色，但属创伤性检查，依从性差。

3. 判断标准 WHO制订的铁缺乏诊断标准：血清铁（SI）<8.95μmol/L，血清转铁蛋白

饱和度（TS）<15%，血清铁蛋白（SF）<12μg/L，红细胞游离原卟啉（FEP）>1.26μmol/L。

铁缺乏各阶段的诊断：

（1）铁减少（ID）期：符合下列任何一条即可诊断：①血清铁蛋白<14μg/L；②骨髓铁染色显示骨髓小粒可染铁消失。

（2）缺铁性红细胞生成（IDE）期的诊断：符合 ID 期诊断标准，同时符合以下任何一条者，①血清运铁蛋白饱和度<15%；②FEP>0.9μmol/L（全血），或血液 ZPP>0.96μmol/L（全血），或 FEP/Hb>4.5μg/g Hb；③骨髓铁染色显示骨髓小粒可染铁消失，铁粒幼红细胞少于15%。

（3）缺铁性贫血（IDA）期的诊断：IDA 为小细胞低色素性贫血，目前国内尚没有统一的成人 IDA 诊断标准，多采用下列指标。①男性 Hb<130g/L，女性 Hb<120g/L，孕妇 Hb<110g/L；平均红细胞体积（MCV）<80fL，平均红细胞血红蛋白量（MCH）<26pg，平均红细胞血红蛋白浓度（MCHC）<310g/L；红细胞形态有明显低色素表现。②有明确的缺铁病因和临床表现。③SI<10.7μmol/L；总铁结合力升高，大于 64.44μmol/L。④TS<15%。⑤骨髓铁染色显示骨髓小粒可染铁消失，铁粒幼红细胞<15%。⑥FEP>0.9μmol/L（全血），或血液 ZPP>0.96μmol/L（全血），或 FEP/Hb>4.5μg/g Hb。⑦SF<14μg/L。⑧铁剂治疗有效。符合第①和②～⑧中任何两条以上者诊断为缺铁性贫血。

2004 年，WHO 在日内瓦联合召开由 34 名专家参加的技术咨询会议，形成了《评估人群铁营养状况》报告，确定了不同年龄诊断贫血的血红蛋白水平，见表 4-1。

表 4-1 不同年龄诊断贫血的血红蛋白水平（g/L）

人群	非贫血	贫血		
		轻度	中度	重度
6～59 个月儿童	110 或更高	100～109	70～99	低于 70
5～11 岁儿童	115 或更高	110～114	80～109	低于 80
12～14 岁儿童	120 或更高	110～119	80～109	低于 80
未妊娠女性（15 岁及以上）	120 或更高	110～119	80～109	低于 80
孕妇	110 或更高	100～109	70～99	低于 70
男性（15 岁及以上）	130 或更高	100～129	80～109	低于 80

资料来源：国际卫生组织. 1992. 世界营养宣言.

表 4-2 不同海拔居住地测定的血红蛋白浓度调整值

海拔（高于海平面的米数）(m)	测定的血红蛋白调整值（g/L）
<1000	0
1000	−2
1500	−5
2000	−8
2500	−13
3000	−19
3500	−27
4000	−35
4500	−45

居住地区的海拔和吸烟可以增加血红蛋白浓度。因此，如果采用标准的贫血界值，可能低估居住在高海拔地区和吸烟者的贫血患病率。对生活在海拔 1000 米以上者的血红蛋白浓度的推荐调整值见表 4-2；对吸烟者的调整值见表 4-3。这两种调整值是叠加的，即生活在高海拔地区的吸烟者要做两项调整。

七、治　疗

1. 去除病因　查明缺铁原因，除膳食中铁不足外，还需注意慢性胃肠道疾病、钩虫病等的存在，需要对原发疾病进行治疗才有利于纠正铁缺乏。

2. 饮食疗法　增加含铁丰富的食物并注意合理搭配，多选择含血红素铁丰富的红色肉类、动物肝脏和动物全血等有利于改善铁营养状况。

表4-3　吸烟者中测定的血红蛋白浓度调整值

吸烟状况	测定的血红蛋白调整值（g/L）
非吸烟者	0
吸烟者（全部）	-0.3
0.5 包/天～	-0.3
1 包/天～	-0.5
2 包/天～	-0.7

3. 铁剂治疗　常用口服补铁制剂有硫酸亚铁、葡萄糖酸亚铁、枸橼酸铁胺、富马酸亚铁、右旋糖苷铁、琥珀酸亚铁等，与维生素 C 同服可增加铁吸收利用。补铁剂量为 4.5～6mg/（kg·d），一般治疗后 3～4 周有效，可维持巩固 4～8 周。

八、预 防 措 施

充足的铁摄取对预防铁缺乏是重要的，为预防铁缺乏的发生应开展好以下工作。

1. 健康教育　通过健康教育，指导人们科学、合理的膳食，具有极其重要的作用，这是最有效又最经济的预防措施。铁缺乏对小儿的危害大，目前铁缺乏的防治已列为儿童保健工作中重点防治的四病之一。

2. 合理膳食　婴幼儿时期应注意及时添加富含铁的辅食，如强化铁的米粉、猪肝、鸡肝、畜禽肉、鱼和动物全血等。对于成年人，膳食均衡，不要挑食、偏食，每周 2～3 次富含铁的食物对预防铁缺乏是有效的。适当使用铁强化食品，如我国采用的铁强化酱油，国外采用的铁强化面粉，可以弥补铁摄入不足的问题。为预防铁缺乏发生，我国营养学会建议铁的膳食推荐摄入量成人每天男性 12mg，女性 20mg。孕妇中期开始每天在原基础上增加 4mg，晚期每天增加 9mg。

3. 铁补充　对高危人群膳食不能满足需要时可使用铁剂预防铁缺乏。足月婴儿应该在 4 个月开始补充，剂量为 1.0mg/（kg·d）。早产儿应该在 2 个月后开始补充，剂量为 2.0mg/（kg·d）。妊娠中、晚期和哺乳期妇女可每天口服硫酸亚铁 200mg。

4. 提高食物铁的利用率　我国膳食中铁的来源主要是植物性食品，其吸收利用率大多低于 10%，如大米为 8.3%～10.3%，小麦 3.5%～4.0%，小米为 1.7%～1.8%。蛋类中因含有卵黄磷蛋白与铁结合而吸收率并不高，仅为 3%。牛奶含铁量低，属于贫铁食物。因此膳食除应增加摄入富含铁的动物性食品如猪肝、猪血等以外，应同时食用富含维生素 C 的新鲜蔬菜、水果和适当的畜禽肉、鱼以促进铁吸收利用。避免在吃饭时同时饮茶、喝咖啡，防止其对铁吸收的抑制作用。

5. 铁缺乏监测　目前尚无早期铁缺乏的筛查指标，实际工作中还在采用 Hb 作为缺铁性贫血筛查指标。如美国家庭医生学会、疾病预防控制中心等推荐对无症状孕妇做常规筛查，妊娠早、晚期 Hb＜110g/L，中期 Hb＜105g/L 就应该进行铁剂治疗。儿童在 1 岁时如有低出生体重、早产、铅暴露、母乳喂养 4 个月以上和添加的辅食未经铁强化等高危因素时推荐做血红蛋白筛查。国内现场进行贫血筛选时，过去多采用血红蛋白指标。这个标准曾受到国内外专家的异议，化验结果表明，自青春期男孩由于雄激素的作用，血红蛋白值提高较女孩快，正常男女青少年的血红蛋白已存有差异，到 14 岁才区分男女，不符合实际血红蛋白增长规律，因此我国提出青少年血红蛋白筛查标准。我国青少年、孕产妇贫血诊断的血红蛋白筛查标准见表 4-4。

表 4-4　我国青少年、孕产妇贫血诊断的血红蛋白筛查标准

年龄（岁）	性别	血红蛋白值（g/L）
6～	男/女	110
12～	男	120
	女	115
15～17	男	130
	女	120
未孕女性（15 岁以上）		120
孕妇		110

这个标准可用于现场大面积筛查贫血，筛查出来的对象是否为缺铁性贫血还需进一步检查前面诊断标准中提到的指标。

（孙晓红）

第二节　碘缺乏病

一、概　述

碘（iodine）是人体必需的微量营养素，在体内含量为 15～20mg，75%～80%存在于甲状腺中。甲状腺利用碘和酪氨酸合成甲状腺激素（thyroxine），故碘的生理功能主要以甲状腺激素的功能作用表现出来。甲状腺激素在体内的生理功能是非常复杂的，主要参与能量代谢、促进生长发育、促进神经系统发育，并与很多激素的分泌有关。当摄入碘不足时，机体因缺碘的程度和时期不同，会出现一系列不同程度的障碍，统称为碘缺乏病（iodine deficiency disorders，IDD）。

有关碘缺乏病的记载可以追溯到上千年前，我国较早的《神农本草》记载了用海藻治疗甲状腺肿；《黄帝内经》将地方性甲状腺肿（goiter）分为"气瘿"和"血瘿"；《山海经》一书提出瘿病与水土有关。此后唐孙思邈所著的《千金方》中所列的治疗"瘿"症的方剂几乎都有海产品，现在知道这些海产品中都含大量的碘。古希腊、古罗马的一些著作中也提到甲状腺肿与水土有关。16 世纪，Paraselsus 注意到地方性克汀病（cretinism）与甲状腺肿有关。1754 年，克汀病首次出现在 Diderot 编写的法国第一部《百科全书》中，当时是指聋哑并伴有巨大甲状腺肿的低能者。直到 1813 年法国的 Courtois 才从海藻灰中分离出碘。1820 年，Coindet 建议用碘治疗甲状腺肿，治疗了 150 例儿童，无中毒反应。1896年，Baumann 首次证实甲状腺有聚碘的作用，并从甲状腺中分离出了碘。Bousingault 在哥伦比亚发现当地居民食用废矿井盐而没有发生甲状腺肿，他对井盐进行了化验，发现井盐含碘，因此在 1933 年他提出用碘盐治疗甲状腺肿。20 世纪 70 年代，科研人员提出了碘缺乏所致的损害是由轻到重的一条疾病谱带。

引起碘缺乏病的主要原因是环境缺碘、水缺碘，在缺碘环境中生长的植物、动物含碘量也低，导致人体摄取碘不足所致。此外也与以下因素有关：

（1）食物中含有致甲状腺肿物质：如硫氰化合物（十字花科植物）、黄酮类、多酚类、有机氯、多氯联苯、多环芳烃和某些药物（硫脲类、磺胺类药物）等。硫氰化合物（十字花科植物）、黄酮类、多酚类通过干扰碘进入甲状腺而导致甲状腺肿的发生。而有机氯、多氯联苯、多环芳烃等是通过增加甲状腺素的代谢分解而导致甲状腺肿大。黄豆可干扰甲状腺激素的环化而导致甲状腺肿大，此过程在膳食缺碘时更易发生。

（2）钙：缺碘的情况下高钙加重甲状腺肿大。

（3）氟：高氟与碘竞争进入甲状腺，使甲状腺内可利用的碘含量降低，T_3、T_4合成障碍，加重甲状腺肿大。

（4）硒：缺硒使谷胱甘肽过氧化物酶活性降低，机体对自由基的清除能力下降，而致甲状腺受损。同时缺碘缺硒的新生儿甲状腺对自由基的损伤敏感，易致甲状腺萎缩，造成黏液肿型克汀病。缺硒使Ⅰ型脱碘酶活性下降，T_4转变为T_3的量降低，T_3的生物活性远高于T_4，致使体内甲状腺激素的生理功能减弱，加重缺碘的损害。

（5）铁：铁缺乏降低甲状腺中含铁酶的活性，阻碍碘与酪氨酸结合，降低甲状腺激素的合成而致甲状腺肿大。

二、流行病学

碘缺乏病分布广泛，该病主要多见于远离沿海及海拔高的山区，流行地区的土壤、水和食物中含碘量极少。非洲和东南亚是碘缺乏病流行较重的区域，1990年有118个国家存在IDD的公共卫生问题，15.7亿人口受碘缺乏的威胁，有6.5亿地方性甲状腺肿患者、1120万地方性克汀病患者和4300万不同程度的智力障碍者。因而世界首脑会议提出到2000年消除碘缺乏病，世界卫生组织/联合国儿童基金会/国际控制碘缺乏理事会（WHO/UNICF/ICCIDD）制订的目标是居民户合格碘盐比率达到90%以上，6～12岁儿童尿碘水平低于100μg/L的比率小于50%，低于50μg/L的比率小于20%，6～12岁儿童甲状腺肿大率（触诊或超声诊断）低于5%。但据WHO统计，到2000年，受碘缺乏病威胁的国家已经上升到130个，人口达22亿之多，但此时合格碘盐的覆盖率达到2/3，有的国家实现了消除碘缺乏病的目标，有些接近目标，而有些却退步了，如越南和玻利维亚碘盐覆盖率从90%降到70%。到2010年仍有2.7%的人口因碘缺乏而患有甲状腺肿。2011年英联邦发表的一份研究报道几乎70%的调查对象有碘缺乏。

我国在20世纪90年代多省区均有程度不同的碘缺乏，约7.2亿人生活在缺碘地区，碘缺乏病分布在1807个县，27 128个乡，严重的是还有数百万的亚临床克汀病患者。病区学龄儿童智商比正常儿童低10%～11%。1990年中国政府郑重承诺并签署协议在2000年达到消除碘缺乏病的目标，1993年9月国务院召开"中国2000年消除碘缺乏病动员会"，会议提出：5月15日为全国碘缺乏病防治日，借以加大宣传力度，提高人们对防治碘缺乏病的认识。1995年我国实施以全民食盐加碘为主的综合防治措施，并于1996年、2000年、2011年三次调整了食盐碘含量的标准。2000年，8个部委对全国各省区的考核结果表明，有17个省区达到消除碘缺乏病的目标，7个省区实现基本消除的目标，共24个省区基本达标，甲状腺肿大率约为6.4%。其余省区未达标，甲状腺肿大率在15.3%。全国平均碘盐中位数 42.3mg/kg，尿碘水平 306μg/L，甲状腺肿大率 8.8%，为此中国宣布实现消除碘缺乏病的阶段目标。2011 年，中国碘缺乏病病情监测报告公布，居民户合格碘盐比率 96.8%，8～10 岁儿童尿碘水平中位数 173.5μg/L，6～12 岁儿童甲状腺肿大率（触诊或超声诊断）2.4%，但碘盐使用的覆盖率低于 80%。

三、发病机制

当人体每天从食物和水中摄入的碘不足时，甲状腺素合成减少，使血液中甲状腺素浓度降低，反馈地引起垂体前叶分泌促甲状腺素（thyroid stimulating hormone，TSH）增多，TSH 促使甲状腺增生肿大，初为弥漫性肿大，此时通过增加的甲状腺组织代偿性地增加甲状腺素的合成，此时如果及时补充碘，甲状腺肿大可以纠正。随着缺乏时间延长，甲状腺中酪氨酸不能碘化或碘化错位，合成异常的甲状腺球蛋白，失去甲状腺素的作用，并且不易水解破坏而堆积在腺体滤泡中，致使滤泡肿大，胶质充盈，呈胶质性甲状腺肿。当胶质不断增加，就会压迫破坏滤泡细胞，使局部纤维化，血管减少而供血不足，细胞变性坏死，局部出现纤维性结节或钙化。

人体脑发育经历两个突增期，第一期在妊娠 12～18 周，于妊娠中期结束，此期主要是神经细胞数量上的增殖，第二期从妊娠中期开始直至出生过后 2 岁，此期主要是神经细胞分化、迁移、髓化、树突发育、突触发育、神经细胞间建立连接，胶质细胞增殖。第二期对营养因素和激素的缺乏特别敏感。当碘摄入不足发生在孕妇时，致使甲状腺激素合成不足，甲状腺素缺乏可使胎儿脑发育落后，即使在之后补充甲状腺激素，也不能纠正此时造成的脑损伤。这种大脑皮层、基底核及内耳结构发育受阻，导致出生后智力缺陷及耳聋等症状，出现先天性克汀病。孩子出生后如继续缺碘，甲状腺素缺乏，此时神经细胞树突、髓鞘形成和胶质的发育继续受影响，进一步导致抽象能力缺陷和智力低下。

有报道碘缺乏提高乳腺组织对雌激素的敏感性，大鼠用雌激素，在缺碘的情况下易发生良性乳房肿，膳食补充碘可恢复。患纤维性囊肿女性补充碘可减少乳房结节、纤维化和疼痛等事件的发生。碘对乳腺癌的保护作用在部分流行病学调查和动物模型试验中也已经报道，有学者建议将其用于乳腺癌的治疗。

四、临床表现

碘缺乏病过去主要指地方性甲状腺肿和地方性克汀病，现在的新概念包括了因为缺碘程度不一、持续时间不一和人体所处的发育阶段不一而造成的机体不同轻重的损伤，表现为胎儿期流产、早产、死产、先天畸形和地方性克汀病等；新生儿期出现新生儿甲状腺功能减退（以下简称甲减）、新生儿甲状腺肿大；儿童期和青春期甲状腺肿、青春期甲减、亚临床型克汀病、智力和体格发育障碍及单纯性耳聋；成人期出现甲减、甲状腺肿大、智力障碍和碘性甲状腺功能亢进。

甲状腺肿的分型如下。

（1）弥漫型：甲状腺均匀肿大，触诊摸不到结节，是甲状腺肿的早期表现，多见于儿童和青少年。

（2）结节型：在甲状腺上可摸到一个或多个结节，多见于成年人，特别是妇女和老人，大多缺碘时间较长。

（3）混合型：在弥漫型肿大的甲状腺上摸到一个或多个结节。甲状腺肿大早期无明显临床症状，甲状腺轻、中度弥漫性肿大，质软，无压痛。极少数明显肿大者可出现压迫症状，如呼吸困难、吞咽困难、声音嘶哑、刺激性咳嗽等。胸骨后甲状腺肿可有食管或上腔静脉受压症状。甲状腺功能基本正常，但有的患者由于甲状腺代偿功能不足出现甲状腺功能减低，影响智力及生长发育。少数地方性甲状腺肿患者由于长期血清 TSH 水平增高，当补充碘后，甲状腺素合成过多，反而形成甲亢。

地方性克汀病，可分神经型、黏液水肿型及混合型三种。神经型表现为智力降低、聋哑、斜视、痉挛性瘫痪，神经损伤-运动功能障碍出现不同程度的步态、姿态异常。黏液水肿型表现为全身多处黏液性水肿、肌肉发育差、松弛无力，身材矮小、智力落后。多数为混合型。典型的克汀病面容为头大、额短、面方；眼裂呈现水平状、眼距宽、塌鼻梁、鼻翼肥厚、鼻孔朝前；唇厚舌方，呈张口伸舌状，流口水；表情呆滞，常傻笑。

亚临床克汀病的程度虽不如克汀病严重，但它的发生率却远远大于克汀病，由于症状不典型，容易被忽视，这些人难以从事技术性较高的生产活动，不能接受中、高等教育。

五、诊　　断

1. 诊断方法

（1）尿碘测定：碘缺乏病一般发现在严重缺碘地区，居民尿碘水平常低于 $100\mu g/L$ 或 $20\mu g/g$ 肌酐。

（2）甲状腺激素检查：早期 T_3 降低不明显，而 T_4 降低明显，T_3/T_4 值增大。TSH 升高。

（3）吸碘率：神经型呈现碘饥饿曲线，而黏液水肿型碘吸收率不高，主要是由甲状腺萎缩所致。

（4）抗甲状腺抗体：黏液水肿型抗甲状腺抗体——甲状腺生长抑制免疫球蛋白升高，B 超发现凡是甲状腺生长抑制免疫球蛋白升高的患者均有甲状腺萎缩。

（5）X 线检查：多有骨龄落后、骨骼发育不全和骨化中心出现延迟。

（6）听力和前庭功能检查：听力和前庭功能损伤，以神经型更严重。

2. 诊断标准

（1）我国现行的地方性甲状腺肿诊断标准：①患者居住在碘缺乏病区；②甲状腺肿大超过受检者拇指末节，或小于拇指末节而有结节者；③排除甲状腺功能亢进（甲亢）、甲状腺炎、甲状腺癌等其他甲状腺疾病。病区 8～10 岁儿童甲状腺肿大率大于 5%，尿碘＜ $100\mu g/L$ 时判为地方性甲状腺肿流行。

（2）地方性克汀病的诊断标准

1）必备条件：①出生、居住于低碘地方性甲状腺肿病地区；②有精神发育不全，主要表现为不同程度的智力障碍。

2）辅助条件：①神经系统症状包括不同程度的听力障碍，不同程度的语言障碍，不同程度的运动神经障碍。②甲状腺功能减退症状包括不同程度的身体发育障碍；不同程度的克汀病形象：傻相、面宽、眼距宽、鼻梁塌、腹部膨隆等；不同程度的甲减表现：黏液性水肿，皮肤毛发干燥，X 线片骨龄落后和骨骺愈合延迟，血清 T_4 下降、TSH 升高。

具备上述的必备条件，同时具备辅助条件中的任何一项或一项以上，而又可排除分娩损伤、脑炎、脑膜炎及药物中毒等病史者，即可诊断为地方性克汀病。如具备上述必备条件，但又不能排除引起类似本病症状的其他疾病者，可诊断为可疑患者。

六、治　疗

甲状腺轻度肿大患儿可口服碘/碘化钾（复方碘溶液）或口服碘化钾，至甲状腺肿消退，尿碘正常，也可肌内注射碘油。对甲状腺中度肿大患儿，口服甲状腺粉（片）可使甲状腺缩小或消失；如甲状腺肿大明显或引起压迫症状或疑有癌变者宜手术治疗。在使用碘制剂过程中，要注意补碘过多造成碘甲亢，同时还需警惕碘过敏或碘中毒。

七、预 防 措 施

碘缺乏病是因碘摄入不足所致，中国营养学会制订的参考摄入量标准中，成人碘的推荐摄入量 RNI 值为每天 120μg，妊娠期在此基础上每天增加 110μg。可耐受最高摄入量（UL）为每天 600μg。

碘缺乏病关键在于预防，预防措施如下。

1. 食用碘盐 瑞士和美国最早使用碘盐，很快控制了碘缺乏病的流行。我国 20 世纪 60 年代开始在北方部分省份使用，七八十年代全国缺碘的地区都有碘盐供应，1995 年开始了全民食盐加碘的防治措施。食盐中加入的碘化物为碘化钾或碘酸钾，因碘化钾不稳定，目前大多使用碘酸钾。食品安全国家标准食用盐碘含量（GB 26878—2011）中规定为 20～30mg/kg。在碘盐的使用过程中注意尽量在食物烹调好准备起锅前添加，避免油煎高温导致碘丢失。

2. 碘油注射 用植物油与碘化氢经加成反应后形成的有机碘化物，一般只作为碘盐的补充形式。主要用于：①严重缺碘，病情严重，需要尽快控制病情时，补充碘油后要用碘盐维持效果。②适用于发病率低，无须普遍加碘盐的地区。③交通原因，不能及时供应碘盐时，先用碘油。④非碘盐使用地区，或碘盐碘浓度不合格的地区，为防止对下一代造成不可逆的智力损害，给育龄妇女及 2 岁以内的婴幼儿补用碘油。碘油主要使用对象为育龄妇女、孕妇和 2 岁以内的婴幼儿，用于防治智力低下的发生和发展。

3. 碘化饮水 饮水中加入碘化钾，在 10 万升水中加入 1g 碘化钾（即每升水含碘化钾 10μg）。

4. 多吃含碘丰富的食物 如海带、紫菜、海藻、海鱼、蛤干、干贝、海参、海蜇、龙虾等。陆地食品总体碘含量不高，动物性食品碘含量高于植物性食品。

5. 做好监测工作 监测内容包括：①碘盐的质量监测，计算居民户合格碘盐食用率。②甲状腺检查，重点对生长发育快、碘缺乏敏感的学龄儿童进行触诊检查，计算学龄儿童甲状腺肿大率。③尿碘检测，反映人群碘营养的状况，同样选择生长发育快，对碘缺乏敏感的儿童。尿碘值以中位数表示，正常应大于 100μg/L 或 20μg/g 肌酐。

　　碘缺乏消除标准如下。①管理指标：组织领导、碘盐管理、监测与防治、健康教育四方面评价得分达到 85 分及以上。②技术指标：a. 8~10 周岁儿童尿碘中位数≥100μg/L，且尿碘水平低于 50μg/L 的比例不超过 20%；孕妇尿碘中位数≥150μg/L。b. 8~10 岁儿童甲状腺肿大率小于 5%。c. 居民合格碘盐食用率大于 90%。

（孙晓红）

第三节　钙缺乏病

一、概　　述

　　钙是人体含量最多的无机元素，也最容易发生缺乏。正常人体内含有 1000~1200g 钙，其中 99.3%集中于骨骼牙齿组织，只有约 0.7%钙存在于软组织（0.6%）、血浆（0.03%）和细胞外液（0.06%）中，这部分在体液和软组织中以游离和结合形式存在的钙统称为混溶钙池。机体混溶钙池中的钙是维持多种正常生理功能所必需的，如心脏搏动、神经和肌肉兴奋性的正常传导和正常感应性的维持，都需要钙离子的存在。当血浆钙离子浓度明显下降时，神经肌肉的兴奋性增强，可引起手足抽搐和惊厥。钙离子是细胞内最重要的"第二信使"之一，可调控基因的表达、腺体的分泌和细胞增殖分化等；钙离子作为凝血因子Ⅳ参与凝血过程；参与维持体内酸碱平衡及毛细血管渗透压；调节机体酶的活性。此外，钙还是各种生物膜的组成成分，对维持生物膜正常通透性有重要作用。

　　体内骨骼与混溶钙池的钙保持着相对的动态平衡，骨骼中的钙不断地从破骨细胞中释放进入混溶钙池，混溶钙池中的钙又不断沉积于破骨细胞中，二者之间处于不断交换中，而牙齿中的钙一旦形成就不再进行交换。钙交换更新的速度随年龄增长而减慢。一周岁以内的婴儿更新速度最快，一年内体内钙可全部更新，幼儿期每年更新速率为 50%~100%，儿童期每年约 10%，成人约 5%。人体骨质的积累主要是在 20 岁以前完成的，之后骨质仍可持续增加，30~35 岁达到峰值，称为峰值骨密度，男性可比女性到达更高的峰值。达到峰值后至 45 岁期间，骨质维持在较稳定的水平。其后骨质开始流失，女性骨质流失速度大于男性。因此，钙缺乏主要影响骨骼的发育和结构，对于儿童来说，表现为骨骼钙化不良，生长迟缓，新骨结构异常，严重者出现骨骼变形和佝偻病。而成人钙缺乏则可导致骨质疏松，以低骨量及骨组织微结构退变为特征，伴有骨脆性增加，易于发生骨折。骨质疏松在第十章中有详细内容，本节不再赘述。钙缺乏除与骨健康有关外，流行病学研究提示缺钙还可能与糖尿病、心血管病、高血压、某些癌症等慢性疾病及牙周病有关。

二、流行病学

　　我国居民钙摄入量偏低，钙缺乏是个普遍存在的现象。曹艳梅等通过筛选数据库中具有代表性的文献，分析 2005~2012 年我国 3 岁以内儿童佝偻病的流行病学特征，结果显示，我国 3 岁以内儿童佝偻病患病率为 20.3%，相比 1977~1983 年调查的数据下降较明显。佝偻病的检出率在东北、华北和西北地区明显下降，但江西、河南和新疆三省（自治区）则明显上升。佝偻病发病不仅存在地域差异，还存在季节和年龄差异。由于受日照时间的影响，冬、春季佝偻病的患病率要高于夏、秋季。佝偻病多见于 2 岁以内婴幼儿，特别是早产儿及孪生儿。美国报道为 3～18 个月婴幼儿，我国 1 岁以内婴幼儿佝偻病的检出率最高。这可能是由于婴幼儿行走不便，户外活动少，接受阳光少及食物品种单调，辅食添加不及时，因而造成维生素 D 和钙摄入不足。大多研究结果显示，佝偻病的检出率随年龄的增加而逐渐降低，检出率无性别差异。此外，我国佝偻病还有重症病例少、轻症多、亚临床型佝偻病呈增多趋势的特点。

妇女绝经以后，由于雌激素分泌减少，导致钙吸收率下降，骨质丢失速度加快，骨密度降低到一定程度时，就不能保持骨骼结构的完整，甚至压缩变形，以及在很小外力下即可发生骨折。由于人体各部位骨骼的骨质分布并不均匀，前臂骨、椎骨、股骨颈和股骨粗隆是骨质较薄弱的部位，容易发生骨质疏松性骨折。

三、发病机制

钙缺乏的发生与钙的摄入、吸收、转运和矿化密切相关。在膳食的消化过程中，钙通常由复合物中游离出来，被释放成为一种可溶性的离子化状态，以便于吸收，但是低分子量的复合物，如草酸钙和碳酸钙，可被原样完整吸收。钙的吸收可发生在两种途径，主动吸收与被动吸收。吸收的机制因摄入量多少与需要量的高低而有所不同。

影响钙吸收的因素很多，主要包括机体与膳食两个方面。

我国的膳食结构直接影响了钙的摄入。中国居民的传统膳食以植物性食物为主，谷类、薯类和蔬菜的摄入量较高，肉类的摄入量比较低，豆制品总量不高且随地区而不同，奶类摄入也相对较少，因而作为钙的良好来源的奶、豆及豆制品消费较少，钙摄入量普遍不足。

日照不足和单一的膳食结构可能使机体维生素 D 摄入不足，进而影响钙的吸收。食物中的钙、磷比例不适宜也会影响钙的吸收。母乳中钙、磷含量比例为 2∶1，吸收率高，而牛乳中磷含量过高，钙、磷比例不适宜，因而人工喂养的婴幼儿易发生佝偻病。此外，所摄入的食物中若含有较多的草酸、植酸、磷酸等，可与钙形成难溶的盐类，也会阻碍钙的吸收。

肠道中的酸碱度不适宜、患有胃肠道疾病时也可影响肠道对钙的吸收。肠道吸收的钙由血浆运输到各个器官和组织。血浆中的钙包括非扩散性钙和扩散性钙。非扩散性钙也称蛋白结合钙，这类钙不易从肾脏排出；扩散性钙包括离子钙和阴离子结合钙，可从肾脏排出。非扩散性钙和扩散性钙可以互相转换，此种转换与血浆蛋白浓度和血浆 pH 有关。当食用过多的酸性食物或电解质代谢紊乱等因素造成血浆 pH 下降、营养不良，或肝功能障碍等因素造成血浆蛋白浓度下降时，扩散性钙浓度增加、非扩散性钙浓度降低，吸收的钙从肾脏排出。

长时期的钙摄入不足，可引起机体血清钙含量下降，导致甲状旁腺功能代偿性亢进，甲状旁腺素分泌增加，动员骨钙释放入血，使血钙含量维持在正常或接近正常水平；甲状旁腺素同时抑制肾小管重吸收磷，出现高磷酸尿和磷缺乏或低磷血症，进一步加重钙磷代谢紊乱。由于细胞外液中钙、磷含量降低，使骨钙化过程受阻，破坏了软骨细胞增殖、分化和凋亡的正常程序；钙化管排列紊乱，使长骨钙化带消失、骺板失去正常形态，成为参差不齐的阔带，且模糊不清呈毛刷状；骨基质不能正常矿化，成骨细胞代偿增生，碱性磷酸酶分泌增加，骨膜内化骨不良，骨样组织堆积于干骺端，骺端增厚，向两侧膨出呈半岛样或舌状，形成临床所见的肋骨"串珠"和"手足镯"。骨膜下骨矿化不全，成骨异常，骨皮质被骨样组织替代，骨膜增厚，骨皮质变薄，骨质疏松，容易受肌肉牵拉和重力影响而发生弯曲变形，形成临床常见的"O"形腿和"X"形腿。颅骨骨化障碍表现为颅骨变薄和软化，出现"乒乓头"，颅骨骨样组织堆积出现"方颅"。

近年来，许多研究提示某些微量元素，如锌、镁、铅和铁等可能与钙存在拮抗或协同的关系，在钙的吸收、转运和矿化过程中发挥重要作用。

四、临 床 表 现

1. 钙缺乏　儿童钙缺乏常无明显的临床症状与体征。少数患儿可出现生长痛、关节痛、心悸、失眠等非特异症状。严重钙缺乏导致骨矿化障碍，出现佝偻病临床表现。新生儿期可因暂时性甲状旁腺功能不足和钙缺乏而导致低钙血症，致使神经肌肉兴奋性增高，出现手足搐搦、喉痉挛，甚至全身性惊厥。

2. 佝偻病　多见于婴幼儿，分为四期。

初期（早期）多见于 6 个月以内，特别是 3 个月以内小婴儿。体征表现为神经兴奋性增高，如易激惹、汗多刺激头皮而摇头致枕秃等，但这些症状不能作为佝偻病的特异症状而诊断。血生化指标中血钙、血磷正常或稍低，血清碱性磷酸酶正常或稍高，血清 25-(OH)-D_3 降低。X 线表现骨骼改变不明显，可正常或见临时钙化带模糊变薄、干骺端稍增宽。

活动期（激期）多见于 3 个月至 2 岁的小儿。夜惊、多汗、烦躁不安等神经兴奋症状明显。体征表现 3~6 月龄婴儿以颅骨改变为主，前囟边较软，颅骨薄，指尖压之可有压乒乓球样的感觉；6 月龄以后，颅骨软化消失，额骨和顶骨中心部分加厚，从上向下看，可见"方盒样"头型，即方颅，肋骨可扪及圆形"串珠样"隆起，称为佝偻病串珠，手腕、足踝部可形成钝圆形环状凸起，称手、足镯；1 岁左右的小儿可见胸骨和邻近的软骨向前突起，形成"鸡胸样"畸形；严重者可见肋膈沟或郝氏沟。当小儿开始站立与行走后，由于下肢负重可致膝盖内翻形成"O"形腿或外翻形成"X"形腿。血生化指标中血钙、血磷均降低，血清碱性磷酸酶增高，血清 25-(OH)-D_3 显著降低；X 线：临时钙化带模糊消失，干骺端增宽或杯口状，边缘不整呈云絮状、毛刷状，骨骺软骨加宽。

第三期为恢复期，初期和激期经晒太阳或治疗后体征可逐渐减轻。血生化中血钙、血磷、血清碱性磷酸酶（治疗 1~2 个月后）和血清 25-(OH)-D_3 逐渐恢复正常。X 线（治疗2~3 周后）：临时钙化带重现、增宽、密度加厚。

第四期为后遗症期，多见于 2~3 岁以后的儿童。经治疗或自然恢复后，无任何临床症状，但可有不同程度的骨骼畸形。血生化和 X 线检查正常。

五、诊　　断

1. 钙缺乏　诊断可依据高危因素、临床表现、实验室检查及骨矿物质检测结果等综合判断。

（1）高危因素：长期膳食钙、维生素 D 摄入不足或缺乏是导致钙缺乏的主要原因。①膳食结构单一，缺乏奶类等高钙食物的摄入，大量果汁及碳酸饮料因挤占奶类摄入而影响钙摄入。②日照时间不足导致内源性维生素 D_3 合成不足。③生长发育快：2 岁以下婴幼儿、青春期少年，因生长快速，骨量迅速增加，对钙的需要量相对较高，是钙缺乏的高危人群。其中，婴儿期是一生中骨钙沉积比例相对最高的时期；而在青春期，青少年共获得约 40% 的其成人期的骨量。女孩在 12.5 岁、男孩在 14 岁时，骨骼钙的沉积速率达到峰值。④钙储备不足：母亲妊娠期膳食钙和（或）维生素 D 摄入不足、早产/低出生体重、双胎/多胎等，致使胎儿期钙储存不足，造成婴儿出生早期钙缺乏。⑤母乳不足及未用配方奶或其他奶制品替代的婴幼儿，或婴幼儿断乳后未添加乳类食品。⑥胃肠道疾病患者：患腹泻、胃肠道疾病时，肠道钙吸收利用不良，也容易引起钙缺乏。⑦肝肾疾病患者：患肝脏、肾脏疾病而影响维生素 D 活性，老年人钙吸收障碍、雌激素下降等也是造成钙缺乏的重要因素。

（2）实验室检查：①血钙，血钙浓度变化范围很小，低钙血症是由甲状旁腺功能低下或异常、维生素 D 严重缺乏等引起的钙代谢异常，而非人体内钙的缺乏造成；②尿钙，尿钙易受到近期膳食钙因素的影响，个体内变异大，尿钙在健康成人中与钙摄入量相关，但在处于快速生长期的儿童中两者并不相关，其临床应用价值有待证实；③其他，某些骨代谢生化标志，如骨碱性磷酸酶、Ⅰ型胶原交联 N 端肽（N-terminal telopeptides of type I collagen，NTX）、骨钙素（osteocalcin）等，这些指标只能反映中短期的骨代谢情况。

（3）骨矿物质和骨密度检测：双能 X 线吸收法（dual-energy X-ray absorptiometry，DXA）测定骨矿物质（bone mineral content，BMC）和骨密度（bone mineral density，BMD），具有快速、准确、放射性低及高度可重复等优点，被认为是评估人体骨矿物质含量而间接反映人体钙营养状况的较理想指标，但该检测价格昂贵，而且尚缺少儿童的正常参考数据。定量超声骨强度检测具有价廉、便携、无放射性等优点，在临床应用逐渐增加，但其结果同时也受骨骼弹性、结构等影响，其临床价值有待证实。

2. 佝偻病 诊断强调整体分析，必须结合病史、临床表现、血生化及骨骼 X 线检查。临床表现大多无特异性，诊断准确率较低；血清 25-(OH)-D_3 水平是最可靠的诊断标准；骨骼的改变可靠，血生化与骨骼 X 线的检查为诊断的"金标准"。

（1）血生化：①血钙、血磷，一般认为血清钙、磷测定对佝偻病早期诊断价值不大，仅在低于一定水平（有研究显示为血钙浓度<8mg/dl，血磷浓度<3mg/dl）才具有诊断意义。②血清碱性磷酸酶（alkaline phosphatase，ALP），ALP 受多种因素影响，因此对佝偻病的早期诊断也意义不大，但在激期可见 ALP 增高。③血清骨碱性磷酸酶（bone alkaline phosphatase，BALP），研究发现，在佝偻病的形态学变化之前 3 个月 BALP 分泌开始异常。被认为是诊断佝偻病的简便、特异、敏感的指标。一般测定结果：血清 BALP 水平≤200U 为正常，200~250U 为可疑，血清 BALP 水平≥250U 为异常。④血清 25-(OH)-D_3，佝偻病早期就有改变，是诊断佝偻病的金标准之一。关于血清 25-(OH)-D_3 尚未达成共识，但多数专家认为血清 25-(OH)-D_3 水平<20ng/ml 时考虑维生素 D 缺乏，21~29ng/ml 时考虑维生素 D 相对缺乏（临界水平），30~150 ng/ml 考虑维生素 D 较为足够（合适水平），大于 150 ng/ml 时考虑维生素 D 中毒。

（2）骨骼改变：①骨 X 线，也是确诊佝偻病的金标准之一。但在疾病早期，通常无骨骼改变，骨矿化含量下降达 30%~50% 时才出现典型改变，因此在佝偻病早期的诊断中有一定的局限性。②骨超声，敏感性高，骨矿化含量下降 5% 时即可检测到，且方法简单易行、无损伤、价格低，患者容易接受。但目前还在研究阶段，临床应用不多，其应用前景有待观察。

六、治 疗

（1）平衡膳食，适量增加膳食钙的摄入，积极查找导致钙缺乏的危险因素及基础疾病，并采取有效干预措施。

（2）增加户外活动时间，经常晒太阳（6个月以下避免阳光直晒）。

（3）在无法从食物中摄入足量钙时，才适量使用钙补充剂。补充量以补足食物摄入不足部分为宜。补钙的同时应注意补充其他相关微量营养素，如镁、磷、维生素A、维生素C、维生素K。

（4）儿童钙缺乏并伴有维生素D缺乏高危因素时，应同时补充维生素D。

（5）药物疗法：活动期口服维生素D 2000～4000U/d，连服1个月后，改为400～800U/d，如有条件，应监测血清钙、磷、碱性磷酸酶及25-(OH)-D$_3$水平。口服困难或腹泻等影响吸收时，可采用大剂量突击疗法，维生素D15万～30万U（3.75～7.5mg）/次，肌内注射，1个月后维生素D再以400～800U/d维持。用药应随访，1个月后如症状、体征、实验室检查均无改善时应考虑其他疾病，注意鉴别诊断。

（6）严重的骨骼畸形可采取外科手术矫正。

七、预 防 措 施

预防的首要原则就是保证钙和维生素D的摄入。《中国居民膳食营养素参考摄入量（2013版）》中给出了各年龄段人群的钙推荐量。

由于钙强化食品和钙补充剂的应用日益增多，中国营养学会在提出各人群钙的推荐摄入量的同时也提出钙的可耐受最高摄入量，它是平均每日摄入钙的最高限量，成人钙的UL值为2g/d，可适用于儿童以上人群。

由于维生素D既可由膳食提供，又可经暴露在日光下的皮肤合成，建议：①孕妇应每周到户外活动2～3次；②哺乳期间补充钙或维生素D不会增加母乳中钙和维生素D的量，所以对孕妇和乳母没有必要额外补充；③早产/低出生体重、双胎/多胎婴儿等属于维生素D缺乏的高危人群，应注意补充维生素D；④老年人皮肤合成维生素D的速率及靶组织的反应都下降，加上皮肤暴露在阳光下的时间减少，老年人维生素D缺乏较多，应注意补充。

（蔡美琴）

第四节 硒 缺 乏 病

1817年，瑞典化学家Jons Jakob Berzelius在研究硫酸厂铅室中沉淀的红色淤泥性质时，发现它是一种性质与碲相似的新元素，随即以希腊月亮女神Selene的名字命名为硒（selenium，Se），使之与以罗马大地女神Tellus之意命名的碲（tellurium，Te）相对应。

一、概 述

硒是地壳中含量极微的稀有元素，其总量为地壳（包括大气、水、岩石）的9×10^{-6}%。

此丰度排在 92 个天然元素的第 70 位。硒在地壳中的分布很分散，没有集中的天然硒矿可供工业开采。它常与硫在一起，多以重金属硒化物形式存在。因此，从重金属硫化物矿冶炼金属时得到的副产品是硒的主要来源。

硒的原子序数为 34，在周期表中位于ⅥA 族的硫和碲之间。因此，它们有许多相近的性质。硒在不同的外界条件下形成不同的元素异构体，基本上分为结晶型硒和无定型硒两类。结晶形硒又分为六方晶体的灰硒和单斜晶体的红硒。灰硒最为稳定，它在暗处导电性很低，受光时可近千倍地增高，暗处又复原，光电管的制造就是利用这种性质。灰硒的熔点为 220.2℃，可溶于 CH_2Cl_2。红硒的熔点为 144℃，可溶于 CS_2。无定形硒又分为红色粉状硒和玻璃状硒，熔点为 40～50℃。熔化的硒为棕色、蒸气为黄色、燃烧时火焰为纯蓝色。

生物学界对硒的认识始于 1934 年。美国农业部在怀俄明州和南达科他州的农业实验站发现，导致动物碱毒症（alkali disease）和蹒跚盲（blind stagger）的原因是动物吃了含硒量高的植物。从此，硒被认为是一种对生物有害的毒物。研究工作也集中在了解硒化合物的毒性和控制中毒以挽回农业损失等措施上。

直到 1957 年，德国的 Schwarz 和 Foltz 首次发表了硒具有动物营养作用的报告。他们发现硒是阻止大鼠食饵性肝坏死的第 3 因子的主要组分。随后，硒能预防家禽和牲畜中各种与低硒和低维生素 E 有关疾病的报告不断发表，如小鸡的渗出性素质、猪的食饵性肝坏死及牛羊白肌病等。不久，新西兰、澳大利亚、芬兰、加拿大、英国和美国等国家在农牧业中广泛采用各种补硒措施（在每千克饲料中添加 0.1～0.5mg 硒），挽回了数亿美元的损失，使农牧业生产者从中得到了极大的经济收益。

硒是动物和人体必需微量元素的这一认识是 20 世纪后半叶营养学上最重要的发现之一。1973 年，美国 Rotruck 等和德国 Flohe 等在两个实验室里分别发现硒是谷胱甘肽过氧化物酶（glutathione peroxidase，GPX）的必需组分，没有硒存在，这个酶就没有活力，而这个酶是体内主要的抗氧化酶之一，从而揭示了硒的第一个生物活性形式。1975 年，Awasthi 等纯化鉴定出人的红细胞 GPX。认识到硒是人体必需微量元素的另一个主要依据是 1979 年我国发表的克山病防治研究成果，即发现克山病地区人群均处于低硒状态，补硒能有效地预防克山病。从而揭示了硒缺乏是克山病发病的基本因素，同时也证明了硒是人体必需微量元素。

自此，对硒的生物学作用研究，从疾病防治的实践应用和作用机制的分子基础两个方面迅速展开。

在疾病防治研究方面：动物实验揭示出硒具有防癌作用，若干人体干预试验也支持硒可以作为一种化学防癌剂；有实验表明，硒具有预防心血管病（包括克山病）、糖尿病、肝病、肌肉疾病和延缓艾滋病进程等作用；硒在促进生长发育、精子成熟、提高免疫功能及延缓衰老等方面也起作用；另外，硒还具有减弱某些病毒表达的作用。虽然预防疾病的特定生物学机制还不清楚，但至少摄入适宜量的硒是有益于健康的。当然硒摄入过多也不利于健康，如 20 世纪 60 年代我国湖北恩施地区发生人体硒中毒事件。为此，我国科学家在 1980～1990 年对硒的安全量摄入范围做了深入细致的调查研究，提出了迄今最可取的人体硒适宜摄入量数据，已为国际营养学界广泛采用。

在作用机制研究方面：虽然在早期发现硒可预防低硒及低维生素 E 相关疾病时，已意识到硒与维生素 E 都具有抗氧化作用，但直到 1973 年发现 GPX 是含硒酶后，才证实了硒的抗氧化作用。迄今，在人体内至少已发现 25 个硒蛋白（细菌和动物中数量更多），越来越多的证据表明，硒的生理作用主要通过硒蛋白发挥。因此，探寻新的硒蛋白和硒参入硒蛋白途径成为硒基础研究的主要热点。1986 年，英国 Chambers 等和德国 Zinoni 等在研究小鼠和大肠杆菌含硒酶时，分别发现蛋白质合成时通常为终端密码子的 TGA（在 mRNA 上为 UGA）具有双重作用，即它同时也是硒半胱氨酸的密码子，由此确立了硒半胱氨酸是第 21 个遗传编码氨基酸的地位。这一发现是硒基础研究的突破点，同时也推动了生物化学和分子生物学的学科发展。1987 年，德国 Zinoni 等首先解释了大肠杆菌（原核生物）中硒半胱氨酸共同翻译参入硒蛋白的合成途径，为动物体内硒蛋白表达和调节研究打下基础。国际生物化学和分子生物学会（IUBMB）与国际纯化学和应用化学会（IUPAC）联合生化命名委员会已于 1999 年正式命名硒半胱氨酸为 seleno-cysteine，三字母符为 Sec，单字母符为 U。

二、流　行　病　学

克山病（Keshan disease）是我国特有的一种病因尚未完全明了的地方性心肌病。20 世纪四五十年代日本长野县和朝鲜北部曾经有过类似克山病的报道，但均未被最后证实。1935 年秋冬，黑龙江省克山县及其毗邻县的一些农村突然发生大批原因不明的急死患者，当时被称之为"奇病"，先疑是鼠疫，后又疑是传染病，由于原因不明故以县名命名为克山病。

据考证，克山病在我国东北、华北和西北地区已经有 100 多年的流行史。现有最早的记载是在陕西省黄龙县金灵寺碑文上，刻有清朝咸丰年间当地流行"吐黄水病"的记述。丁巳年即 1857 年，文中所载发病情况及流行季节与克山病颇为相似。20 世纪初期，克山病在黑龙江省克山县、吉林省龙井市、辽宁省宽甸县、河北省围场县和当时内蒙古自治区喀喇沁旗等地流行，其中以克山县的病情最重。1907~1945 年，全县先后有五次克山病较大流行，1918 年冬第一次大流行，涌泉乡刘大贵屯死亡 100 多人，西建乡 281 屯青壮年妇女几乎全部死亡。1935 年 11 月，第三次大流行，有 286 人的张云圃屯在一个冬天死亡 73 人，而仅 11 月、12 月两个月就死亡 57 人。该病发作突然，大多数发病患者在几个小时或 1~2 天内死亡，病死率极高。

克山病有地区性分布、高危人群多发、年度和季节高发三大流行病学特点。

（1）地区性分布：克山病分布在我国从东北到西南的 15 个省和自治区的农村里流行，即黑龙江、吉林、辽宁、内蒙古、河北、河南、山西、山东、陕西、甘肃、西藏、湖北、贵州、四川、云南。据 2000 年统计，在此地带内流行范围达 319 个市、县、旗，约 1.2 亿人受威胁。

（2）高危人群多发：北方病区患者以育龄期妇女和 15 岁以下儿童为主，南方病区患者以 10 岁以下儿童为主。从非病区迁入病区的外来移民易发病，最短的仅移居 3 个月后就发病，发病年龄最小者仅 2 个月。

（3）年度和季节高发：发病高峰有年度和季节波动性，有的年份发病率很高，过后又会自然下降，如从北方 11 省统计数字看到，1959 年、1964 年和 1970 年是高发年，发病率分别达 60.18/10 万、41.73/10 万和 40.42/10 万；而病死率分别达 19.96/10 万、9.78/10 万和 6.76/10 万。其他年份又自然下降。急型、亚急型克山病发病在北方秋冬季高发，而在南方为夏季高发。慢型、潜在型克山病一年四季均可发生。

克山病暴发流行时，其发病率和病死率极高。

三、发 病 机 制

（一）食物中硒缺乏

1. 土壤中硒缺乏 导致农作物硒含量降低。例如，克山病地区的玉米、大米和黄豆的平均硒含量分别为 $0.005\mu g/g$、$0.007\mu g/g$ 和 $0.010\mu g/g$；而来自硒中毒地区的同类食物的平均硒含量分别为 $8.1\mu g/g$、$4.0\mu g/g$ 和 $11.9\mu g/g$。土壤中的硒含量严重影响了当地农作物的硒含量。在我国，从东北到西南的广大地区，土壤中的硒含量均处于较低水平。我国高硒和低硒地区硒水平见表 4-5。

表 4-5 中国高硒和低硒地区的硒水平

品种	硒最低地区（四川凉山）		硒最高地区（湖北恩施）	
	样本数	硒含量	样本数	硒含量
水（mg/L）	8	<0.0004	11	0.054（0.009～0.159）
土壤（mg/kg）	44	0.112±0.024	18	9.68（0.08～45.5）
煤（mg/kg）	—	—	19	329（13.2～1332.4）
玉米（mg/kg）	195	0.005±0.003	45	8.66（0.5～44）
大米（mg/kg）	49	0.007±0.003	22	3.96（0.3～20.2）
人血（mg/L）	325	0.018±0.010	72	3.2（1.3～7.5）
人发（mg/kg）	1478	0.074±0.050	65	32.2（4.1～100）
人尿（mg/L）	43	0.007±0.001	17	2.68（0.88～6.63）
摄入量（μg/d）	13	11（3～22）	6	4990（3200～6690）

2. 膳食中存在影响硒利用的因素

（1）各种食物中硒生物学利用不同：小麦中硒全部可被利用，但是鲱鱼和金枪鱼中的硒仅 1/3 可以被利用，其他海产鱼类的硒利用率也相对较低，因为海鱼中含有少量甲基汞，硒化合物与甲基汞紧密结合导致了硒的利用率降低。另外，由于硒的存在，海鱼中甲基汞的毒性降低。

（2）动物性食物：是硒的最好来源，因为动物性食物中的硒含量比植物性食物中的硒含量高。另外，当食物中含硒量达到具有潜在毒性时，增加饮食中蛋白质的摄入则减少硒中毒的机会。

（3）植物油中的多不饱和脂肪：含丰富多不饱和脂肪酸的膳食可能提高对硒的需要，尤其是在膳食中维生素 E 含量较低的情况下。多不饱和脂肪酸容易经各种代谢过程转变成有毒的过氧化物，因此，需要含硒的谷胱甘肽过氧化物酶清除这些过氧化物。

（4）食品的加工制作：硒分布在整个谷粒中，谷物磨粉过程中，硒的损失比其他必需矿物质损失较少，其他矿物质多集中在谷粒的外层，在磨粉时容易被除去。大多数食物在烹饪过程中硒损失很少，但芦笋和蘑菇煮沸后损失较多，分别达到 29% 和 44%。

（5）膳食中的含硫氨基酸：如甲硫氨酸和胱氨酸，在体内可转变成谷胱甘肽，能够部分发挥谷胱甘肽过氧化物酶的某些功能。饮食中含硫氨基酸含量丰富时，人体对硒的需要量降低。素食者的饮食中氨基酸和硒的含量都很低，因此需注意用其他途径补充，如在膳食中增加含硒量高的小麦比例等。

（6）维生素 E：硒和维生素 E 在代谢上的作用有一部分重叠，所以维生素 E 可部分代替硒在体内发挥作用。动物实验表明，饲料中补充维生素 E 能改善机体对硒的吸收，同时还可提高硒在肝脏中积累的数量。

3. 机体状况影响对硒的需要

（1）缺铁性贫血：缺铁性贫血患者会出现人体红细胞中含硒酶（谷胱甘肽过氧化物酶）活性降低的现象，在患者的饮食中补充铁可使酶活性恢复到正常水平，由此可见，即使饮食中有足够的硒，但要使硒达到最适宜的利用，还必须有充分的铁。

（2）应激反应：动物实验表明，受到群体和环境胁迫（如拥挤、寒冷和过热）的猪比未受胁迫的猪容易发生与缺硒有关的严重疾病，由于猪和人对各种不良环境的反应方式非常相似，因此，对不良环境严重应激的人对硒的需要量增高。

（3）肠内微生物：目前还不能肯定生活在小肠内的各种细菌是否会增强或减弱膳食中硒的吸收。但实验证据表明，大肠杆菌、粪链球菌、梭状芽孢杆菌（梭菌）属和沙门氏菌属的某些种类的细菌有以下的特点：①将硒结合到自身的酶中去；②利用含硒氨基酸代替含硫氨基酸；③将硒的可溶形式转变为不可溶形式。如果肠道中的微生物将硒转变为不可溶形式，硒就不能被人体吸收，从而对硒的利用产生干扰。

4. 硒的存在形式　食物中的硒有两种存在形式，有机硒和无机硒。存在于动物性食物，如肾脏、肝脏、胰脏和肌肉中的硒为有机形式，而无机硒对含硒酶的活化作用更强，因此有人建议应服用含硒的无机盐，如亚硒酸盐来改善含硒酶的活性。

（二）硒预防疾病的可能作用途径

迄今，克山病病因仍没有完全清楚。从已有的硒与疾病关系的报道看，硒的基本作用点是在"预防或阻断"而不在于"治疗"。可能有如下几方面作用途径。

1. 硒的抗氧化作用　近年来，医学研究发现许多疾病的发病过程都与自由基有关。如化学物、辐射和吸烟等致癌过程，克山病心肌氧化损伤、动脉粥样硬化的脂质过氧化损伤、白内障形成、衰老过程、炎症发生等无不与活性氧自由基有关。生物体在生命进化过程中形成了一套完整的自我防御系统，其中有防御活性氧自由基损伤的抗氧化系统。它们包括抗氧化酶类（如超氧化物歧化酶、过氧化氢酶、谷胱甘肽硫转移酶和 GPX 等）和非酶自由基清除剂（如维生素 E、维生素 C、GSH、泛醌和 β-胡萝卜素等）。由于硒是 4 个 GPX 和若干可能具有抗氧化作用的硒蛋白的必需组分，它通过消除脂质过氧化物，阻断活性氧自由基的致病作用，而起到防病效果。硒也因此而被归类在抗氧化营养素中。

2. 硒的免疫作用　硒几乎存在于所有免疫细胞中，补充硒可以明显提高机体免疫力而起到防病效果。其作用机制是当前研究热点之一。许多实验提示可能是通过 GPX 和硫氧还蛋白还原酶（thioredoxin reductase，TR）调节免疫细胞的杀伤和保护作用。1999 年，Gladyshev 等测定出人类免疫缺陷病毒感染的 T 细胞中 GPX1、GPX4、TR 15kDa 硒蛋白（Sep-15）含量减少，而低相对分子质量硒化物增加。1995 年，Beck 等发现非致病良性柯萨奇病毒在低硒小鼠体内发生基因突变而成致病病毒，但在适硒小鼠体内无此变化，这是宿主硒营养状态对病原体遗传影响的第一次报告。如果硒对其他 RNA 病毒（如脊髓灰质炎病毒、肝炎病毒、流感病毒、人类免疫缺陷病毒）也有类似影响，那么硒对公共健康的影响将会相当重要。

硒提高免疫功能的机制主要有四方面：①通过抗氧化硒酶（GPX、TR 等）消除 H_2O_2 和有机氢过氧化物毒性；②调节类花生酸合成途径平衡，使白三烯和前列环素优先合成；③下调细胞因子和黏着分子表达；④上调白细胞介素-2 受体表达，使淋巴细胞、天然杀伤细胞、淋巴因子激活杀伤细胞的活性增加。

3. 硒对甲状腺激素的调节作用 主要通过 3 个脱碘酶（D1、D2、D3）发挥作用，对全身代谢及相关疾病产生影响，如碘缺乏病、克山病、衰老等。

（三）对克山病病因的认识

口服亚硒酸钠能够有效预防克山病，克山病患者内外环境均处于低硒状态，因此可以推论人体低硒状态是克山病发病的主要因素。克山病都发生在低硒地区，但低硒地区不一定有克山病存在。另外，低硒仍不能解释克山病发病的季节和年度高发波动性特点。因此，硒缺乏是克山病发病主要因素，而不是唯一因素，还可能有其他致病因素存在。

四、临 床 表 现

（一）动物的硒缺乏病

对硒营养功能的认识来自于动物实验。实验发现，用缺硒饲料喂养的大鼠，如果饲料中同时缺乏维生素 E 和含硫氨基酸时将会发生肝脏坏死。这种退行性肝病与脂肪肝和肝硬化明显不同，大鼠在 21～28 天内就会死亡。1969 年，另一些研究结果显示，即使大鼠和鸡饲料中含足够量的维生素 E 和含硫氨基酸，硒对它们也是绝对必需的。硒缺乏相关疾病的表现与物种有关。当硒与维生素 E 联合缺乏时，大鼠主要发生肝脏坏死；在雄性大鼠中还会发生精子缺陷，丧失生殖功能；在敲除了含硒蛋白质基因的大鼠模型中，证明了硒在神经系统功能和胃肠疾病中起关键作用。而小鼠则发生骨骼肌、心脏、肾脏、肝脏和胰腺的多发性坏死性退变。硒和维生素 E 都可有效预防鸡渗出性素质（一种毛细血管床退行性病变）。

动物硒缺乏病有助于进一步确定硒对人类健康的影响。硒缺乏导致猪产生心脏病变称为桑葚心；羊可发生营养性肌萎缩称为白肌病；火鸡出现砂囊肌病；牛可发生肌营养不良，累及骨骼肌和心肌。此外饲料中缺硒还会导致牛的生殖功能出现问题，母牛会发生胎盘滞留，公牛则可能丧失生殖功能。出现上述病症时通常都伴有维生素 E 的缺乏。硒缺乏还会影响子代动物的生长发育，在其他营养素充足的情况下，硒缺乏动物的第二代生长速率仅为同窝硒充足动物第二代的一半。

从动物实验中可以看出，硒缺乏时不同动物种属会出现不同的症状体征，说明硒的保护作用机制随种属而不同（如为什么只有鸡的毛细血管床对缺硒十分敏感而大鼠则无此现象）；同时，动物实验中还观察到，能够预防硒缺乏病的膳食硒最低量在多种物种间相对较恒定，提示不同种属动物之间有着相同的分子调节机制。

（二）人类硒缺乏病

目前还没有人或动物"单纯硒缺乏"疾病报道，但有许多与硒缺乏相关的克山病和大骨节病的报告。在硒水平适宜地区，从未见克山病和大骨节病病例发生，他们只出现在我国从东北到西南的一条很宽的低硒地带内。

人类硒缺乏可引起克山病，这种疾病至今在中国仍然存在，它是一种主要发生在某些土壤贫硒山区的农村人群中的地方性心肌病。在 20 世纪 70 年代，一项包含 4.6 万多名低硒地区居民的大规模硒补充试验，使克山病消失，这很清楚地说明补充硒可以预防克山病。克山病病区的妇女每日平均硒摄入量为 12μg。在无克山病的美国，居民日均摄入量要高于此数 5～15 倍。而同为低硒地区无克山病患者的新西兰，其居民硒摄入水平约 30μg/d。

1979 年新西兰首次报道了一例生活在贫硒农村地区的女性，该地区的羊患有地方性白肌病，需要在饲料中添加硒制剂加以预防。该患者在接受手术和全静脉营养之后，出现了皮肤干裂，双侧肌肉疼痛不适，检测血浆硒浓度从 0.32μmol/L 降低到 0.11μmol/L。每日静脉注射 100μg 硒一周后，患者的肌肉疼痛症状消失，恢复正常行动能力；在美国也有类似的全静脉营养之后引起的肌肉疼痛及心肌病致死的病例报道。这些病例的血浆与红细胞中硒浓度及 GPX1 的活性都很低，组织损伤的血浆标志酶升高，并通常伴有指甲床苍白。

人类硒缺乏常伴有其他一些问题。以克山病来说，补充硒只是一个方面。实际上克山病常同时伴有感染，可能是病毒性感染。从克山病患者体内曾经分离出柯萨奇病毒。动物实验结果表明，病毒的毒力受硒营养状态的影响。硒缺乏与碘缺乏有相互加重的作用。非洲的一种地方性黏液性呆小病可能与硒碘联合缺乏有关，患者甲状腺增生肿大、智力低下。单纯补硒可能使症状加重，因为补硒使硒依赖性脱碘酶的活性得到恢复，而促进 T4 的合成与碘的利用，从而加重碘缺乏。

克山病临床体检可见心脏不同程度扩大、心律不齐和心电图改变等，严重者可有心源性休克和心力衰竭。临床上按发病过程和心脏功能代偿状态分为四型：急型、亚急型、慢型、潜在型。克山病的靶器官是心脏，从病理角度看，它是一种以多发性灶状心肌坏死和纤维化为主要病变的心肌病。

大骨节病是一种地方性、多发性、变形性骨关节病。它主要发生于青春期及青春期前的儿童青少年，严重影响骨发育和日后劳动生活能力，中国约 800 万人受到该病的困扰。补硒可以缓解部分症状，对患者干骺端有促进修复、防止恶化的效果，但不能有效控制大骨节病发病率。目前认为低硒是大骨节病发生的环境因素之一，另有致病因子在起主要作用。但无论如何，仅从大骨节病只出现在低硒地区这一现象，可以判断它必与硒有密不可分的联系。

五、诊　　断

克山病的诊断依据中华人民共和国国家标准《克山病诊断标准》（GB 17021—1997）进行。

（一）克山病诊断原则

必须具备下列三条方可诊断为克山病。

（1）克山病的发病特点：具有在一定地区、时间和人群中多发，外来人口在病区与当地农民连续过 3 个月以上同样生活方能发病。

（2）具有心脏病的症状与体征（心大或形态、搏动、节律或心电图的异常），或心功能不全的症状与体征（气短、心悸、奔马律、肝大和浮肿）。

（3）且能排除其他疾病者。

（二）流行病学特点及临床表现

符合克山病的流行病学特点及临床表现。

（三）评价硒营养状况的方法

自生物材料中硒的测定方法建立以来，全血、血浆、红细胞、发、尿、指（趾）甲等组织硒含量均作为评价硒营养状况的指标。自发现 GPX 是含硒酶后，用血中 GPX 活性来直接反映硒营养状况得到了广泛应用。什么是硒营养状况？至今没有明确的定义。但目前可理解其基本含义是硒在体内与其功能有关的有效水平。也即它不是硒元素在体内的简单总量，而是硒在各组织器官中作为酶的成分或其功能作用的数量表达。为此，选择的评价指标应该符合两个条件，一是测定方法要可靠，二是所用指标要代表体内硒的活性。

1. 硒含量作为评价指标 由于生物材料一般只含微量硒，因此要求有高度灵敏和准确的方法。目前报道的方法很多，如荧光法、原子吸收法、原子荧光法、中子活化法和质谱法等，以全血硒来评价硒营养状态的报告最多。一般认为，红细胞硒反映的是远期膳食硒摄入情况，因人红细胞寿命为 120 天；血浆（血清）硒反映的是近期膳食硒摄入情况；血小板硒反映的是最近期膳食硒摄入情况，因人血小板寿命为 7～14 天。

发硒和指（趾）甲硒与血硒有很好的相关性，采集样品也方便，能反映较远期硒状态，中国和芬兰等都曾用过该指标。但头发样品易被含硒的洗发香波污染；24 小时尿硒测量的影响因素多，收集运输烦琐。

杨光圻等根据中国不同硒水平地区膳食硒摄入量和全血或血浆或发硒测定值，得到适用于中国以谷物为主膳食结构的对数回归方程：

$$\log 膳食硒摄入量（\mu g/d）= 1.304\log 全血硒（mg/L）+ 2.931$$
$$\log 膳食硒摄入量（\mu g/d）= 1.624\log 血浆硒（mg/L）+ 3.389$$
$$\log 膳食硒摄入量（\mu g/d）= 1.141\log 发硒（mg/kg）+ 1.968$$

通过全血、血浆或发硒测定值来推算膳食硒摄入量，避免了采集和测定双份饭硒含量的烦琐和困难。应该注意的是，由于不同地区土壤中硒含量不同，使不同地区同品种食物中硒含量也不同。因而，膳食硒摄入量不宜使用食物成分表中的数值来计算，只能用当地各种食物或膳食调查双份饭硒含量实际测定值来计算。

硒含量的测量数值是总硒量，其中包含了非功能硒，如硒代甲硫氨酸（SeMet）、金属硒化物等，因此，硒含量作为评价指标存在一定缺陷，它只是粗略的硒营养状态估计值。

2. GPX 活性作为评价指标 以 GPX 活性作为评价指标得以广泛采用，因为 GPX 代表了硒在体内的活性形式。在早期研究中，因不了解红细胞中和血浆中的 GPX 是两种酶，所以常测定全血 GPX 活性（通常红细胞中的 GPX 活性占全血 GPX 活性的 90% 以上）。与血硒含量相似，红细胞、血浆、血小板 GPX 活性分别代表远期、近期、最近期的硒状态变化。

对于评价硒状态来说，组织中的硒含量与 GPX 活性有较好的线性相关时，才能应用 GPX 活性作为评价指标。现有的数据均表明，随着硒含量增加，GPX 活性也随之增高，但血硒达到约 1.27μmol/L（0.1mg/L）时，GPX 活性达到饱和而不再升高。因此，以 GPX 活性作为评价指标时，仅适用于低于正常硒水平人群。

3. 其他指标 由于硒的生物活性形式不断发现，已有实验提示血浆 Sel-P、红细胞 GPX1 的 mRNA，以及某些组织中的 TR 活性和 Se-W 可作为硒营养状态评价指标，但因其测定方法尚未推广而不能广泛应用。目前还没有适用于高硒状态的灵敏评价指标，头发脱落和指甲变形被用来作为硒中毒的临床指标。

六、预 防 措 施

（一）我国克山病防治工作中的两大突破性进展

1. 大剂量维生素 C 静脉注射疗法（1961 年由西安医学院王世臣教授等建立该方法），每次注射 5～10g 维生素 C，抢救了无数急性克山病患者，使病死率由 80% 降到 20% 以下。

2. 口服亚硒酸钠对预防克山病具有显著的效果。中国医学科学院防治克山病科研小分队和西安医学院克山病研究室，先后在黑龙江（1968～1973 年）、四川（1974～1980 年）和陕西（1975～1977 年）与地方防疫工作者合作，进行了大规模人体补硒干预试验，取得了明显的预防效果。

（二）硒的食物来源

海产品和动物内脏是硒的良好食物来源。每 100g 下列食品中的硒含量分别为鱼子酱 203μg、海参（干）150μg、蛏干 121μg、牡蛎 86μg、花蛤蜊 77μg、猪肾 111μg、猪肉 10μg、瘦牛肉 10μg。

植物性食物中硒含量较低，每 100g 食品中，一般面粉含量在 5～15μg，但在小麦胚粉中含量很高，达 65μg；大米、玉米含量多在 5μg 以下；在豆类食物中，花豆（紫）74μg、黄豆 6μg、扁豆 32μg。

（田 粟 马玉霞）

第五节 锌 缺 乏 病

一、概 述

锌（zinc）是人体必需的微量元素之一，其在人体内的含量为 2.0～2.5g，微量元素中仅次于铁，位居第二。主要存在于肌肉、骨骼、皮肤、视网膜、前列腺、精子等组织器官中。按单位重量含锌量计算，以视网膜、脉络膜、前列腺为最高，其次为骨骼、肌肉、皮肤、肝、肾、心、胰、脑和肾上腺等。人体总锌的 95.0% 存在于细胞内。血液循环中的锌只占总锌量的一小部分，其中 75.0% 在红细胞中，3.0%～5.0% 在白细胞中，其余在血浆中。

锌具有多种生理作用，广泛地参与各种人体生理代谢活动，如参与蛋白质、核酸的合成和代谢，参与骨骼的正常骨化，促进生殖器官的发育及其功能维持，维护正常的味觉功能和皮肤健康，维持正常视觉、听觉、嗅觉等功能。特别是对提高儿童免疫功能、促进创伤愈合和智力发育发挥着重要作用。此外，锌作为许多种酶的组成成分或者酶的激活剂，与这些酶的活性也密切相关。

锌缺乏症是锌摄入、吸收障碍或者丢失过多所致的体内锌含量过低的表现。缺锌会使相关酶的活性下降，从而影响机体多个系统的正常功能，并导致多种功能紊乱。自 1961 年 Prasad 和 Halsted 在美国医学杂志上首先提出人类锌缺乏这一问题以来，锌对人的体格生长、智力发育等健康状况的影响越来越受到重视。

二、流 行 病 学

1. 全球范围的流行情况 目前的研究表明，锌缺乏在人群中普遍存在，特别是在经济落后的发展中国家更加严重。锌缺乏的全球患病率约为 17.0%，有些地区可达 73.0%。目前估计有一半世界人口处于锌缺乏的风险中。Brown 等计算了世界不同地区人群中处于锌缺乏风险的百分比，其中南亚处于锌缺乏风险的人口高达 90% 以上，东南亚、北非和中东及亚洲地区都在 70% 左右。尤其是以经济状况较差的人群受危害程度最重。在不同的人群中，婴儿、儿童、孕妇和育龄妇女是锌缺乏的易感人群。Rosado 的研究显示，在墨西哥 0～11 岁儿童中有 25.0% 都存在锌缺乏，而农村地区锌缺乏率达到 40.0%，城市地区达到 18.0%。

2. 我国儿童锌缺乏的情况 我国儿童普遍存在缺锌的问题。2016 年，一项关于海口地区 3820 例儿童营养情况调查显示，该地区 0～12 岁儿童锌缺乏率达 50.3%。对金华市、漳州市、舟山市、成都市、吉林市和包头市等地进行的调查发现，学龄前儿童缺锌率分别为 38.0%、26.5%、37.8%、45.1%、56.9%、37.3%。另有研究显示，婴幼儿锌缺乏率最高，其主要原因为婴幼儿生长发育快，锌的需要量大，膳食单一，挑食、偏食等，不过随着年龄增长，饮食多样化，营养更趋于均衡，锌缺乏率会有所下降。关于锌缺乏是否存在性别差异，目前尚无一致结论，但儿童普遍锌缺乏的问题亟须更多关注。

三、发 病 机 制

1. 摄入量不足 主要原因。膳食摄入不均衡，动物性食物摄入偏少；有偏食习惯或者长期食用天然缺锌食物；因疾病、年老等因素引起的食欲缺乏。另外，食物过度烹调，加工过于精细，如精白米、富强粉等均可降低食物的锌含量，使锌的摄入不足。此外，在全肠外营养如未加锌或加锌不足也可致严重的锌缺乏。

2. 需要量增加 婴幼儿、儿童生长发育快，新陈代谢旺盛，每日对锌的需求量也有所增加，孕妇、乳母比一般妇女需要更多的锌，若没有及时补充均易造成摄入相对不足导致缺锌；先天性不足、早产、低体重儿及妊娠期缺锌致胎儿锌储量不足也可能导致缺锌。另外，长期感染、发热人群锌需求量增加，同时食欲减退，如不及时补充，也可导致缺锌。

3. 吸收不良 一般食物中 31.0%～51.0% 的锌能被人体吸收，吸收程度受多种因素影响。植物性膳食中含有的植酸、鞣酸和膳食纤维不利于锌的吸收；摄入过量的铁及叶酸也可使锌的吸收率降低；遗传性吸收障碍性疾病及肠病性肢端皮炎也可致锌吸收率降低。其他如脂肪泻、肠吸收不良综合征、短肠综合征及肠手术均可影响锌的吸收。同时长期使用一些药物如金属螯合剂[如青霉胺、四环素、乙二胺四乙酸（EDTA）等]，可降低锌的吸收率及生物活性，这些金属螯合剂与锌结合从肠道排出体外，造成锌的缺乏。

4. 丢失增加 如反复失血、溶血、外伤、烧伤皆可使大量锌随体液丢失；寄生虫病、慢性腹泻、节段性回肠炎、急性感染、肝硬化、慢性肾病、糖尿病、严重外伤等可使锌排出增加而储存减少；长期使用青霉胺、噻嗪等药物均可能引起尿锌排出增加；脱屑性皮肤病也有可能使锌丢失增加。锌丢失的另一途径是出汗。世界卫生组织的专家报告中指出，在正常情况下，婴儿汗中每日锌排出量估计为 0.5mg，其他年龄为 1～1.5mg。故在炎夏、剧烈运动时及盗汗者，因大量出汗可造成缺锌。急性锌缺乏多因采用静脉营养或应用青霉胺、利尿剂等药物而又未及时补锌而引起。

四、临 床 表 现

由于锌在机体内发挥着极为广泛的生理作用，故锌缺乏时可导致许多病理性改变。不同生理条件、不同原因和不同程度的缺锌，对器官、组织和代谢的影响均不同，因而会表现出不同的临床症状。

1. 生长迟缓 缺锌会影响核酸、蛋白质的合成和分解代谢酶的活性，导致儿童的生长发育迟缓。并且，生长发育对锌缺乏极为敏感，轻度缺锌时，生长发育就会受到影响。儿童期缺锌的典型表现是生理性生长速率缓慢。缺锌儿童的身高、体重常低于正常同龄儿童，严重者可出现因生长激素分泌不足引起身体发育迟缓而最终导致身高低于同一种族、同一年龄、同一性别儿童的标准身高的 30% 以上的病症——侏儒症。缺锌儿童及时补锌后身高、体重的增长速度可恢复正常。

2. 厌食、食欲减退 缺锌常引起口腔黏膜增生及角化不全，易于脱落，而大量脱落的上皮细胞可以掩盖和阻塞舌乳头中的味蕾小孔，使食物难以接触味蕾，不易引起味觉和促进食欲。此外，缺锌对蛋白质、核酸的合成和酶的代谢均有影响，使含锌酶的活性降低，对味蕾的结构和功能也有一定的影响，进一步使食欲减退。

3. 异食癖 在缺锌患者中，常出现食用泥土、纸张、墙皮及其他嗜异物的现象，补锌后症状好转。患肠道寄生虫病的儿童也常出现异食症，可能是由继发性锌缺乏所致。

4. 免疫功能下降 人体锌缺乏时免疫功能的改变主要表现为胸腺、淋巴结、扁桃体和脾脏发育不全或者出现萎缩，或者在皮质旁区有成熟的和不成熟的浆细胞。实验证明，缺锌使机体免疫功能受损，锌缺乏患者易患各种感染性疾病，如腹泻等，补锌后各项免疫指标均可改善。

5. 伤口愈合缓慢 缺锌后，DNA 和 RNA 合成量减少，创伤处肉芽组织的胶原减少，肉芽组织易于破坏，使创伤、瘘管、溃疡、烧伤等愈合困难，如甲沟炎、地图舌等。有资料表明，锌治疗有助于伤口的愈合，可促使烧伤后上皮组织的修复。

6. 皮肤损害 表现为肠病性肢端皮炎，严重的表现为各种皮疹、大疱性皮炎、复发性口腔溃疡，皮肤损害的特征多为糜烂性、对称性，常呈急性皮炎，也可表现为过度角化。有部分儿童表现为不规则散乱的脱发，头发呈红色或浅色，锌治疗后头发颜色可变深。

7. 眼病 眼睛是人体单位重量含锌最多的器官，而眼中含锌量最多的组织是脉络膜及视网膜，所以眼对锌缺乏十分敏感。锌缺乏会造成夜盲症，严重时会造成角膜炎。另外，锌在轴浆运输中发挥作用，对维持视觉及神经的功能是不可缺少的。锌缺乏时神经轴突功能降低，从而引起视神经疾病和视神经萎缩。

8. 性器官发育不良与性功能低下　性发育障碍是青少年锌缺乏的另一个主要表现。锌有助于性器官的正常发育，血液中睾酮的浓度与血锌、发锌呈线性相关。所以锌缺乏时，性器官发育不良，性功能减退。对已经发育成熟的成人会出现阳痿、性欲减退等表现。

9. 糖尿病　锌是胰岛素的重要组成部分，每个胰岛素分子中含有两个锌。锌缺乏时胰岛素的活性降低，细胞膜结构的稳定性下降，使胰腺细胞溶酶体的外膜破裂造成细胞自溶，可引起糖尿病。

五、诊　　断

缺锌的诊断主要通过膳食调查、临床症状和体征及实验室检查及补锌后的反应进行综合判断。膳食调查的方法详见有关章节。

（一）实验室检查

实验室检查的评价指标中，敏感而特异的锌营养状况评价指标仍然缺乏。测定血清（浆）锌、白细胞锌、红细胞锌、发锌、尿锌及唾液锌，都曾作为锌营养状况的评价指标，但均未形成一致意见。

1. 血清（浆）锌　目前临床上血清（浆）锌是比较常用的指标。正常值为 13.8μmol/L（11.5～22.9μmol/L）。由于血清锌主要与白蛋白结合，故肝肾疾病、急慢性感染、应激状态和营养不良等均可导致锌浓度下降。此外环境因素改变和近期饮食改变也会影响含锌量。急性缺锌时因组织分解增加，血锌水平仍可在正常范围内，因而测定时需排除各种干扰因素。

2. 发锌　可作为慢性锌缺乏的参考指标，具有采样无痛苦、样品易保存和运输、检测方法简便的优点。但受头发生长速率、环境污染、洗涤方法、采集部位的影响，其误诊率和漏诊率可高达 20.0%～30.0%，且发锌的含量难以反映近期体内锌含量的变化，因而并非是判断锌营养状况的可靠指标。不过因该方法简便，无创检测，患者容易接受，故可作为群体锌营养状况筛查及环境污染的检测指标。

3. 尿锌　可反映锌的代谢水平，参考值为 2.3～18.4μmol/24h，但受尿量及近期膳食摄入锌的影响，有极大的个体差异，如血锌、发锌、尿锌三者同时测定，其参考价值增大。

4. 白细胞锌　虽是反映人体锌营养水平较灵敏的指标，但测定时需要的血量较多（至少为 5ml），且操作复杂，故不是临床常用指标。

5. 碱性磷酸酶活性　因锌参与碱性磷酸酶活性中心的形成，故血浆碱性磷酸酶活性有助于反映锌营养状况，缺锌时碱性磷酸酶的活性下降。

6. 锌耐量试验　测定方法为空腹口服锌 1mg/kg，正常人 2 小时后血锌浓度达高峰（比空腹值高 8.0～10.0μmol/L），6 小时后恢复至空腹水平。缺锌患者峰值低下且提前回到原有水平。但锌的吸收、利用及储存三方面因素均影响检测结果，而且需多次抽血，故临床很少采用。

7. 血浆和红细胞金属硫蛋白（metallothionein，MT）含量　近年来有研究用放射免疫法测定血浆和红细胞 MT 的合成情况来评价锌的营养状况。如缺锌时，血浆和红细胞的 MT 水平明显降低。红细胞 MT 可能是补锌计划有效的监测指标，血浆 MT 浓度可灵敏地反映人体锌营养状况。由于其他一些金属元素，如铜、铁等也可诱导 MT 合成，所以其实用价值尚待进一步研究。

（二）餐后血清锌浓度反应试验

由于进食可使胰腺分泌含锌的氨羧基肽酶 A 进入肠道，并从血液循环中吸收更多的锌及部分血液循环中的锌转入肝细胞内以协助蛋白质的合成，故餐后血清锌浓度常较空腹时有所降低。如果体内锌储备不足，则下降幅度也较大；因此，可采用较灵敏的餐后血清锌浓度反应试验（PZCR）来进一步判断是否存在锌的缺乏。

（三）锌缺乏症的诊断标准

1. 确诊标准如下（需具备下列 5 项中的 3 项）

（1）膳食调查：每日锌摄入量少于推荐供给量的 60.0%。

（2）有纳呆、生长发育迟缓、皮炎、反复感染、免疫功能低下、异食癖等典型的缺锌临床表现中的 2 个或 2 个以上表现。

（3）空腹血清锌浓度＜11.47μmg/L（原子吸收法）。

（4）PZCR＞15.0%。

（5）单独用锌剂治疗 1 个月后显效。

2. 可疑标准（具备下列 5 项中的 2 项）

（1）空腹血清锌浓度为 11.47～13.74μmg/L（原子吸收法）。

（2）另 4 项与确诊标准中的（1）、（2）、（4）、（5）相同。

六、治　疗

治疗时先去除病因，积极治疗原发病。

1. 去除引起缺锌的原因　治疗锌缺乏症，首先应分析引起锌缺乏的原因（包括摄入量不足、需要量增加、吸收不良和丢失增加这四种），并在治疗原发疾病的同时及时补锌。

2. 锌缺乏的饮食治疗措施　首先应摄入含锌丰富的食物，如仍不能满足需要，则需补充锌剂。

人初乳含锌量较高，可达 306.0μmol/L（2000μg/dl），人乳中的锌吸收利用率也较高，故婴儿母乳喂养对锌缺乏症的治疗有利。但随婴儿年龄增长要按时添加辅食，积极补充各种富锌的动物性食物，如牡蛎、动物肝、脑、心、肾、蛋黄、瘦肉、牛肉、鱼；豆类及坚果类、烤麦芽等食物。无母乳的人工喂养儿最好辅以强化了适量锌的婴儿配方奶或奶粉。计划妊娠的妇女在妊娠早期或妊娠前应保证每日锌摄入量达到推荐水平，必要时给以强化锌的食物，如强化锌挂面、强化锌奶粉、强化锌盐等以增加锌的摄入。

3. 锌缺乏的药物治疗措施　若婴幼儿、学龄前及青春期前儿童缺锌影响生长发育，可每日口服锌剂（按元素锌计），均按推荐的每日锌供给量加倍给予，最大每日 20mg，疗程 3 个月，轻症疗程可较短。用硫酸锌、葡萄糖酸锌或醋酸锌皆可。对继发性锌缺乏，锌用量因吸收不良及丢失过多的程度不同而异，开始可用每日 1mg/kg，为了加快生长速率的需要，婴幼儿如继续丢失过多，每日可增至 2mg/kg，但应密切监测血浆锌浓度。

肠病性肢端皮炎肠外静脉营养给锌建议剂量：早产儿为每日 0.4mg/kg；3 个月以下的足月产儿每日 0.2mg/kg；较大婴儿及幼儿每日 0.1mg/kg，儿童每日 0.05mg/kg。当锌丢失过多时，尤以自胃肠道丢失，用量需加大。应随时监测血浆锌。如果有严重缺锌表现时，可每日静脉给锌 0.3～0.5mg/kg，用药持续到皮肤病变消失。为了利于锌的吸收，口服锌剂最好在饭前 1～2 小时。

低锌所致厌食、异食癖一般服锌剂 2～4 周见效，生长落后一般 1～3 个月见效。非缺锌所致者给锌剂无效。用锌剂治疗时，应随时观察疗效与副作用，并监测血浆锌浓度，同时增加富含锌的食物。除肠病性肢端皮炎或全胃肠道外静脉营养等特殊情况外，要及时停药。硫酸锌等锌剂的副作用，常见的有恶心、呕吐、腹泻等胃肠道症状。对于这种副作用比较大的锌剂如改在饭后服，可适当减少其副作用。

此外，在补锌时也应把握好剂量和时间，最多每天口服不能超过 20mg 锌，补锌时间不要超过 2 个月，否则可能造成锌中毒。

七、预 防 措 施

普通人群中，每日锌摄入量参考中国营养学会 2013 版 DRIs 的推荐量。成年男子 RNI 为 12.5mg，成年女子为 7.5mg。

坚持平衡膳食是预防缺锌的主要措施。首先选择富含锌的食物，通过饮食干预来预防锌缺乏症。其次注意膳食的搭配，最大限度地让人体吸收更多的锌。农村儿童膳食中植物性食物的比例较高，故应列为防治的重点人群。对孕妇、乳母及有长期腹泻及胃食欲缺乏者额外补给每日供给量的锌，并积极控制原发疾病。

1. 选择富含锌的食物　首先婴幼儿应选择母乳喂养，尤其初乳中含锌最丰富，故提倡母乳喂养对预防锌缺乏具有重要意义。一般来说，贝壳类海产品、红色肉类、动物内脏类都是锌极好的食物来源；干果类、谷类胚芽和麦麸也富含锌。食物中的锌含量差别很大，吸收利用率也不相同。动物性食物含锌丰富且吸收率高。每千克牡蛎和鲱鱼中含锌量都在 1000mg 以上，而每千克肉类、肝脏、蛋类则在 10～50mg。一般植物性食物含锌量较低。植物性食物含锌较高的有大白菜、黄豆、白萝卜，其每千克含锌在 30mg 以上。干酪、虾、燕麦、花生酱、花生等均为良好来源。特别是葵花子仁、西瓜子仁和花生米富含锌、铁、钙、磷等矿物质及多种维生素。生吃、炒食均适合，且价格经济、食用方便，每天食用 25～50g，不失为日常补锌的好方法（表 4-6）。

表 4-6　不同种类食物的锌含量及估计可吸收的锌量

食物种类	锌含量（mg/100g）	估计可吸收的锌量（mg/100g）
肝、肾（牛、禽）	4.2～6.1	2.1～3.1
肉（牛、猪）	2.9～4.7	1.4～2.4
禽肉（鸡、鸭等）	1.8～3.0	0.9～1.5
海产食品（鱼等）	0.5～5.2	0.2～2.6
蛋类（鸡、鸭）	1.1～1.4	0.6～0.7
乳制品（牛奶、奶酪）	0.4～3.1	0.2～1.6
种子，坚果类（芝麻、杏仁等）	2.9～7.8	0.3～0.8
面包（白面、酵母发酵）	0.9	0.4
全粒谷物（小麦、玉米、糙米等）	0.5～3.2	0.1～0.3
豆类（大豆、蚕豆等）	1.0～2.0	0.1～0.2
精加工谷类（白面、白米等）	0.4～0.8	0.1

续表

食物种类	锌含量（mg/100g）	估计可吸收的锌量（mg/100g）
发酵木薯	0.7	0.2
根茎类食物	0.3～0.5	<0.1～0.2
蔬菜	0.1～0.8	<0.1～0.4
水果	0～0.2	<0.1～0.2

2. 注意膳食的搭配 食物中大部分锌与蛋白质和核酸结合，一般处于稳定的络合状态。坚果和豆类中锌含量虽然较高，但其中常含有较多的植酸，阻碍人体对其中锌的吸收。在大豆、小麦和玉米粉、咖啡、茶、各种豆类中也发现有抑制锌吸收的成分，包括植酸盐、草酸盐和膳食纤维等。全谷类食物中也含有较丰富的锌，但其大部分位于胚芽和麦麸中，谷类中锌的含量与加工精度有关，过细的加工过程可导致锌的大量丢失，加工越细，锌损失越多。预防锌缺乏时要注意膳食的合理安排，适当减少这些含有阻碍因素的食物摄入量。

（赵 勇）

第二篇 营养素过量的危害

人体是由各种元素组成的，是有机的统一体，这些元素来源于人们日常饮食，机体在一定范围内通过调整自身代谢来维护正常运转。当某一种或某一类营养素过多或过少时均可能对人体造成不必要的危害，过量摄入不同的营养素对人体所造成的危害不同。对于宏量营养素来说，对人体的危害主要是导致肥胖和慢性非传染性疾病的发生率增加，如产热营养素摄入过多可能导致体内脂肪的堆积；对蛋白质来说，可能还会增加对肝肾的负担；但对于微量营养素来说，因其人体需要量相对较少，更容易造成危害，引起急性中毒或慢性损害。本篇主要介绍矿物质和脂溶性维生素过量给人体带来的危害。

第五章 矿物质过量的危害

由于矿物元素在自然界的分布是不均匀的，导致不同地理环境中所生长的动植物体内矿物元素的含量可以有显著的不同。如我国东北的克山地区，自然环境中硒的含量较少，导致当地居民及家畜发生硒缺乏的风险显著增加；而在湖北的恩施地区，由于自然环境中硒的含量非常丰富，曾出现过由于硒摄入过高导致的硒中毒。

第一节 地方性氟中毒

1970 年美国食品营养委员会（Food and Nutrition Board，FNB）认为氟是"人体必需的营养素"；1996 年 WHO 将氟归类为"具有潜在毒性，但低剂量时可能是人体某些功能所必需的元素"。氟在自然界中分布极为广泛，一般认为，微量的氟是人体必需的，与骨骼的坚固性有关，并对牙齿具有一定的防龋作用，但过量的氟对人体是有害的。

一、流 行 病 学

1. 世界的分布概况 地方性氟中毒（endemic fluorosis）是地球上分布最广的地方病之一，在五大洲的 40 多个国家有不同程度的流行。地方性氟中毒同地理环境中氟的丰度有密切关系。亚洲氟中毒高发的国家主要有印度、中国、朝鲜、日本、哈萨克斯坦、斯里兰卡、缅甸、泰国、吉尔吉斯斯坦、越南、土耳其等。其中分布面最广，病情比较严重的国家是中国和印度。欧洲地区的国家主要有保加利亚、俄罗斯、白俄罗斯、西班牙、奥地利、英国、意大利等国。非洲地区的国家主要有摩洛哥、阿尔及利亚、突尼斯、埃及、南非、纳米比亚、坦桑尼亚等。美洲地区的国家主要有美国、阿根廷、玻利维亚、厄瓜多尔等。大洋洲地区的国家主要有澳大利亚、新西兰等。

2. 中国的分布情况 山西省阳高县发掘出的 10 万年前古人类牙齿化石上就有氟斑牙

病变。三国时期魏末学者嵇康的《养生论》中"齿居晋而黄"是人类历史上最早有关氟斑牙的记载。

2000年完成的调查结果显示，在氟中毒严重的贵州省，氟斑牙患者高达991万人，占同期贵州省人口的28.11%。毕节地区的8个县全是氟中毒的重病区，平均氟斑牙的检出率达到85%，是中国乃至世界人口最多、平均患病率最高、最集中连片的一个地方性氟中毒病区。

地方性氟中毒在我国分布非常广泛，是流行较严重的国家之一。到目前为止，除上海市、海南省以外，其余各省、自治区、直辖市中均有地方性氟中毒病区存在。氟中毒在我国主要有3种类型：①饮水型地方性氟中毒；②燃煤污染型地方性氟中毒；③饮茶型地方性氟中毒。

饮水型氟中毒又分为浅层潜水高氟区、深层高氟地下水地区、富氟岩石和氟矿床地区以及地热和温泉高氟水地区。浅层潜水高氟区在我国分布在长白山以西，长江以北的广大区域内，包括东北西部平原、华北平原、西北干旱盆地及华东、中原、新疆、青海、西藏的部分地区，构成由东北向西北、西南的广大病区带；深层高氟地下水地区通常是分散型分布，但也有连接成片的，最典型的就是渤海湾一带，如天津的塘沽、大港，河北的沧州，南至山东的德州，北至辽宁的凌海市；富氟岩石和氟矿床地区主要是与当地存在的萤石矿、磷灰石矿或冰晶石矿有直接关系，如辽宁义县、浙江义乌市等；地热和温泉高氟水地区地壳环境中的地热和温泉水含氟量也都很高，在我国从东北到南方沿海地区几乎都有散在的分布，病区散在型分布在温泉的周围一带。

燃煤污染型地方性氟中毒是我国存在的独有的一种病区，是当地居民长期使用"无排烟道"的土炉或土灶，燃烧的含氟量较高的石煤取暖、做饭或烘烤粮食、蔬菜等，导致室内空气中氟浓度较高，家中的粮食、蔬菜、饮用水等主要食物遭到污染，使人体摄入过多的氟量，从而引起慢性氟中毒。这类病区主要分布在长江两岸附近及以南的边远山区。

饮茶型地方性氟中毒是近年来才引起重视的一种病区类型，是由于居民习惯饮用砖茶或用砖茶泡成的奶茶或酥油茶而引起的。由于砖茶中含氟量很高，长期大量饮用，造成体内氟大量蓄积，而引起慢性氟中毒。这类病区主要分布在四川、青海、西藏、新疆、内蒙古、云南等省、自治区的少数民族地区。

3. 人群分布的特点

（1）年龄

1）乳牙氟斑牙：乳牙钙化始于胚胎期，乳牙在生后11个月内已完全发育成熟，所以乳牙氟斑牙发生在11个月以前的婴儿。

2）恒牙氟斑牙：7～8岁以前在高氟区生活的儿童均可受到氟的影响，发生恒牙氟斑牙，一旦形成，终生不能消退。当恒牙萌出以后迁入病区的儿童不会再发生氟斑牙。氟骨症主要发生在成年人，特别是20岁以后患病率随年龄增加而升高。

（2）性别：在条件相同的情况下，氟斑牙和氟骨症发病一般无性别差异。但在氟骨症的类型中不同性别间有所不同，一般来说，女性骨质疏松、软化型较多，男性硬化型较多。

（3）民族：饮茶型氟中毒的发生具有明显的民族特征，它主要发生在习惯饮用砖茶或用砖茶制成奶茶或酥油茶的少数民族人群。

（4）人群在病区居住年限：氟斑牙与在病区居住年限无关，而与在高氟区出生及生活的年龄有关，恒牙萌出以后迁入病区的儿童基本不受影响。

二、过 量 原 因

1. 食用被污染的食物 摄入因燃煤污染的食物，氟污染量越高，发病率也越高，病情越严重。

2. 饮用含氟较高的饮水 我国生活饮用水卫生标准（GB 5749—2006）规定氟化物的限值为 1.0mg/L，长期饮用含氟较高的饮用水，可导致慢性氟中毒。

3. 蛋白质、钙和维生素等抗氟营养素不足 饮水中的钙和镁可降低人体对氟的吸收，促进氟从体内排出，减少氟对机体的危害。饮水硬度高，患病率低。饮水的碱度增强可使氟的活性增强，有利于氟的吸收和增加氟的毒性。

4. 生活、饮食习惯 生活、饮食习惯与燃煤污染型和饮茶型地方性氟中毒有着极为密切的关系。

5. 个体差异 与个体的生理、敏感性、健康条件有关。

三、临 床 表 现

1. 氟斑牙（dental fluorosis）

（1）牙釉面光泽改变：釉面失去光泽，不透明，可见白垩样线条、斑点、斑块，白垩样变化也可布满整个牙面。

（2）釉面着色：釉面出现浅黄、黄褐色、深褐色或黑色。着色范围可由细小斑点、条纹、斑块，直至布满大部釉面。

（3）釉面缺损：可表现为釉面细小的凹痕，小的如针尖，深的较大面积剥脱。

2. 氟骨症（fluorosis of bone）

（1）症状：疼痛是最常见的自觉症状。疼痛部位可为 1～2 处，也可遍及全身。首先从腰背部开始，逐渐累及四肢大关节一直到足跟。疼痛一般呈持续性，多为酸痛，无游走性，局部无红、肿、热现象，活动后可缓解，休息后加重，尤其是早晨起床后常不能立刻活动。受天气影响不明显。

氟骨症还可出现神经症状，主要表现为肢体麻木、蚁走感、知觉减退等感觉异常；肌肉松弛，握物无力，下肢躯干的力量减弱。

不少患者可有头痛、头昏、心悸、乏力、困倦等神经衰弱症候群表现。也可有恶心、食欲缺乏、腹胀、腹泻或便秘等胃肠功能紊乱的症状。

（2）体征：轻者一般无明显体征；重者常可出现关节功能障碍及肢体变形。

（3）X 线表现：骨结构发生改变，密度增高或减低；软组织钙化，包括韧带、肌腱附着处和骨膜、骨间膜及关节周围软组织的钙化或骨化，有骨棘形成是该病的特征性表现之一。

3. 神经系统症状 氟可透过血脑屏障在脑组织中蓄积，影响大脑的生理过程，导致记忆力减退、精神不振、失眠、易疲劳等。

四、诊　断

1. 临床诊断　根据氟中毒的临床特征进行诊断。

2. 实验室检查

（1）尿氟测定：尿氟反映近期氟摄入情况。针对氟中毒的防治原则，我国制定了尿氟水平正常范围的上限值，儿童尿氟上限值为 1.4mg/L，成人尿氟上限值为 1.6mg/L。

（2）粪氟测定：粪氟增高表示氟从消化道进入增多。

（3）血氟测定：血氟可直接反映人体内氟水平，但常受到环境和地理位置等因素影响，目前我国尚未明确制订血氟的正常水平。

（4）环境、指甲和毛发氟测定：在检查群体慢性氟中毒骨病时，群体饮用水氟增高，食物或空气中氟增高均有诊断意义。毛发和指甲含氟量代表氟储存量，也有诊断意义。

3. 其他辅助检查　包括 X 线、CT、MRI 以及 SPECT 等影像学诊断。

五、治　疗

1. 对症治疗

（1）有疼痛者给予适量非甾体类镇痛剂，如阿司匹林每次 0.3～0.6g，每天 1～2 次，也可给予吲哚美辛，每次 25mg，每天 2～3 次。

（2）有骨骼畸形者应局部固定或行矫形手术防止畸形加剧。

（3）一旦出现椎管梗阻或截瘫时，应及早手术，解除神经压迫。

2. 一般治疗　多种支持治疗或辅助治疗对氟骨症患者十分重要。首先要加强营养，补足蛋白质，补充多种维生素（特别是维生素 D），并鼓励患者进行户外活动，采用肌肉按摩等措施，以帮助患者早日康复。

3. 病因治疗　尽可能去除引起氟中毒的病因，如减少饮水中氟的含量使之达到生活饮用水卫生标准，改变高氟流行区居民饮食习惯，严格执行职业劳动保健措施，避免长期摄入过量氟等。

4. 特殊治疗

（1）氟康宁胶囊：氟康宁是目前治疗中、重度氟骨症的有效药物之一。一般用量为每次 2 粒，每天 3 次，用药总量为 40～200g，辅以中药红花、牛膝等组成的汤剂及钙剂、维生素 D 等，治疗时间 38～210 天，一般为 3 个月左右。严重的心脑血管病患者应慎用。

（2）氟痛康胶囊或片剂：两种剂型在疗效上无显著性差异。氟骨症患者口服氟痛康片每次 3 片，每天 2 次；胶囊制剂每次 3 粒，口服，每天 2 次，疗程 3 个月。疗效与患者的临床分型、性别、年龄、患病时长等差异均不明显。

（3）枸橼酸：氟骨症患者骨组织中的枸橼酸含量明显减少，一般在补充钙的基础上加用枸橼酸 2g，每天 3 次则效果更为明显。

（4）氢氧化铝：能被消化道中的氟结合形成不易溶解的铝化合物，从而减少氟的吸收，一般采用氢氧化铝凝胶，每次 10～20ml，每天 3 次。

（5）卤碱：卤碱含有镁、钙、钠、氯等多种成分的复合盐，具有多方面的作用，主要利用镁离子对横纹肌和平滑肌产生箭毒样作用，使肌肉弛缓。Mg^{2+} 还可激发多种酶活性，Mg^{2+} 和 F^- 有较强亲和力，使之成为不易溶性盐，可减少氟的吸收。一般将卤碱制成片剂口服，每次 4～6g，每天 3 次，餐后服用。

六、预 防 措 施

1. 改换低氟水源

（1）低氟水源的种类

1）深层地下水：浅层高氟地下水病区的深层地下水含氟量均较低，适宜饮用。

2）低氟地面水：多数江、河、湖泊等地面水含氟量较低，符合饮用水标准。

3）天然降水：雨水和雪水的含氟量都很低，蓄积后，经处理，可以饮用。

（2）改换低氟水源的形式

1）打深水井是我国饮水型病区应用最普遍的一种形式，可以利用水塔、压力罐等进行集中供水。

2）引江、河、湖泊、泉等低氟地面水。

3）在缺水地区，找不到低氟水源的情况下，可兴建小型水库或水窖，蓄积天然降水或储存冰块。

4）在低氟水源水量不足时，也可将低氟水、高氟水混合成为符合饮用水卫生标准的水源。

2. 饮水除氟

（1）混凝沉淀法：沉淀法是除氟工艺中应用较广泛，适宜处理高浓度含氟水的一种主要方法，在化学沉淀法的基础上结合混凝沉淀，可增强除氟效果。混凝沉淀法的基本原理是在含氟水中加入混凝剂，并用碱调到适当 pH，使其形成氢氧化物胶体吸附氟。无机混凝剂主要包括铝盐和铁盐，如硫酸铝、氯化铝、碱式氧化铝等。

（2）活性氧化铝吸附法：活性氧化铝是白色颗粒状吸附剂，有较大的比表面积，当水的 pH 小于 9.5 时可吸附阴离子，大于 9.5 时去除阳离子。因此，在酸性溶液中活性氧化铝为阴离子交换剂，对氟有极大的选择性。

（3）骨炭和磷酸钙吸附法：是较经济、简单、适用的除氟方法，可能的机制包括交换和吸附作用。

（邱服斌）

第二节 硒 中 毒

硒（selenium）属类金属，1973 年 WHO 正式确认硒是人类生命和健康不可缺少的一种微量元素。硒摄取不足或摄取过量，均可能导致疾病产生。硒是体内某些酶的重要组成部分，这些酶通常与抗氧化有关。元素硒毒性低，硒的盐类化合物则可以经由吸入、食入或皮肤接触而造成中毒。无机硒的毒性大，其中以亚硒酸（selenious acid）为毒性最大的硒化合物。

一、流 行 病 学

据报道，世界上发生硒中毒的国家和地区：美国的南达科他、内布拉斯加、怀俄明、亚利桑那、堪萨斯、北达科他、新墨西哥、蒙大拿、犹他等州，爱尔兰的利默里克、提珀雷里、米思等郡，以色列的湖列盆地，澳大利亚的北昆士兰州，墨西哥的加纳华托、奇瓦瓦、托雷翁、萨尔提略、墨西哥城等。

我国的湖北省恩施、陕西省紫阳为硒中毒灶状病区，主要与高硒含煤地层有关。杨光圻等通过现场调查和动物实验研究，证实 1961～1964 年湖北省恩施暴发的原因不明脱发掉甲病是由于石煤含硒量高所致的硒中毒。1980 年程静毅等报道，陕西省紫阳也发生了硒中毒的事件。

1. 区域性　硒中毒具有地区性的特点，与当地土壤特点有关。严本武报道，我国高硒地区分布于湖北的鄂西南，然后跨越长江三峡地带，向鄂西北延伸至陕西紫阳。其特点是与高硒石煤分布一致，硒中毒地区均存在着煤烟型氟中毒。

2. 季节性　多数病例出现在 8～9 月至翌年的 4～5 月，此时气候寒冷，人或家畜四肢末端皮肤血管收缩，血液供应不足，致使局部组织变性、坏死，加重了硒的中毒作用。少数病例发生在 6～9 月。

二、过量原因

1. 食用含硒高的食物和水　湖北省宣恩病区，地表的硒主要来源于沉积岩和重金属硫化物及煤层。植物吸收硒盐和有机硒，元素硒经氧化或微生物作用后变为硒酸盐才能被吸收。动物在摄入含硒量高的牧草或其他含硒量高的饲料时，可发生中毒。20 世纪 60 年代病区"有毒"玉米的含硒量高达 0.557mmol/kg，为非病区的 500～1000 倍。

2. 硒作业人员　从事经常接触硒的工作，可出现不同程度的硒中毒。急性中毒时出现一种被称作"蹒跚盲"的综合征。其特征是失明、腹痛、流涎，最后因肌肉麻痹而死于呼吸困难。

3. 因误食含硒化合物或大量吸入其粉尘、烟雾或硒化氢气体而引起中毒。单质硒微毒，硒化物具有高毒，以二氯化硒毒性最大，亚硒酸及其盐类毒性大于硒酸及其盐类。可由呼吸道、消化道侵入，经肾脏排出。在人体内，硒和硫有竞争作用，硒可取代体内含硫化合物的硫，因而抑制体内许多含硫氨基酸酶的巯基。

三、临床表现

急性中毒通常在摄入大量高硒物质后发生，每日摄入硒量高达 400～800mg/kg 可导致急性中毒。主要表现为运动异常和姿势病态、呼吸困难、胃胀气、高热、脉快、虚脱并因呼吸衰竭而死亡。早发现、早治疗，对于硒中毒非常重要，等到指甲开始改变、呼吸出现大蒜气味时，就可能意味着出现不可逆转的损害。如果神经损伤发生，意味着损害将伴随终生。

地方性硒中毒主要表现为以下三种类型。

（1）头发变干、变脆，从头皮处断裂，眉毛、胡须、腋毛、阴毛脱落。

（2）脱甲、指甲变脆、甲面出现白点及纵纹。也可有皮肤病变、皮疹或水疱，并可发生溃疡等。

（3）肢端麻木继而抽搐、麻痹，甚至偏瘫，严重时可致死亡。

四、诊　　断

1. 临床诊断符合硒中毒的临床表现。

2. 长期生活在高硒地区或有职业接触史。

3. 食用含硒量高的粮食或禽畜肉。

4. 实验室诊断

（1）血硒：全血硒的正常值 0.89～7.1μmol/L（0.07～0.56mg/L）；血浆硒的正常值 0.82～4.2μmol/L（0.065～0.33mg/L）。

（2）尿硒：正常值 0.15～2.2mmol/L（12～174mg/L）。

（3）发硒：正常值 4.5～45μmol/kg（0.36～3.6mg/kg）。

（4）指（趾）甲硒：正常值 5.7～57μmol/kg（0.45～4.5mg/kg）。

五、治　　疗

1. 吸入中毒　应迅速脱离现场，吸入新鲜空气或氧气，雾化吸入 2%碳酸氢钠溶液。

2. 口服中毒　应给予催吐、清水（或盐水）洗胃、导泻以清除尚未吸收的毒物。

3. 皮肤灼伤　用清水、10%硫代硫酸钠溶液或 2%硼酸溶液冲洗、湿敷，然后涂以氟轻松软膏。溅入眼内的二氧化硒，应立即用清水、10%硫代硫酸钠溶液冲洗，然后涂氢化可的松眼膏。

4. 静脉用解毒剂　静脉注射 10%硫代硫酸钠 10～20ml，每日 1 次，可将部分硒化合物还原成元素硒而解毒；还原型谷胱甘肽（古拉定）1200～1800mg 加入 5%葡萄糖溶液250ml 中静脉滴注，每日 1 次。

5. 硒中毒的对症、支持治疗　注意防止水、电解质及酸碱平衡紊乱，注意保护心、肝、肾功能。可用抗生素防治肺部感染；有急性中毒性肺水肿时，立即加压给氧，吸入消泡气雾剂二甲基硅油和 2%碳酸氢钠溶液，保持呼吸道通畅。静脉注射高渗葡萄糖溶液和氨茶碱。地塞米松 5～10mg，静脉滴注；静脉注射快速利尿脱水药物。

六、预 防 措 施

1. 预防硒中毒最有效的办法就是避免摄入富硒的水和食物。

2. 土壤中含硫多会抑制植物对硒的吸收，因此，可采取在草场施用含硫肥料等措施，来降低植物含硒量。

3. 维生素 E 是一种良好的抗氧化剂，可预防硒中毒。

4. 职业性预防则应强调安全生产和防护。

（邱服斌）

第三节　高碘性甲状腺肿

高碘性甲状腺肿（iodine induced goiter）是人体长期摄入过量的碘而导致的甲状腺肿

大。如果因为食用高碘饮食或饮用高碘水而呈地方性流行性发病，称为地方性高碘性甲状腺肿；如果因长期服用含碘药物呈散发性发病称为散发性高碘性甲状腺肿。

一、流 行 病 学

根据流行病学特点，高碘性甲状腺肿可分为散发性（或非地方性）和地方性两大类。根据高碘摄入的途径，地方性高碘甲状腺肿可分为食物性和水源性两种；根据发病的地区又可分为滨海性和内陆性两类。

根据卫生部 2012 年的调查结果显示，中国水源性高碘地区已从 12 个省（自治区、直辖市）的 130 个县减少为北京、天津、河北、山西、内蒙古、江苏、安徽、山东和河南 9 个省（自治区、直辖市）中 109 个县（市、区、旗）的 735 个乡镇。其中河北、河南、山东、江苏、安徽 5 个省的高碘地区基本连成一片，沿黄河古道分布；山西省的高碘地区主要分布在大同、晋中两大盆地；内蒙古自治区主要分布在河套地区。另外，2010 年陕西省卫生厅确定辖区内富平县刘集镇为高碘病区。

吕胜敏等报道，河北省高碘乡中，8～10 岁儿童的甲状腺肿大率为 10.96%，甲状腺肿大率有随着年龄增长而降低的趋势。贾清珍等报道，山西省高碘乡镇儿童尿碘中位数460.50μg/L，儿童甲状腺（B 超法）肿大率为 13.08%，而非高碘乡镇儿童尿碘中位数为310.30μg/L，儿童甲状腺（B 超法）肿大率为 7.32%。

国外关于高碘性甲状腺病的报告较少。日本是碘摄入量很高的国家，在京都、北海道、东京、大阪与名古屋的大学生中，尿碘范围为 739～3286μg/L，学生甲状腺肿大率为 8.9%。弥漫性甲状腺肿为 7.2%，结节性甲状腺性肿为 1.7%，碘的主要来源是海藻类食品。

二、过 量 原 因

国际权威学术组织于 2001 年首次提出了碘过量的定义（尿碘大于 300μg/L），一致认为碘过量可导致甲状腺功能减退（以下简称甲减）、自身免疫甲状腺病和乳头状甲状腺癌的发病率显著增加。

1. 沿海地区居民长期饮用高碘水或食用高碘食物。

2. 我国新疆、山西、内蒙古等多为盆地或山脉延伸的高地，因古代洪水冲刷含碘丰富的水沉积所致，出现了内陆高碘甲状腺肿。

3. 医学检查或治疗而长期服用含碘药物。

三、临 床 表 现

碘摄入过多主要表现为甲状腺肿大、甲减、自身免疫性甲状腺病、甲状腺功能亢进及甲状腺癌等。

1. 甲状腺肿大，多呈弥漫型，与低碘性甲状腺肿相比质地较坚韧，触诊时比较容易同低碘性甲状腺肿相鉴别。新生儿高碘甲状腺肿可压迫气管，甚至窒息。

2. 出现甲减或亚临床甲减症状，但在高碘病区的绝大多数的人群，包括甲状腺肿大患者在内，其甲状腺功能多数正常。

3. 有报道表明，水源性高碘甲状腺肿病区，在未采取任何干预措施的情况下，儿童期的高碘甲状腺肿进入成年期后多自行消退。

4. 长期高碘摄入可有自身免疫过程增强的改变，如出现自身免疫抗体，自身免疫性疾病或甲状腺自身免疫疾病的发病率增高；甲状腺癌的发病亦增多，主要是乳头状癌。

四、诊　断

1. 患者生活或居住在高碘地区，或甲状腺肿大，有明确的高碘摄入史，且能排除其他原因引起的甲状腺肿。

2. 甲状腺肿大，质地硬，必要时可做甲状腺活检。一般呈弥漫性肿大，多系 Ⅰ～Ⅱ 度，Ⅲ度少见。两侧叶可以大小不等，表面比较光滑，极少引起压迫气管症状。

3. 新生儿高碘甲状腺肿可压迫气管，甚至窒息而死。

4. 部分患者可出现甲低症状，如怕冷、食欲不振、便秘，甚至个别患者出现黏液性水肿。

5. 实验室检查 血浆无机碘及甲状腺中碘含量显著增高，尿碘＞800μg/L；24 小时甲状腺吸碘率下降，一般低于 10%；过氯酸盐释放试验常呈阳性。基础代谢，血胆固醇，血清 T_3、T_4 及促甲状腺激素（thyroid stimulating hormone，TSH）常在正常范围内，但 T_4 可偏低，甚至低于正常，T_3 可偏高，甚至高于正常，TSH 可高于正常。

6. 鉴别诊断 高碘性甲状腺肿多呈弥漫型，与低碘性甲肿相比质较坚韧，触诊与 B 超检查易鉴别，高碘性与低碘性甲状腺肿触诊与 B 超的鉴别见表 5-1。

表 5-1　高碘与低碘性甲状腺肿触诊与 B 超的鉴别

项目	高碘性甲状腺肿	低碘性甲状腺肿
触诊		
质地	较硬、很容易摸得到	较软、仔细触诊可摸得到
边界	光滑、界线很清楚	界限较清楚
望诊	容易看得见、Ⅰ度肿大可以看见其轮廓	不易看见、Ⅱ度才容易看得见
B 超	回声粗糙、边界清晰	回声均匀、边界模糊

五、治　疗

1. 停用海带、海盐，食用含碘量低的普通盐。

2. 调整膳食，不吃含碘盐高的食物。

六、预 防 措 施

随着中国碘缺乏病防治工作的进展和人们对碘与健康关系研究的深入，对高碘及其对健康的危害将有越来越清晰的认识。我国各地正努力改善饮水结构。各级卫生机构应加强监测，及时发现新出现的高碘病区或高碘地区，努力采取必要的措施，减轻或消除高碘的危害。

1. 限制高碘地区人群的高碘摄入；禁忌食用碘盐。否则会造成高碘性甲状腺肿的流行。

2. 沿海高碘地区禁食腌制食品、海带、海盐，食用普通盐。

3. 改善高碘地区饮水结构,各级卫生机构加强饮水监测。

4. 对于散发性高碘甲状腺肿,尽量避免用碘剂或减少其用量并密切随访。对孕妇用碘剂尤应注意,否则可能使新生儿患高碘性甲状腺肿,甚至窒息死亡。

目前我国居民碘营养水平总体处于适宜状态,盐碘含量标准为 20mg/kg、25mg/kg、30mg/kg 三种,由各省级卫生计生行政部门根据本地人群实际碘营养水平,选择适宜的盐碘含量标准。2014 年中外专家联合评估认为,食盐加碘对中国消除碘缺乏病成效非常明显,今后仍应坚持食盐加碘政策。

（邱服斌）

第四节　其他矿物质过量的危害

一、铁　中　毒

口服铁剂和输血可致铁摄入过多。通常由于一次性大剂量服用铁剂导致,常见于儿童。当血清铁浓度超过铁负荷容量时,出现铁中毒。一般来说,中毒较重的患者,血清铁离子浓度超过 $89.5\mu mol/L$,但也有血中浓度达 $179\mu mol/L$ 而症状很轻者（正常血清铁的浓度为 $21.1\sim52.4\mu mol/L$）。

缺铁性贫血的治疗剂量为 $3\sim6mg/kg$,当摄入铁为 $10\sim20\ mg/kg$ 时出现毒副作用,当铁摄入量超过 $50mg/kg$ 时出现严重毒性。铁剂致死量为 $150\sim200mg/kg$（相当于硫酸亚铁 $0.75\sim1g/kg$）。

中毒起初,由于铁对消化道的腐蚀作用,出现腹痛、呕吐、腹泻,甚至呕血。24 小时后疼痛减轻,继而出现代谢性酸中毒,损害内脏器官,特别是脑和肝脏。铁中毒还可通过扩张血管,引起低血容量性休克。甚至因为循环衰竭和肝衰竭而引起死亡。

若长期内服大量铁剂,可能引起肺、肝、肾、心、胰等处的含铁血黄素沉着症,并可导致栓塞性病变和纤维变性。

慢性铁中毒的主要表现:

（1）皮肤色素沉着,呈古铜或青铜色。

（2）肝脏肿大,肝硬化蜘蛛痣,糖尿病。

（3）垂体功能低下,甲状旁腺及肾上腺功能减退。

（4）心脏疾病,心律不齐,心力衰竭。

（5）骨骼关节改变,颅脑畸形,肝肿,肾上腺皮质功能低下,合称脑肝肾综合征。

铁中毒的特异解毒药为去铁胺。去铁胺属羟肟酸络合剂,在体内羟肟酸基团与游离或与蛋白质结合的三价铁（Fe^{3+}）形成稳定、无毒的水溶性铁胺,由尿迅速排出。它能络合铁蛋白和含铁血黄素中的铁离子,但不能与血红蛋白或细胞色素 c 中的铁离子络合,对其他金属的络合作用很弱。口服后胃肠道吸收很少,吸收率约 15%,但能阻断铁从胃肠道吸收。肌内或静脉注射后,尿铁排泄量明显增加。临床上主要用于治疗误服过量铁剂的急性中毒。口服中毒者,立刻口服或灌胃 $5\sim10g$ 去铁胺,以限制铁从胃肠道吸收。同时肌内或静脉注射 $0.5\sim1g$,以后视病情每 $4\sim12$ 小时注射 $0.5g$,一般用 2 日。

二、锌 中 毒

锌作为一种必需的微量元素，参与机体许多的物质代谢和能量代谢过程，并且对维持机体正常的免疫功能非常重要。造成锌中毒的主要原因：①应用镀锌的器皿制备或储存酸性饮料，因为酸性溶液可溶出较多的锌以致中毒；②锌大量用于油漆、溶剂、清洗剂及其他建筑材料等，职业环境中的锌通过污染土壤和水，进入人体，引起中毒；③过量使用锌补充剂也可以引起锌中毒；④含锌农药，如磷化锌。研究认为，暴露在超过 10 倍建议量的情况下就会导致锌中毒。

胃中的低 pH 使锌成为游离态的锌，随后形成可溶性的锌盐。这些锌盐从十二指肠吸收，迅速分布到肝脏、肾脏、前列腺、肌肉、骨骼和胰腺。锌盐对组织有直接刺激和腐蚀作用，干扰其他离子的代谢如铜、钙和铁，抑制红细胞形成和功能。锌的推荐摄入量与中毒剂量接近，即安全摄入范围较窄，如成人推荐摄入量（RNI）为 $7.5\sim12.5mg/d$，而可耐受最高摄入量（UL）仅为 40mg/d。

锌中毒多因饮服镀锌容器所盛酸性饮料或误服锌盐所致，临床症状与暴露时间和程度有关。可有急性胃肠炎表现，如恶心、呕吐、腹痛、腹泻等，严重者可致脱水和休克。有腐蚀性的锌盐如氯化锌可致口腔及上腹部有烧灼感、疼痛、里急后重及血便等，严重者可发生胃肠穿孔，导致腹膜炎、循环衰竭。还可伴有喉头水肿及中枢神经系统症状。如果不迅速发现和治疗，锌中毒可能是致命的。

对误服大量锌盐者可用 1%鞣酸液，5%活性炭悬液或 1∶2000 高锰酸钾液洗胃，但如呕吐物中带血液，则应避免用胃管及催吐剂。根据情况酌情服用硫酸钠导泻，内服牛奶以沉淀锌盐。必要时输液以纠正水和电解质紊乱，并给祛锌疗法。

如误食含锌农药磷化锌，应做如下处置：

（1）立即用 1%硫酸铜溶液催吐（禁用酒石酸锑钾或阿扑吗啡），然后再用 0.5%硫酸铜溶液或 1∶2000 高锰酸钾溶液洗胃，直到洗吸胃液无蒜味为止。洗胃后用 30g 硫酸钠（忌用硫酸镁）导泻。禁用油类泻剂，也不宜用蛋清、牛奶、动植物油类。呼吸困难时给氧，并给氨茶碱，加 1%普鲁卡因 1ml 肌内注射。禁用胆碱酯酶复活剂。

（2）对症处理：对头痛头昏患者，可口服阿司匹林、索米痛片（去痛片）；烦躁不安等神经症状者可口服地西泮等镇静药物；呕吐和腹痛者，可口服阿托品 0.6mg，每日 3 次；对昏迷患者，应取卧位，及时清除口腔内异物、保持呼吸通畅，并急送医院救治。

三、铜 中 毒

铜在血液中以两种形式存在，85%～95%与血浆铜蓝蛋白结合，其余以游离形式松散地与白蛋白和小分子结合。游离的铜通常可降低氧化应激，通过依赖 Cu-Zn 的超氧化物歧化酶清除活性氧。过量的游离铜会影响锌的平衡，继而影响抗氧化酶的功能，增加氧化应激。长期摄入较高水平的铜可导致锌缺乏症。

铜中毒分为急性和慢性两种。

1. 急性铜中毒 引起急性铜中毒的主要原因有过量使用硫酸铜催吐、使用铜器储存和加工食物，以及误服含铜农药等。急性铜中毒的临床表现为急性胃肠炎，有恶心、呕吐、流涎、上腹痛、腹泻，有时可有呕血和黑便，呕吐物呈蓝绿色。出现血红蛋白尿或血尿，尿少或尿闭，病情严重者可因肾衰竭而死亡；铜可与溶酶体的脂肪发生氧化作用，导致溶酶体膜的破裂，水解酶大量释放引起肝组织坏死；也可由红细胞溶血引起黄疸。所以有些患者在中毒第 2～3 天出现黄疸。通常铜进入体内后主要在肝脏中累积，一旦超过肝脏的处理水平时，铜即释放入血，过量的 Cu^{2+} 与—SH 结合后在红细胞中大量聚集，引起酶系统的氧化失活，损伤红细胞，增加细胞膜的通透性，破坏其稳定性并使细胞质和细胞器易于受损，变性血红蛋白增加；另外，铜与血红蛋白结合形成 Heinz 小体，使细胞内葡萄糖6-磷酸脱氢酶、谷胱甘肽还原酶失活，还原型谷胱甘肽减少，从而导致血红蛋白的自动氧化加剧，变性血红蛋白大量进入血液，最终导致溶血和贫血。患者血清铜可升高，血铜含量升高可达 126～166μg/100ml（正常值为 76.6μg/100ml）。

2. 慢性铜中毒　长期摄入含铜过量的食物所致。临床表现有记忆力减退、注意力不集中、容易激动，还可以出现多发性神经炎、神经衰弱综合征；可出现食欲不振、恶心、呕吐、腹痛、腹泻，甚至出现黄疸；部分患者出现肝大、肝功能异常等；还可出现心前区疼痛、心悸，高血压或低血压等。

口服急性中毒者要立即用温水、硫代硫酸钠或 1%亚铁氰化钾溶液 20ml 内服，使生成难溶的亚铁氰化铜；或者用 0.1%亚铁氰化钾溶液 600ml 加入洗胃液，以助解毒。洗胃后给予蛋清、牛乳等保护胃黏膜，无腹泻病例可给予盐类泻剂导泻。

解毒通常可用二巯丁二钠 1g，加生理盐水 10ml，静脉注射，每日 1 次，连用 3 天，间隔 4 天为 1 疗程。也可试用螺内酯增加铜自胆汁排泄，剂量为每次 40mg，每日 3 次。同时可进行对症治疗。

四、锰　中　毒

锰是人体所必需的微量元素之一。急性中毒多由吞服高锰酸钾引起，锰中毒多数为慢性职业性中毒。

急性锰中毒常表现为口腔、咽喉和消化道迅速被腐蚀。口服浓度为 1%高锰酸钾溶液，引起口腔黏膜糜烂、恶心、呕吐、胃部疼痛；口服浓度为 3%～5%高锰酸钾溶液可发生胃肠道黏膜坏死，引起腹痛、便血，甚至休克；5～19g 锰可致命。

急性中毒者应立即洗胃，用 35℃左右的温水反复、彻底清洗，口服牛奶或氢氧化铝凝胶，必要时可使用 0.5%～1.0%硫酸铜溶液 25～50ml 灌服催吐，用致泻剂硫酸镁或硫酸钠促进毒物排出体外。二巯丁二钠 2.0g，加入 2%普鲁卡因溶液 2ml 中（先做皮试），1.0g/次，每日 1 次，肌内注射，共用 4～5 次。亚急性中毒者，可用二巯丁二钠每次 1.0g，每日 2 次或每日 3 次，肌内注射共用 3～5 日。

慢性中毒者主要进行驱锰治疗，通常用依地酸二钠钙（$CaNa_2$-EDTA）1.0g 加入 0.9%生理盐水或 5%～10%葡萄糖溶液 250～500ml 中缓慢静脉滴注，每日 1 次或每次 0.25～0.5g，每日 2 次，肌内注射，连续 3 天，停药 4 天为 1 个疗程，一般应用 2～4 个疗程。部分患者用药后，尿中矿物元素排出量增加，导致血液中部分矿物元素含量减少，可在治疗间歇或疗程结束后补充微量元素。

五、铬　中　毒

铬是人体必需的微量元素之一，作为激素、胰岛素及部分酶类的组成成分，在糖代谢和脂代谢中发挥重要作用，但摄入超量的铬也会引起中毒。

铬中毒是指人体血液和尿液中铬的含量超过正常标准[分光光度法（AAS）全血＜13.4μmol/L，血清＜2.7μmol/L]。铬在自然界中有−2 到+6 各种价态，主要以三价铬和六价铬两种价态存在。铬的毒性与其存在的价态有关，三价的铬是对人体有益的元素，而六价铬是有毒的，六价铬主要以铬酐、铬酸盐和重铬酸盐等形式存在。六价铬比三价铬毒性高100 倍，并易被人体吸收且在体内蓄积。如果长时间、超量摄入六价铬，可引起肾脏损害，还可能有致癌、致突变等作用。铬主要是通过肾脏排泄。

中国营养学会制定的《中国居民膳食营养素参考摄入量（2013）》推荐 0～6 月龄婴儿铬的适宜摄入量为 0.01mg，成人为 0.05mg。同时还制定了最大可耐受摄入量，儿童为 0.2μg/d，成人为 30μg/d。

口服六价铬化合物可导致急性中毒。口服重铬酸盐对人的致死量为 3g。

口服重铬酸钾，对胃肠黏膜有刺激作用，口腔黏膜变黄，呕吐黄色或绿色物质，吞咽困难，上腹部烧灼痛，腹泻，血水样便，严重者出现休克、面色青紫、呼吸困难。重铬酸钾对肝和肾都有毒性，尿中出现蛋白，严重者发生急性肾衰竭。

铬中毒的主要原因包括职业接触、服用或外用含铬中草药、使用含铬超标的化妆品等。

急性铬中毒到目前为止尚无特效解毒药，主要采用对症支持治疗。

摄入大剂量六价铬的患者通常会剧烈呕吐，故不需要催吐药物进行催吐，如果发现患者摄入铬在 1～2 小时之内，应小心插入一软管，以抽吸铬并且灌洗胃。血液透析是首要的支持疗法，而不是促进清除的方法。一般支持疗法包括肾、肝功能的监测及纠正体液或电解质紊乱。如果发生溶血，则应碱化尿液。推荐大剂量静脉内给予抗坏血酸（3g，30～60min）来降低铬诱导的肾毒性。尿铬增高患者可应用二巯基磺酸钠或硫代硫酸钠驱铬治疗，尿铬正常患者可试驱铬治疗，如试驱后尿铬明显增高，可继续驱铬治疗。驱铬可用二巯基丙磺酸钠 0.125g，每日 2 次肌内注射，连用 3 日，停 4 日；或 5%硫代硫酸钠溶液静脉滴注，每日 1 次。同时要注意保肝肾的治疗，用大剂量维生素 C、肌苷等静脉滴注，口服多维元素补充微量元素。对于有脏器功能衰竭的患者目前抢救铬中毒的方法主要是防止铬的再吸收，尽早应用解毒剂，连续静脉血液滤过，预防脏器衰竭等。三价铬化合物毒性较低且无腐蚀性，因此摄入大量三价铬化合物后 1 小时内可用吐根糖浆制剂急救。

（邱服斌）

第六章 维生素过量的危害

维生素是人体必需的微量营养素,对人体的新陈代谢起着十分重要的作用,缺乏会造成体内营养素失衡、代谢紊乱等亚健康状态,甚至出现较严重的缺乏病。但维生素的大量摄入也会干扰体内物质和能量的代谢,甚至出现中毒症状,因水溶性维生素通常不会在体内蓄积,通常没有蓄积毒性,但大剂量的一次摄入也可引起中毒;而脂溶性维生素可以蓄积在肝组织、脂肪组织等处,大剂量一次摄入,或长期过量摄入均可引起脂溶性维生素中毒。

第一节 维生素 A 中毒症

一、中 毒 原 因

维生素 A(vitamin A,VA)中毒的患儿临床上并不少见,特别是在农村及贫困地区用鱼肝油防治儿童佝偻病的过程中时有发生。大多数幼儿维生素 A 中毒与其家长对鱼肝油缺乏认识有关。近年来,也不断有过量食用犬肝导致维生素 A 中毒的报道。

二、临 床 表 现

人体摄入过量维生素 A 一定时间后引起中毒综合征,有急性中毒和慢性中毒之分。成人一次摄入维生素 A 500 000U 或小儿一次摄入维生素 A 大于 300 000U 均会引起急性中毒;一次性多量进食某些含高浓度维生素 A 的食品,如鱼肝油、动物肝脏,也可引起急性中毒。急性中毒一般表现为不同程度的头痛、头晕、恶心、呕吐、低热、嗜睡、前囟隆起等症状;随着病程进展,出现面部、口唇红肿,皮肤脱落等临床症状。

维生素 A 慢性中毒的主要临床表现为颅内高压、皮肤黏膜损害及骨骼改变,出现烦躁、恶心、呕吐、皮肤瘙痒、口唇皲裂、脱皮、下肢肿胀、前额突出等体征,甚至可发生高钙血症。

长期大量应用维生素 A(每日 10 万 U 以上)即可出现下列临床表现。

(1)消化系统:食欲减退、恶心、呕吐、腹痛、腹泻、水样便,肝大并有压痛,唇干燥、多屑,口角出血性裂口。

(2)神经系统:头痛、头晕、畏寒、发热、嗜睡。

(3)眼部:结膜充血、结膜下出血、眼球突出、瞳孔轻度散大、视物模糊。

(4)皮肤症状:面部皮肤潮红,皮肤干燥,有热感或丘疹,大多有脱皮现象,脱皮在 2~3 天后出现,同时也有毛发脱落的现象。

(5)皮下肿胀:常见于前臂,也见于小腿、脚及其他部位,肿胀常在深层,并附着于骨组织上,此损害处对疼痛非常敏感。

(6)骨质增生:X 线检查表现为多发性增生,以尺骨和锁骨常见。

（7）婴儿多有前囟隆起及烦躁不安，偶有轻度脑刺激症状。

三、诊 断

根据维生素 A 服用史及典型的临床表现进行诊断，必要时辅以实验室检查。

大量食用动物肝脏引起的急性维生素 A 中毒，潜伏期通常为 6.5～8 小时。日摄入维生素 A 25 000～50 000U，3～6 个月或 2 年以上可致慢性维生素 A 中毒。人体正常血浆维生素 A 浓度为 500～1500U/L，出现维生素 A 急性中毒症状时，血中维生素 A 浓度多为 8000～20 000U/L。

临床辅助检查主要包括：①脑脊液压力增高，细胞及血糖在正常范围，蛋白正常或降低。②X 线检查，颅骨照片可见骨缝加宽，前囟增大，颅内压增高征象，长骨可见骨皮质增厚，骨膜下新骨形成，且软组织肿胀，故长骨中段呈梭形，骨骺端密度增高并呈杯状。有条件的也可做 CT 或 MRI 检查以辅助诊断。

对具有维生素 A 服用过多的病史及典型的临床症状和体征的患者，无须实验室检查，即可做出诊断。对可疑患者应做血浆维生素 A 浓度测定。

四、治 疗

对口服维生素 A 急性中毒者，应采取迅速洗胃、导泻等排毒处理。对症支持治疗，包括静脉滴注 10%葡萄糖液或生理盐水，应用维生素 B_1、维生素 C 和维生素 K 等；使用甘露醇降低颅内压，也可用减少脑脊液生成的药物（如地高辛、醋氮酰胺）；使用镇静、镇痛剂，抗过敏治疗时，若并发高钙血症或高血钙危象时，要积极而慎重地治疗。

维生素 A 慢性中毒的处理方法首先立即停用维生素 A，多数症状在 1 周内消失，但是骨质增生在其他临床症状消失后，数月后仍存在。对症支持治疗方法同急性中毒。

五、预 防 措 施

（1）加强科普宣传，教育家长正确认识鱼肝油的作用及副作用，科学合理使用鱼肝油来预防佝偻病，特别要正确使用浓缩型鱼肝油。

（2）医师在治疗佝偻病时，最好使用维生素 D 制剂。

（3）避免大量进食动物肝脏。目前犬肝引起的维生素 A 中毒案例较常见，犬肝中维生素 A 的含量差异较大，459.1～35 870.3μg/100g，也有报道犬肝含维生素 A 达 2 460 000μg/100g。犬肝中维生素 A 的含量与季节和犬的品种有关，白毛犬高于有色毛犬，冬季高于夏季。曾引起维生素 A 中毒的可食用肝脏还包括熊肝、海豹肝、狍子肝、狼肝等，以及鲨鱼、鲽鱼、刀鲛鱼的肝。这些动物肝脏中富含维生素 A，比一般畜、禽肝脏含量高约 100 倍。

（邱服斌）

第二节　维生素 D 中毒症

一、中 毒 原 因

　　食物中维生素 D 的含量相对较少，晒太阳也不会引起维生素 D 中毒。绝大多数维生素 D 中毒是摄入过量维生素 D 补充剂造成的；某些用于治疗高血压（噻嗪类利尿药）和心脏疾病的处方药（地高辛）会导致血液中维生素 D 增加；雌激素治疗、较长时间服用抗酸药、异烟肼等，也可导致维生素 D 水平升高。如果患有肾病、肝病、结核病、甲状旁腺功能亢进、组织胞浆菌病等的患者同时服用维生素 D 补充剂，有可能造成维生素 D 摄入过多。每日摄入高剂量维生素 D，或数月内反复肌内注射大剂量维生素 D 是维生素 D 中毒的主要原因；误将其他骨骼代谢性疾病或内分泌疾病诊断为佝偻病而长期大剂量摄入维生素 D 是维生素 D 中毒的另一原因。维生素 D 中毒剂量的个体差异大，根据中国营养学会制订的《中国居民膳食营养素参考摄入量（2013）》，0～12 月龄婴儿的 AI 为 10μg/d（400U/d）；儿童、青少年、成人、孕妇和乳母 RNI 为 15μg/d（600U/d）；65 岁以上老年人 RNI 为 20μg/d（800U/d）。0～12 月龄婴儿 UL 为 25μg/d（1000U/d）；1 岁以上儿童 UL 为 30μg/d（1200U/d）；4 岁以上儿童 UL 为 40μg/d（1600U/d）；成人、65 岁以上老年人、孕妇和乳母的 UL 为 50μg/d（2000U/d）。

二、临 床 表 现

　　早期症状主要是食欲减退，甚至厌食、倦怠、烦躁不安、耳鸣、哭闹、精神不振，肌无力，多有低热；也可有多汗、恶心、呕吐、腹泻或便秘，甚至是顽固性便秘，体重减轻。晚期出现烦渴、尿频、夜尿多，偶有脱水和酸中毒；可出现头痛，血压可升高或下降，心律不齐，心脏可闻及收缩期杂音，心电图 ST 段可升高；可有轻度贫血。尿中出现蛋白质，红细胞管型等改变，随即发生慢性肾衰竭。如不及时进行治疗，可导致肾结石、肾损伤及肾衰竭，造成大量骨丢失、动脉及软组织钙化等，严重者可因高钙血症和肾衰竭而致死。

三、诊　　断

　　对于有维生素 D 过量病史的患者，因早期症状无特异性，且与早期佝偻病的症状有重叠，如出现烦躁不安、多汗等症状，应仔细询问病史并加以鉴别。

　　如怀疑患者维生素 D 过量，需要进行血液检测，指标包括血清中 25-OH-D 浓度、血钙及血磷浓度。血清 25-OH-D 浓度是诊断维生素 D 中毒的重要实验室指标，通常认为，当血清 25-OH-D 浓度＞250nmol/L 时为维生素 D 过量，25-OH-D 浓度＞375nmol/L 为维生素 D 中毒；血钙浓度＞3mmol/L（12mg/dl）是高钙血症诊断依据，也是诊断维生素 D 中毒的实验室指标之一。尿常规检查示尿蛋白阳性，严重时可见红细胞、白细胞管型。X 线检查可见长骨干骺端钙化带增宽（＞1mm）致密、骨干皮质增厚，骨质疏松或骨硬化，颅骨增厚，呈现环形密度增生带，重症时大脑、心、肾、大血管、皮肤有钙化灶，可出现脱水和电解质紊乱等，肾脏 B 超提示肾萎缩等。

早期诊断：血钙浓度升高＞3mmol/L（12mg/dl），尿钙强阳性（Sulkowitch 反应）；辅助检查：血清 25-OH-D 浓度升高，血钙浓度升高，血磷及碱性磷酸酶正常或稍低，血浆胆固醇浓度正常或升高。

临床诊断维生素 D 中毒应具备以下 4 个条件：

（1）大剂量补充维生素 D 病史。

（2）非特异临床症状：厌食、恶心、呕吐、烦躁、尿频、烦渴、便秘、乏力等。

（3）必要的实验室检查：血清 25-OH-D 浓度＞375nmol/L；血钙浓度＞3mmol/L（12mg/dl）。

（4）其他的辅助检查：尿钙、骨骼 X 线、B 超。

四、治　疗

怀疑维生素 D 过量中毒时应立即停服维生素 D，如血钙浓度过高应限制钙的摄入，包括减少富含钙的食物摄入，加速钙的排泄；口服氢氧化铝或依地酸二钠减少肠钙的吸收，使钙从肠道排出；口服泼尼松抑制肠内钙结合蛋白的生成而降低肠钙的吸收。维生素 D 中毒引起高钙血症时，尤其是当血钙浓度＞3.5mmol/L 时，容易引起急性心脏、中枢神经系统、肾脏、胃肠道功能的损害，需要通过补液、利尿加速钙的排泄。严重高钙血症时，使用糖皮质激素或双磷酸盐类药物治疗更有效，也可用降钙素，注意保持水、电解质的平衡。

治疗期间应尽量避免摄入含维生素 D 较高的食物，如鳕鱼的鱼肝油、含脂肪较高的鱼（如鲑鱼和金枪鱼）、牛肝、奶酪、蛋黄和蘑菇等。

五、预 防 措 施

因受季节、纬度、大气污染等影响，婴幼儿户外活动时间不足，光照合成维生素 D 的量难以保证，因此，包括我国在内的各国均建议婴幼儿、青少年补充维生素 D，并建议新生儿在出生后几天内就应给予维生素 D 补充剂。但一次性或反复使用大剂量维生素 D 制剂则可能造成维生素 D 中毒。所以在临床需要大剂量维生素 D 治疗或预防维生素 D 缺乏性佝偻病时，同时要监测血钙浓度和 25-（OH）-D 浓度。加强正确使用和补充维生素 D 的教育，防止家长特别是农村家长应用鱼肝油为婴幼儿盲目补充维生素 D 导致的中毒。

（邱服斌）

第三篇　营养相关慢性病

生活水平的提高，生活方式的改变，导致了非传染性慢性疾病的流行。营养相关慢性病（nutrition-related chronic disease）是指一类慢性非传染性疾病，其发病与较长时间膳食不平衡有关。有充分的证据表明，不健康的膳食和缺乏体力活动全导致慢性病发生，包括冠心病、脑卒中、某些癌症、2 型糖尿病、肥胖症、骨质疏松症、龋齿和其他某些疾病也是重要危险因素。因此，通过改善膳食结构预防慢性病的发生，具有重要的现实意义。

第七章　营养与肥胖症

第一节　概　述

随着现代社会文明的发展和物质生活条件的不断改善，肥胖症发病率在世界范围内呈逐年上升趋势，目前肥胖已经成为全球性的严重健康问题和社会问题。肥胖症不仅是一种独立的疾病，也是一种能导致多种慢性疾病发生的危险因素。肥胖症对患者的身心有较大的损害，还给个人、家庭和社会带来沉重的经济负担。

一、定义与分类

（一）定义

肥胖症（obesity）主要是指体内脂肪堆积过多和（或）分布异常，通常伴有体重增加。肥胖症作为一种由多因素引起的慢性代谢性疾病，早在 1948 年世界卫生组织（WHO）就已将其列入疾病分类名单，并认为是 2 型糖尿病、心血管疾病、高血压、卒中和多种肿瘤的危险因素。

（二）分类

肥胖症按病因可分为单纯性肥胖和继发性肥胖。绝大多数肥胖者无内分泌疾病或其他明显的特殊病因，而单纯由于营养过剩造成大量脂肪过度积累，称之为单纯性肥胖，单纯性肥胖者占肥胖症总人数的 95%以上。继发性肥胖指因其他疾病如内分泌疾病或遗传疾病引起的肥胖。

1. 单纯性肥胖　患者一般体态匀称，皮下脂肪分布均匀，多数患者喜食油腻及甜味食品，且不爱活动，有胸闷、汗多、气短等症状。肥胖症儿童中约 99%以上属于单纯性肥胖。目前普遍认为能量摄入和消耗之间的不平衡是其发生、发展的主要原因，父母肥胖等遗传因素也是单纯性肥胖发生的一个重要方面，还有部分学者认为肥胖者情绪紧张、忧郁等心理因素可能也与肥胖密切相关。单纯性肥胖可发生于个体发育的不同阶段，婴幼儿时期的肥胖已被认为是成年期肥胖的危险因素，由于成年期肥胖可带来糖尿病、高血压、脑血管意外等多种并发症，因而加强成年期疾病在儿童期的预防已成为共识。某些特殊情况下由于人体自身的需要，也可使个体处于脂肪蓄积过多的状态，这种状态某种意义上有利于机体,如妊娠期及哺乳期的肥胖。另外,个别特殊职业也需要机体有较多的脂肪蓄积,如相扑运动员、举重运动员等,但仍属于单纯性肥胖之列。

2. 继发性肥胖　主要指由于继发于某种疾病所引起的肥胖,一般均有明显的疾病因素可寻。其包括的范围较广,临床上指继发于神经-内分泌-代谢紊乱基础上的肥胖症或遗传性疾病所致的肥胖。主要包括以下类型。

(1)下丘脑病变:各种原因引起的下丘脑综合征,包括先天性代谢缺陷、炎症、创伤、出血、肿瘤等均有可能引起肥胖症。

(2)垂体病变:如垂体前叶功能减退症、垂体瘤等。

(3)甲状腺功能减退症:原发或继发于下丘脑-垂体病变者均可引起肥胖,主要是由于代谢率低下,脂肪动员相对较少,且常伴有黏液性水肿。

(4)皮质醇增多症:多种原因引起的体内皮质醇过多所致。由于体内各部位脂肪组织对皮质激素的敏感性不同,故出现面部、颈背、躯干部脂肪沉积增多,而四肢脂肪组织分布相对减少,形成典型的向心性肥胖。

(5)胰岛素病变:胰岛素瘤、功能性自发性低血糖症、反复发作的低血糖,均迫使患者通过增加进食来缓解症状。食欲亢进加之高胰岛素血症使脂肪合成增加,导致患者肥胖。胰岛素瘤患者约 40%伴有肥胖。

(6)性腺功能减退症及其他:女性更年期综合征及少数多囊卵巢综合征,男性无睾或类无睾综合征,以及一些与遗传相关的综合征均可引起肥胖。

(7)某些遗传性疾病:如 Laurence-Moon-Bardet-Biedl 综合征、Alstrom 综合征、普拉德-威利综合征及唐氏综合征等。

二、诊　断　标　准

(一)体重指数

体重指数(body mass index,BMI)是目前临床上最常用的初步判断肥胖与否的快速、简便指标。WHO 对 BMI 的划分主要是根据西方正常人群的 BMI 分布与一些慢性疾病发病率和死亡率的关系来考虑的,然而,BMI 这一指标在世界不同地区存在一定的差异性,如在亚洲,由于饮食习惯和种族差异等,很多人尽管 BMI 尚未达到这么高的水平,却已经开始出现一系列危害健康的代谢紊乱征象。因此,对肥胖的定义也需要因地制宜。2002年,WHO 肥胖专家顾问组针对亚太地区人群的体质及其与肥胖相关疾病的特点,提出亚洲成人超重的 BMI 界值定为 22.9kg/m^2,过重为 23.0~24.9kg/m^2,1 级肥胖为 25.0~29.9kg/m^2,2 级肥胖为 30.0kg/m^2 以上,并建议各国收集本国居民肥胖的流行病学及疾病危险数据,以确定本国人群 BMI 的分类标准。2003 年 3 月,我国卫生部疾病控制司正式公布了《中国成人超重和肥胖症预防与控制指南(试用)》,该指南由国际生命科学学会中国办事处组织与包含多学科专家的中国肥胖问题工作组共同编写,根据先前对我国 21 个省市 24 万人BMI、腰围、血压、血糖、血脂等的相关数据进行汇总分析,提出以 BMI 24kg/m^{2}和 28kg/m^2 分别作为中国成人超重和肥胖的界限,上述标准一直沿用至今。世界范围内超重、肥胖症的诊断标准见表 7-1。

2014 年,美国临床内分泌医师学会(AACE)和美国内分泌学会(ACE)联合发布肥胖诊断和管理的新"框架",提出基于 BMI 的肥胖症诊断定义需要更新,肥胖症诊断模式

表 7-1 世界范围内超重、肥胖症的诊断标准（BMI，kg/m²）

	WHO 标准[1]	亚洲标准[2]	中国标准[3]	相关疾病发生危险性
消瘦	<18.5	<18.5	<18.5	低（但其他疾病危险性增加）
正常	18.5～24.9	18.5～22.9	18.5～23.9	平均水平
超重	25.0～29.9	23.0～24.9	24.0～27.9	增加
肥胖	≥30.0	≥25.0	≥28.0	中、重度增加

注：1. WHO. 成人肥胖症诊断标准（1997）.
　　2. WHO. 亚太地区成人肥胖症诊断标准（2002）.
　　3. 中国肥胖问题工作组. 中国成人肥胖症诊断标准（2003），《中华人民共和国卫生行业标准-成人体重判定》
　　　　（WS/T 428—2013）.

应由"以 BMI 为中心"转为"以肥胖症相关并发症为中心"，按照 BMI 及有无肥胖症相关并发症将肥胖症分为 5 个阶段，以此制订肥胖症的治疗方案。肥胖症相关并发症几乎涉及全身各个系统，包括代谢综合征、糖尿病或者糖尿病前期、脂质代谢异常、高血压、非酒精性脂肪性肝病、睡眠呼吸暂停、多囊卵巢综合征、骨关节炎、胃食管反流、压力性尿失禁等。依据其对身体的影响，肥胖可分为 0 级（无并发症）、1 级（轻至中度并发症）、2 级（严重并发症）。肥胖症的诊断及分级见表 7-2。

表 7-2 AACE/ACE 新框架中的肥胖症诊断和分级

诊断	人体测量指标	临床指标
正常体重	BMI<25kg/m²（亚洲人种 BMI<23kg/m²）	
超重	25kg/m²≤BMI<29.9kg/m²（亚洲人种 BMI 为 23～25kg/m² 伴腰围升高达代谢综合征）	无肥胖相关并发症
0 级肥胖	BMI≥30 kg/m²	无肥胖相关并发症
1 级肥胖	BMI≥25kg/m²（亚洲人种 BMI 为 23～25kg/m² 伴腰围升高达代谢综合征）	存在1种或多种轻度至中度肥胖相关并发症
2 级肥胖	BMI≥25kg/m²（亚洲人种 BMI 为 23～25kg/m² 伴腰围升高达代谢综合征）	至少存在 1 种重度肥胖相关并发症

资料来源：美国临床内分泌医师学会（AACE）、美国内分泌学会（ACE）、肥胖诊断和管理新框架（2014）.

通常情况下，BMI 能反映出身体的肥胖程度，但在有些特殊群体中应用 BMI 时却有一定局限性。例如，肌肉很发达的运动员用 BMI 标准衡量可能属于肥胖，但实际上并不肥胖；而对于处在衰老时期的老年人来说，由于他们的肌肉组织不断减少，取而代之的是脂肪组织不断增加，即使 BMI 在正常范围内，也很可能属于肥胖。BMI 不能反映局部脂肪的分布，不适用于儿童、孕妇、老人和肌肉发达者。所以，这样的特殊群体不能单纯依靠 BMI 来确定他们的肥胖程度。

（二）腰围

腰围（waist circumference，WC）测量是一种简便实用的方法，能反映腹部脂肪积累的程度，但不适用于儿童、孕妇及腹水患者。具体测量方法是被测者站立，双脚分开 25～30cm，测量者取被测者髂前上棘和第 12 肋下缘连线的中点，水平位绕腹一周，皮尺应紧贴软组织，但不压迫，测量值精确到 0.1cm。

由于体脂分布的性别差异，男性和女性的腰围界值也有所差别。WHO 建议将男性腰围＞94cm、女性腰围＞80cm 作为中心性（腹型）肥胖的标准，但这一标准更适宜于欧洲人群。对于亚太地区，建议将男性腰围＞90cm、女性腰围＞80cm 作为肥胖的标准。国内有研究显示，中国女性腰围＞85cm 可能是更为合适的标准。

腰围超标可以作为独立诊断肥胖症的指标，也就是说只要腰围超过正常标准，即使体重正常也一样被视为肥胖症。很多流行病学调查研究结果均显示，腰围增大会增加心脑血管疾病、2 型糖尿病的患病及死亡风险。我国有研究表明，腰围是预测 2 型糖尿病的最佳指标，国际糖尿病联盟也将腰围作为代谢综合征判断指标之一。

（三）腰臀比

腰臀比（waist-to-hip ratio，WHR）是腰围（cm）和臀围（cm）的比值，臀围为经臀部最隆起的部位测得的身体水平周径。腰臀比是 WHO 最早推荐用于中心型肥胖的指标，一般认为腰臀比超过 0.9（男）或 0.8（女）可视为中心性肥胖。但其分界值随年龄、性别、人种不同而不同，而且腰臀比是一个比值，并不能反映腰围和臀围的绝对值，腰臀比相同的人其腰围可能有很大差异。腰臀比与肥胖相关疾病的关联程度并不优于腰围，臀围在现场调查中测量较为复杂并难以保证质量，因此在公共卫生实践和相关研究中，腰臀比逐渐被腰围取代。

（四）腰围身高比

腰围身高比（waist to height ratio，WHtR）是腰围（cm）与身高（cm）的比值，由 Hsieh 于 1995 年提出，2007 年 Parikh 等将其命名为中心性肥胖指数（index of central obesity，ICO）。腰围身高比与腰围和身高相关，无 BMI 标准的种族、性别、年龄差异，是评价中心性肥胖的理想指标，同时腰围身高比可作为预测单纯性肥胖人群发生代谢综合征发病风险的指标。近年来，越来越多的国内外研究结果表明，腰围身高比在预测 2 型糖尿病、冠状动脉粥样硬化性心脏病等疾病上优于腰围、腰臀比和 BMI 等人体测量指标，特别是在评价按照 BMI 和腰围标准都正常的健康人群，以及身材过高或过矮的人群时，用腰围身高比评价中心性肥胖的效果要优于用腰围的评价效果。目前国际上趋于公认的腰围身高比诊断切点为 0.5，我国多个研究也支持腰围身高比＞0.5 可作为我国中年人群中心性肥胖评价的适宜切点。在健康教育中，以"腰围不超过身高一半"作为预防和控制肥胖的理念更为简单、实用。

（五）体脂含量

评价肥胖最准确的方法是测定身体内的实际脂肪含量，如采用双能 X 线吸收法、生物电阻抗方法、磁共振成像术等方法检测体成分。体脂肪含量测定结果与 BMI、腰围等指标相比能更准确地评价肥胖程度和体脂肪分布状况。目前一些有条件的医院营养科都配有人体成分检测仪，测定人体四肢、躯干部位的体成分状况。体成分仪是利用生物电阻抗原理，根据电流通过的难易程度了解肌肉的重量，由此计算出体内脂肪含量。体脂肪率的判定可参考日本肥胖学会的判断标准（表 7-3）。

表 7-3   体脂肪率的判断标准

性别	年龄	轻度肥胖	中度肥胖	重度肥胖
男性	不分年龄	≥20%	≥25%	≥30%
女性	6～14 岁	≥25%	≥30%	≥35%
	≥15 岁	≥30%	≥35%	≥40%

资料来源：日本肥胖学会. 肥胖体脂肪率判断标准（2004）.

三、危　害

（一）肥胖与相关疾病

肥胖可以导致一系列并发症或者相关疾病（表7-4），进而影响预期寿命或者导致生活质量下降。较为严重的肥胖症患者，其心血管疾病、糖尿病和某些肿瘤的发生率及死亡率明显上升。BMI 在 $25\sim30kg/m^2$ 的人群，上述风险增加的程度较轻，此时脂肪的分布可能起着更为重要的作用，中心性肥胖症患者要比全身性肥胖症患者具有更高的疾病危险，当 BMI 只有轻度升高而腰围较大者，冠心病的患病率和死亡率均会增加。国际生命科学学会中国办事处中国肥胖问题工作组根据我国人群大规模的测量数据，汇总分析了 BMI 与相关疾病患病率的关系，结果表明：BMI$\geq$24kg/m^2 者患高血压的风险是体重正常者（BMI $18.5\sim23.9kg/m^2$）的 $3\sim4$ 倍，患糖尿病的风险是体重正常者的 $2\sim3$ 倍，具有 2 项及以上危险因素（即危险因素聚集，主要的 5 个危险因素包括：血压高、血糖高、血清总胆固醇高、血清三酰甘油高和血清高密度脂蛋白胆固醇降低）的风险是体重正常者的 $3\sim4$ 倍。BMI$\geq$28kg/m^2 的肥胖者中 90% 以上患有上述疾病或有危险因素聚集。男性腰围$\geq$85 cm，女性腰围$\geq$80cm 者患高血压的危险约为腰围低于此界限者的 3.5 倍，其患糖尿病的风险约为 2.5 倍；其中有 2 项及 2 项以上危险因素聚集者的风险约为正常体重者的 4 倍以上。因此，防治肥胖症的目的不仅在于控制体重本身，更重要的是肥胖与许多慢性病有关，控制肥胖症是减少慢性病发病率和病死率的一个关键因素。

表 7-4　肥胖相关健康问题

代谢并发症
糖尿病、胰岛素抵抗、脂代谢紊乱、代谢综合征、痛风、高尿酸血症
心血管疾病
高血压、冠心病、充血性心力衰竭、卒中、静脉血栓形成
呼吸系统疾病
哮喘、低氧血症、睡眠呼吸暂停综合征、肥胖通气不足综合征
肿瘤
食管癌、结肠癌、直肠癌、肝癌、胆囊癌、胰腺癌、肾癌、白血病、多发性骨髓瘤、淋巴瘤
女性：子宫内膜癌、宫颈癌、卵巢癌、绝经后乳腺癌
男性：前列腺癌
骨关节炎（膝关节等负重关节）
消化系统
胆囊疾病、非酒精性脂肪性肝病（炎）、胃食管反流病、疝
尿失禁
生殖系统疾病
月经失调、不育症、女性多毛征、多囊卵巢综合征、流产、妊娠期糖尿病、子痫和先兆子痫、巨大儿、新生儿窘迫综合征、畸胎、难产
其他疾病
特发性颅内压增高、蛋白尿、皮肤感染、淋巴水肿、麻醉并发症、牙周病

（二）肥胖导致的社会和心理问题

由于文化背景、种族等的差异，人们对肥胖的态度不同，如在经济不发达时期，我国曾把肥胖称为"发福"并作为富裕的象征。在发达国家和迅速发展的国家中，肥胖者必须与来自社会和环境的偏见和歧视做斗争。肥胖者也常受社会观点、新闻媒介宣传的影响，对自身的体形不满，总认为在社交中会受到排斥，尤其受过中、高等教育的年轻女性易受这种心理驱使，把"减肥"作为时尚，往往出现体重处于正常范围的人还在奋力减重的现象，有人甚至因此导致厌食症。肥胖儿童易产生自卑感，对各种社交活动产生畏惧而不愿积极参与，从而引发心理问题。

暴饮暴食是肥胖症患者中常见的一种心理病态行为。其主要特点是常出现无法控制的食欲亢进，大多发生于傍晚或夜间，如在夜里醒来后想吃东西。越来越多的观察发现，饮食习惯不良有时与肥胖症患者的节食行为有关，如在前一餐少吃或不吃常会导致后一餐大量进食的现象，严重影响治疗效果。还有人怕发胖，在大量进食后自行引吐，这些与肥胖相伴的心理变化都有害于身心健康。

（三）肥胖与经济发展

肥胖不但有害于患者健康，而且对社会经济的发展也有着较大的阻碍作用。美国一项医疗保险结构的调查表明，肥胖症患者每年用于肥胖症及其并发症的治疗费用均在 700 亿美元以上，而美国肥胖研究人员则认为这些高额花费并未对减肥者出现奇效。有形象比喻，1976～1980 年美国有肥胖症患者 3400 万，如果要使他们的体重降到正常，花费的费用足以提供养活 2000 万印度饥民的粮食和资金。据估计，在芬兰、荷兰、法国、美国、澳大利亚、瑞典等国家，因肥胖造成的经济损失保守估计约为卫生保健总支出的 3%～8%，其数量至少可以与全部癌症或艾滋病的治疗费用相当。西方发达工业化国家所面临的肥胖问题，在许多发展中国家也相继出现，贫困地区经济改善后接踵而至的肥胖人群迅速增加，人群的健康水平下降、医药费用大幅度增加，导致经济水平再度下降。鉴于此，从发达国家到发展中国家都投入大量的人力、物力对肥胖症进行研究，以期制订出控制肥胖症的对策，而且把对肥胖症一级预防的重点放到儿童期，作为保护社会生产力的战略措施。然而，虽然各国肥胖研究机构均在致力研究肥胖症的病因与防治，但全球肥胖症发病率一直居高不下，甚至呈现持续上升趋势，肥胖已经成为一项严重威胁健康的全球性问题。

四、影 响 因 素

（一）遗传因素

多项研究表明，单纯性肥胖具有遗传倾向，肥胖者的基因可能存在多种变化或缺陷。一些对双胞胎、领养子女家庭和家系的调查发现，肥胖有一定的家族聚集性。双亲均为肥胖者，子女中有 70%～80%的人表现为肥胖，双亲之一（特别是母亲）为肥胖者，子女中有 40%的人较胖。人群的种族、性别不同和年龄差别对致肥胖因子的易感性不同。研究表明，遗传因素对肥胖形成的作用占 20%～40%。20 世纪后期，肥胖症已成为全球最受关注的疾病之一，众所周知，遗传变异是非常缓慢的过程，这说明肥胖症发病率的快速增长主要不是遗传基因发生显著变化的结果，而是生活环境转变所致。因此，改变环境和生活方式应该是预防肥胖的关键，它不仅是可能的，也被证明是有效的。

（二）生活方式因素

1. 膳食 随着我国经济发展和食物供应日渐丰富，在人们对食物能量的基本需求得到满足以后，膳食模式发生了很大变化，高蛋白质、高脂肪食物的消费量增加，使得能量的总摄入常超过能量消耗。与我国传统的膳食模式相比，很多城市，尤其在大城市的居民摄入富含高能量的动物性脂肪和蛋白质的食物增多，而谷类食物减少，富含膳食纤维和微量营养素的新鲜蔬菜和水果的摄入量也偏低。已有研究证明，含脂肪多而其他营养素密度低的膳食，引起肥胖的可能性最大。因此限制总能量和脂肪摄入量是控制体重的基本措施。

2. 体力活动 随着现代交通工具的日渐完善，职业性体力劳动和家务劳动量减轻，人们处于静态生活的时间增加。大多数肥胖者相对不爱活动，久坐看电视是许多人在业余时间的主要休闲消遣方式，成为发生肥胖的主要原因之一。经常性体力活动或运动不仅可增加能量消耗，而且可使身体的代谢率增加，有利于维持机体的能量平衡，还可以增强心血管系统和呼吸系统功能。高强度剧烈运动不易长时间坚持，而且在高强度运动中，主要以消耗体内碳水化合物（肌糖原、肝糖原等）提供的能量为主，而不是首先消耗脂肪；在进行中、低强度体力活动时，则更多是动员体内脂肪分解以提供能量。由于中、低强度的体力活动可坚持的时间长，被氧化的脂肪总量比高强度剧烈运动多，因此，应强调多进行有氧方式下的中、低强度体力活动，如走路、慢跑、扫雪、打羽毛球等。另外，经常参加锻炼者比不经常锻炼者的静息代谢率高；在进行同等能量消耗的运动时，经常锻炼能更多地动员和利用体内储存的脂肪，更有利于预防超重和肥胖。

3. 睡眠 越来越多的研究显示，睡眠不足或睡眠质量差是引起肥胖的重要原因。睡眠不足时可影响瘦素、胃饥饿素等激素在体内的动态平衡，使个体食欲增加、能量消耗减少，而且由于睡眠不足引起的疲劳感使个体体力活动减少、静态活动增多，增加了食用零食的机会，也可导致超重/肥胖的发生。美国睡眠基金会推荐成人每天最佳睡眠时间 7～9 小时。因此为避免肥胖，至少应保证每天 7 小时睡眠。

（三）社会环境因素

全球肥胖症患病率的普遍上升与社会环境因素的改变有关。经济发展和现代化生活方式对进食模式有很大影响。在中国，随着家庭成员减少、经济收入增加和购买力提高，食品生产、加工、运输及储藏技术改善，可供选择的食物品种更为丰富；随着妇女更广泛地进入各行各业，在家为家人备餐的机会日益减少；家庭收入增加使家庭在外就餐和购买现成的加工食品及快餐食品的情况增多，其中不少食品的脂肪含量过多。经常在饭店参加"宴会"和"聚餐"者，容易进食过量；在遇到烦恼、愤怒等不顺心事时，有人常以进食作为消愁手段。此外，经常性食用肉类（尤其是含较多脂肪和蛋白质的猪肉）容易导致消化器官（肠道、肝脏）和肾脏负担过重，并使脂肪在体内蓄积，也不利于健康。

国家政策、新闻媒体、文化传统及科教宣传等，对膳食选择和体力活动都会产生很大影响。新闻媒体（包括电视、广播和印刷的宣传材料）在现代消费群体中具有举足轻重的作用，电视广告对儿童饮食模式的影响有着不容忽视的作用，高脂肪、高能量、高盐的方便食品和快餐食品的宣传不当，将会对消费者尤其是儿童的饮食行为产生负面影响。

第二节　肥胖症的流行病学

一、全球肥胖症广泛流行

进入 21 世纪以来，超重肥胖在世界范围内快速增长，已成为当前最引人注目的流行病和全球共同面临的重大公共卫生问题之一。在 2005 年 WHO 的报告中估计全球大约有 16 亿成人（15 岁以上）超重，肥胖的成人至少有 4 亿，2016 年，全球 18 岁以上成年人中逾 19 亿人超重，其中超过 6.5 亿人肥胖。资料还显示，2005 年全球 5 岁以下儿童中，至少有 2000 万人肥胖。2016 年全球 5 岁以下超重和肥胖的儿童至少达 4100 万。1980~2013 年全球肥胖调查研究表明，全球有近 30% 的人口超重或肥胖，人数高达 21 亿；肥胖及超重女性由 29.8% 增至 38.0%，男性由 28.8% 增至 36.9%；无论发达国家还是发展中国家，单纯肥胖症患者的发病率都在逐年上升。据欧美国家估计，由于肥胖及其相关疾病的医疗支出已达到医疗卫生总支出的 2%。

二、我国肥胖症迅速增长

1992 年全国营养调查（78 704 人）和 2002 年中国居民营养与健康状况调查（209 849 人）的数据分析表明，10 年间我国居民的超重率和肥胖率（中国标准）由 12.8% 和 3.3% 升至 17.6% 和 5.6%，其中年龄≤6 岁、7~17 岁、18~44 岁、45~59 岁和年龄≥60 岁人群的超重率和肥胖率分别上升了 31.7%、17.9%、66.7%、45.2% 和 43.7%；7 岁以后各年龄组超重率和肥胖率增长幅度均为男性大于女性，农村居民超重和肥胖增长幅度均高于城市居民；推算 10 年间超重和肥胖患病人数增加了 1 亿。

2010~2012 年中国居民营养与健康状况监测（156 831 人）结果显示我国成人超重率和肥胖率已升至 30.1% 和 11.9%。

根据中国慢性病及其危险因素监测项目 2004 年、2007 年和 2010 年的 3 次调查数据显示，我国 18~69 岁成年人在 3 个时间点的超重率和肥胖率（中国标准）分别为 23.1%、27.3%、30.6% 和 7.1%、8.0%、12.0%，增长趋势明显。该项目组还利用 2010 年的监测数据，分析发现我国成年人中心性肥胖率为 40.7%，城市（44.6%）明显高于农村（38.4%），东部城市最高，西部农村最低。对其中 49 320 名体重正常者（BMI 18.5~23.9 kg/m^2）进行分析，报告显示，我国成年中体重正常人群的中心性肥胖率为 14.8%（男性 12.5%、女性 17.2%），有随年龄增长的趋势，其中 18~29 岁组最低为 9.4%，年龄≥70 岁组高达 25.7%。《中国居民营养与慢性病状况报告（2015 年）》显示，中国居民超重和肥胖问题严峻。报告指出，全国 18 岁及以上成年男性和女性的平均体重分别为 66.2kg 和 57.3kg。全国 18 岁及以上成人超重率为 30.1%，肥胖率为 11.9%，比 2002 年上升了 7.3% 和 4.8%。6~17 岁儿童青少年超重率为 9.6%，肥胖率为 6.4%，比 2002 年上升了 5.1% 和 4.3%。不论成人还是青少年，超重和肥胖增长幅度都高于发达国家。

概括我国人群超重和肥胖的流行现状和趋势有以下特点：①进入 21 世纪以来全人群的患病及发病水平呈快速增长，且存在较大的地区、城乡、性别和年龄差异；②就总体患病水平而言，尚低于欧美发达国家，在世界范围内居中等水平；③青少年人群的增速和增幅明显，并已形成未来成年人肥胖大军的巨大潜在人群，其防治形势和任务异常艰巨；④由于我国人口构成的特点和老龄化进程加快，年龄≥60岁老年人群中超重和肥胖率的增长趋势仍将持续一段时间；⑤城市地区的增幅已趋缓，而农村地区却快速增长，加之其巨大的人口基数和医疗保健资源的不均衡性，使农村人群将成为未来10~20年超重和肥胖导致健康危害的重点人群；⑥在体重正常人群中有近1/5的中心性肥胖者伴有心脑血管疾病危险因素的聚集，提示在进行肥胖监测与干预时，不应片面强调体重或BMI，应结合腰围、腰围身高比、体脂含量等指标评价人群中心性肥胖的流行状况及趋势。

第三节　营养与肥胖症的关系

肥胖症是一种多因素作用导致的慢性代谢性疾病，在诸多因素中，营养与超重肥胖的关系最为密切。

一、能量密度较高的食物

食物的能量密度（energy density of food）是近年来推出的、用于评价食物供能多少的一个新概念，指平均每克食物摄入后可供能的热卡数。食物的能量密度与食物中各种产能营养素的关系十分密切，脂肪是重要的产能营养素之一，每克脂肪可产能37.62kJ（9kcal），因此脂肪含量较高的食物通常具有较高的能量密度。炸土豆片、软饮料、糖等食品也属能量密度较高的食物，其主要成分虽是碳水化合物，但能量密度可高达12.55~16.74kJ/g（3~4kcal/g）以上。另外乙醇能量密度较高，每克乙醇可以产生7kcal能量，但乙醇进入人体后会被分解和释放能量，没法被身体储存，也就是说乙醇的能量不会直接被转化成脂肪。白酒、啤酒、红酒等各种酒类，除可以带来能量以外，其他对人体有用的营养素含量极少，因此对肥胖发生也有着一定的诱导作用。

二、营　养　素

在各种营养素致肥胖症的因素中，高脂肪、高碳水化合物是肥胖症的主要致病因素，越来越多的研究已经相当肯定其对肥胖症形成的作用。

（一）脂肪

大量的流行病学研究提示，随着居民膳食中脂肪占总能量的百分比增加，其肥胖症患病率明显升高。实验研究提示，高脂肪膳食的色、香、味常诱发人的食欲，这意味着高脂肪膳食容易导致进食过量。而体内的能量消耗首先取自储存的碳水化合物，脂肪的氧化分解要比碳水化合物慢得多。就动物实验而言，低脂饮食摄入很难造就出肥胖模型，即使动物被圈养在一个很小的空间而无法通过活动增加能量消耗也是如此。在高脂饲养（35%以上的能量来源于脂肪）的动物体内，脂肪的储积量几乎与进食的脂肪量呈正相关，肥胖症模型极易制备。这种现象在人类肥胖研究中也得到证实，即当过多的能量摄入主要来源于脂肪时，机体内脂肪储积速度就明显加快。

脂肪摄入过多在肥胖症发生中的特殊意义，不仅仅是因为脂肪的能量密度远远高于其他营养素，而且还存在脂肪摄入量难以控制的问题，即可能通过某些行为或心理因素加速肥胖进程。国外学者研究报告，6个月的自愿试验结果显示，喜食高脂食物者体重增加明显，而喜食低脂食物者因无过多的能量摄入，体重并不增加。因此对高脂食物摄入进行有意识的自我控制显然也能控制肥胖的发生。

（二）碳水化合物

近年来美国等发达国家人群伴随碳水化合物摄入增加，肥胖症发病率加速上升，碳水化合物与肥胖症的关系成为研究的新热点。然而膳食中碳水化合物的含量及种类对肥胖症患者减轻体重的确切影响，目前还存在争议。有关碳水化合物和肥胖症的系统评价表明，肥胖症患者的体重减轻与低糖饮食并无明显关系。另外，在碳水化合物的选择上，究竟是低食物血糖生成指数（glycemic index，GI）还是高 GI 更有利于控制体重尚存争议。多数学者认为低 GI 碳水化合物能延缓饥饿感，并减少额外的能量摄入。也有学者认为尽管高 GI 食物可能增加 2 型糖尿病、心血管疾病的发生风险，但长期研究并未显示低 GI 食物能更有效地控制体重。虽然存在以上争议，较为一致的意见是在糖类食物的选择上应尽量多摄入复合碳水化合物（如谷类、水果等）。精炼碳水化合物由于 GI 高、能量密度大、营养成分少，应限制摄入。特别是高糖膳食，引起胰岛素水平升高可促进肝脏合成三酰甘油，引起血浆三酰甘油水平增高。高胰岛素血症导致脂蛋白脂肪酶活性增加，使脂肪细胞内的三酰甘油存积增多。

（三）其他营养素

由于谷类、水果、新鲜蔬菜等食用偏少而致膳食纤维不足与肥胖发生也有一定关系。在谷类、蔬菜和水果中，含有大量不被人体消化吸收的膳食纤维，膳食纤维被人体摄入后，极易吸收水分迅速膨胀，不仅增加饱腹感，而且释放出来的能量少，起着防止能量摄入过多、预防肥胖症的作用。有研究发现，增加 14g/d 膳食纤维的膳食结构能使每日能量下降 10%，3.8 个月后体重下降 1～9kg。

最近研究发现微量营养素中钙的缺乏也与肥胖症发生相关。当膳食中缺钙时，机体在钙营养性激素（如甲状旁腺素和活性维生素 D）作用下，提升细胞（尤其是脂肪细胞）内的钙浓度，而脂肪细胞内的钙积聚能抑制脂肪分解和促进脂肪合成，导致肥胖症发生。

三、膳 食 结 构

随着我国经济的快速发展，食物供应的不断丰富，人们的膳食结构也发生了很大变化，偏离"平衡膳食"的食物消费行为，造成动物性食物和油脂消费过度增加，膳食脂肪供能比急剧上升。我国居民的脂肪供能比为 35%，城市居民高达 38.4%，明显超过了我国膳食指南推荐的上限 30%，属于脂肪摄入过高。谷类和蔬菜消费在不断减少，城市居民膳食中的谷类供能比为 48.5%，大城市仅为 41.4%，明显低于平衡膳食的合理比例 55%～65%。多项研究证明，高能量、高脂肪膳食引起肥胖症的可能性最大。膳食脂肪供能比与空腹血糖、血清总胆固醇和三酰甘油水平呈正相关，超重及肥胖症、糖尿病、高胆固醇血症的患病风险也随脂肪供能比增加而增加。

四、进餐行为与方式

进餐行为也是影响肥胖症发生的重要因素。不吃早餐常导致其午餐和晚餐时摄入的食物较多，导致一日的食物总量增加。我国的膳食指南提出，三餐的食物能量分配及间隔时间要合理，一般早、晚餐各占 30%，午餐占 40%。晚上吃得过多而运动相对较少，会使多余的能量在体内转化为脂肪而储存起来。现在很多快餐食品因其方便、快捷而受人们青睐，但快餐食品常富含高脂肪和高能量，而其构成却比较单调，经常食用会导致肥胖症，并有引起某些营养素缺乏的可能。肥胖人群的进食速度一般较快，而当进食速度较慢时，传入大脑摄食中枢的信号可使大脑做出相应调节，较早出现饱腹感而减少进食。此外，经常性的暴饮暴食、夜间加餐、喜欢高能量零食，也是引起许多人肥胖的原因。

进餐方式也是影响肥胖症发生的重要因素。不健康进餐方式表现：①随意减少正餐。随意减少正餐常导致下一餐过量摄入食物，且易使全日食物总量增加。②经常在外就餐。现代生活的节奏加快，社交的需要让很多人都选择在外就餐。无论是在餐馆，还是在快餐店就餐，都无法避免摄入过多的脂肪。③进餐速度过快。进餐速度影响食物的摄取数量，进餐速度越快、摄食越多，越容易肥胖。大脑摄食中枢是控制摄食与停止摄食的指挥系统，摄食中枢在发布指挥命令之前要获得来自身体里的一些激素、胃肠道的充盈程度等有效信号。这些信号传递需要一个过程，如果进餐速度很快，无疑会在信号传递的延迟过程中吃进去多余的食物。④晚餐进食过多。晚餐吃得过饱，比早、午餐更容易引起肥胖症。因为人们在晚间身体活动相对较少，能量消耗明显降低，如果摄入大量食物又不能及时消耗掉，很容易转变成脂肪在身体内储存起来。

五、妊娠期营养因素

妊娠期营养对母子双方近期和远期健康均产生重要影响。孕妇的膳食模式、食物摄入量与孕妇自身和胎儿出生后的营养状况密切相关。研究表明，妊娠前肥胖的妇女，其所生的孩子通常较肥胖，其中约有 1/3 的婴儿出生体重超过 4kg。同时发现，母亲妊娠期增重过多，其子代日后发生肥胖症的风险明显增加。关于其肥胖机制究竟是下丘脑饮食控制中枢的作用，还是脂肪细胞数量的变化，或是其他作用机制，目前尚未明确。

六、人工喂养及辅食添加

目前认为，人工喂养会失去母乳喂养所特有的乳汁量自动调节机制，人工喂养的母亲会按照自己的意愿和营养知识水平去喂养儿童。研究提示，由于母乳喂养与人工喂养时母亲对婴幼儿饱足感的感觉不同，人工喂养的母亲可能过早地给婴儿添加固体食物，而这种过早添加固体食物的倾向导致儿童超重和肥胖风险增加。20 世纪六七十年代在英国等地区，高能量和高渗配方奶粉喂养较为流行。奶中能量较高直接影响婴幼儿的增重速度，尤其是出生后头 6 周内喂以高能量配方奶粉将使婴幼儿体重急速增加，为日后肥胖形成埋下隐患。因此，过度喂养、人工喂养、过早添加固体食物的喂养模式可能是引起肥胖症的高危因素。

第四节　肥胖症的营养防治
一、预　防　策　略

肥胖症的预防比控制更为重要，对病态体重增长的预防已经成为全球性公共卫生工作的重点。WHO 预防肥胖症的总体战略要求应首先考虑预防婴幼儿和儿童肥胖症。

对婴幼儿来说，主要预防策略：①纯母乳喂养；②喂养液体食品时避免使用添加糖和淀粉的食品；③指导母亲感知孩子的饥饱信号，合理控制进食量；④确保充足的微量营养素摄入，以促进最佳的身高增长。

对学龄前儿童和青少年来说，主要预防策略：①提倡活跃的生活方式；②限制视屏时间等；③增加水果和蔬菜摄入量；④限制高能量、低微量营养素食品（如西式快餐）摄入量；⑤限制含糖饮料摄入。

其他措施：改变环境，加强在学校和社区的身体活动，为家庭干预措施（在家中进食）创造更多的机会，限制儿童接触大量销售高能量、低微量营养素食品的营销活动，以及为其选择健康食品提供必要的信息和技能。在发展中国家，应特别注意避免让矮小人群吃得过多。在经济转型期国家，由于人们比较习惯于久坐，并且易于获得高能食品，则需要保持传统膳食的健康成分（如蔬菜、水果和非淀粉多糖的高摄入量）。在向母亲及社会经济地位较低、食品无保障的群体提供教育时，应强调超重和肥胖不代表身体健康的理念。

二、治 疗 策 略

肥胖症治疗主要包括减轻体重措施、维持体重措施、对伴发疾病及并发症的治疗。改善体重的具体治疗措施包括膳食、体力活动、行为、药物及手术干预等。膳食、体力活动和行为治疗是肥胖症管理的基础，也是贯穿始终的治疗措施，相当一部分患者通过这些措施可以达到治疗目标，只有当综合生活方式干预无法达到或维持减重目标时，才可以使用减肥药物或减重手术进行治疗。2015 年美国内分泌学会（TES）发布首部《肥胖药物治疗临床指南》，建议对 BMI≥30kg/m² 或 BMI≥27kg/m² 伴有并发症的患者可尝试使用 1 种减肥药物治疗。药物治疗 12 周后，如果体重没有变化，应停止继续使用减肥药物。2013 年美国心脏病学会（ACC）、美国心脏协会（AHA）和肥胖学会（TOS）发布的《成人超重和肥胖管理指南》中对 BMI≥40kg/m² 或 BMI≥35kg/m² 并伴有 1 种并发症的患者推荐进行减重手术治疗。值得注意的是即使在采用药物或手术治疗肥胖的同时，也离不开膳食、体力活动和行为调整，综合生活方式干预是肥胖症管理不可或缺的部分。

（一）膳食治疗

1. 控制总能量摄入 能量摄入大于消耗是肥胖症的根本原因，限制饮食中总能量摄入是减重的基础，应当给予患者明确的饮食指导，包括详细的饮食处方建议。应当注意的是尽管目前有多种饮食模式，但并没有一种饮食模式可以推荐作为理想的减重方案，应根据个体活动强度、年龄、标准体重及身体健康状况计算每日所需要的热能量，制订个体化饮食方案，使摄入量持续低于机体的消耗量，以达到减轻体重的目的。2013 年 ACC/AHA/TOS 发布的《成人超重及肥胖管理指南》建议超重及肥胖患者的女性及男性每天的能量摄入分别控制在 1200～1500kcal 和 1500～1800kcal，并根据其具体体重适当调整能量摄入水平，每天使其能量摄入减少 500kcal 或 750kcal，这样才能从减重治疗中获益。

特别要注意，不要轻易选择极低能量饮食（very low calories diets，VLCD），VLCD 指每日总能量低于 800kcal 的饮食。尽管这种方法减重速度快，但因其限制饮食过于严格，难以保证机体营养需要，长时间容易造成营养不良。VLCD 通常只适用于重度肥胖症或采用低能量平衡饮食治疗 6 个月无效的肥胖者，在医院里有专业医务人员指导和监护下才可考虑，其治疗时间不宜超过 1 个月，VLCD 不适用于儿童青少年、老年人及妊娠或哺乳妇女。

2. 蛋白质充足 饮食中适量蛋白质是非常必要的,可按每千克理想体重 1~1.2g 摄入,所提供的能量应占总能量的 15%~20%,含 60~90g 蛋白质,其中优质蛋白质应占 50%以上。但也不宜摄入过多蛋白质,因其超过人体需要时,只能作为能量燃烧,会增加肝、肾负担。如果摄入的含蛋白质食物中同时含有很多脂肪,如肥肉、炸鸡腿等,饮食中的能量也会额外增加。

饮食中的蛋白质主要来源于各种肉类、鱼虾、蛋类、奶类、豆类、坚果、谷薯类食物。为更好地控制能量,建议选择脂肪少的纯瘦肉、脱脂或低脂奶、鱼虾、大豆及豆制品来满足身体对蛋白质的需要。

3. 适当减少碳水化合物 碳水化合物是身体所需能量的主要来源。每 1g 碳水化合物可以产生 4kcal 能量,如果饮食中的碳水化合物过多,能量就难以控制。适当减少碳水化合物并不意味着越少越好,因为葡萄糖是唯一能为大脑提供能量的营养素,如果饮食当中缺少碳水化合物,身体中储存的糖很快会被消耗殆尽。一旦血液中的葡萄糖得不到及时补充,就会直接影响大脑的能量供应,出现低血糖表现,如心慌、饥饿,继而出现疲乏、困倦、头晕目眩,甚至昏迷。

粮食、薯类、豆类、块茎类蔬菜、水果等是碳水化合物的主要食物来源。不同食物因其所含碳水化合物的种类不同,对体重控制的影响有明显差别。结构简单的碳水化合物,如蔗糖、果糖、麦芽糖、葡萄糖,摄入后可以迅速被分解、吸收,在体内更容易以脂肪的形式储存。而结构复杂的多糖,特别是富含膳食纤维的多糖类食物(粗杂粮、豆类等),在体内的消化、分解过程相对缓慢,有益于血糖、血脂控制,并具有能量密度低、食物体积大、含有较多种类其他营养素的特点,能在满足人饱腹感的同时,减少能量摄入,提供较丰富的营养,更有利于控制体重。

合理的碳水化合物摄入量,应占总能量的 55%~65%,每日 150~250g,选择以结构复杂的多糖类食物为主,限制结构简单的糖类食物摄入。

4. 减少脂肪摄入 脂肪在三大产能营养素中产生能量最大,1g 脂肪可产生 9kcal 能量,是蛋白质、碳水化合物的 2 倍多。脂肪赋予食物香气和美味,高脂肪食物常令人难以控制食欲而过量食用。由此可见,控制饮食中的脂肪是控制能量的重点。

不同脂肪对血液中胆固醇含量的影响不同。饱和脂肪酸能增加血液中低密度脂蛋白胆固醇(LDL-C)浓度,增加患心、脑血管疾病的风险,这类食物包括肥肉、带皮的畜禽肉类、猪油、牛油、羊油等。动物内脏、动物卵黄等高胆固醇食物可使血胆固醇增加。此外,反式脂肪酸也会增高血胆固醇,如人造黄油、植物奶油、起酥油及用反式脂肪制作的油炸食品和焙烤食品等。不饱和脂肪酸与之相反,可以降低 LDL-C 浓度,特别是单不饱和脂肪酸,在降低 LDL-C 的同时,不会降低高密度脂蛋白胆固醇(HDL-C),对心血管有保护作用。大部分植物油都富含不饱和脂肪酸,橄榄油、茶油、菜籽油、花生油含单不饱和脂肪酸较多。无论哪种脂肪,它们所产生能量是相同的,摄入过多都会导致体脂肪增多。因此,饮食中的脂肪总量应控制在总能量的 30%以下,适当限制含饱和脂肪酸和胆固醇高的食品,尽量选择植物油作为烹调油。成人每日烹调用油量不超过 25~30g。

5. 增加膳食纤维摄入 膳食纤维有平稳血糖、调节血脂、促进肠道蠕动、增加胆固醇排泄、增大食物体积、增加饱腹感等特点。每日饮食中膳食纤维应尽量达到 20~30g,富含膳食纤维的食物包括粗杂粮、薯类、豆类、蔬菜、水果、菌藻类食物等。

6. 保证维生素和矿物质摄入 由于饮食中的能量受到限制,易使某些维生素和矿物质摄入不足,如 B 族维生素、钙、铁等。因此,需要注意在饮食中合理搭配新鲜蔬菜、水果、豆类、脱脂牛奶等富含这些维生素和矿物质的食物。必要时可以服用多种维生素和矿物质剂，以弥补饮食中的不足。

（二）体力活动

增加体力活动与适当控制膳食总能量摄入，促进能量负平衡，是世界公认的减重良方。每天安排进行体力活动的量和时间应按减体重目标计算，对于需要亏空的能量，一般多考虑采用增加体力活动量和控制饮食相结合的方法，其中 50%（40%～60%）应该由增加体力活动的能量消耗来解决，其他 50% 可由减少饮食总能量来达到。

与一般健身运动相比，以减肥为目的的运动时间应延长些。但是运动量可循序渐进，由小运动开始，每日安排 30 分钟，待适应后再逐步增加至所应达到的目标。每天 30～60 分钟甚至更多时间，活动不要求一定是连续的，每次活动的总时间可以累加，但每次活动时间最好不少于 10 分钟。实施运动计划过程中，应注意逐渐增加运动量和强度，避免过量，以预防急性和慢性肌肉关节损伤，过量的运动负荷会使免疫功能下降。对有心、肺疾病或近亲中有严重心血管病史者，在决定进行剧烈活动前，最好按照医生的建议逐步增加活动量。在剧烈活动前应有充分的热身和伸展运动，逐渐增加肌肉收缩和放松的速度，可改善心肌氧供应，增加心脏的适应性；运动后要有放松活动，让体温慢慢下降，使肌张力逐渐降低，以减少肌肉损伤和酸痛的概率。肥胖者运动中产热多，更容易发生脱水和中暑。在大量出汗的情况下，应合理安排补液。

由于运动消耗能量有限，单纯靠运动减低体重很难达到预期目标。因此必须结合饮食控制才能实现成功减肥。减肥速度不宜过快，多数情况下，每周体重减少 0.5～1kg 比较适宜。

（三）认知行为治疗

认知行为治疗（cognitive behavioural therapies，CBT）的目的在于改变患者对于肥胖和体重控制的观点和知识，建立信念；同时鼓励患者采取有效减轻并维持体重的行为措施。

一种方法是建立节食意识，每餐食不过饱，尽量减少暴饮暴食的频度和程度；同时注意挑选脂肪含量低的食物，细嚼慢咽以延长进食时间，使在进餐尚未完毕以前即对大脑发出饱足信号，有助于减少进食量。另一种方法就是进食时使用较小的餐具，使得中等量的食物看起来也不显得单薄；也可按计划用餐，即在进餐前将一餐的食物按计划分装，自我限制进食量，使每餐达到七分饱，也能使漏餐者不致在下一餐过量进食。餐后加点水果可以满足进食欲望。改变进食行为常有助于减少进食量而没有未吃饱的感觉。

医疗保健人员应协助肥胖患者制订计划并支持和指导减肥措施的执行。医务人员需要了解肥胖者的肥胖史，曾做过哪些处理，减肥措施受到过哪些挫折，存在的问题，以及肥胖症对其生活有何影响，以示对患者的关心；应向肥胖症患者说明肥胖对健康带来的可能危险，建立共同战胜肥胖症的伙伴关系。应让患者采取主动、积极参与制订改变行为的计划和目标，不能由医疗保健人员单方面决定。

教会需要减肥者进行自我监测。观察并记录某些行为，如每天记录摄入食物的种类、摄入量和摄入时间，进行了哪些运动，使用哪些药物，改变行为后所得到的结果等，经常测量体重对长期保持适当体重非常重要；对行为的自我监测通常可以使患者向所希望的目标方向改变；对自我监测记录，某些患者可能会感到烦琐，但此方法非常有效。

（曾　果　芮　粟　李　润）

第八章　营养与糖尿病

糖尿病（diabetes mellitus，DM）是一种常见的慢性非传染性疾病（non-communicable chronic diseases，NCDs），是位于前列的人类死因之一，其引起的一系列并发症尤其是慢性并发症的致残、致死率都非常高。故糖尿病是当前对人类健康威胁最大的NCDs之一。

第一节　概　　述

一、糖尿病的定义和分型

（一）定义

糖尿病是一组由于胰岛素分泌不足和（或）胰岛素作用缺陷所导致的碳水化合物、脂肪、蛋白质等代谢紊乱，具有临床异质性表现，以长期高血糖为主要标志的综合征。

（二）分型

1. 按照临床阶段不同分型

（1）正常糖耐量阶段。

（2）高血糖阶段：高血糖阶段又分为两个时期，即糖调节受损期和糖尿病期。

2. 按照病因不同分型

（1）1型糖尿病（type 1 diabetes，T1DM）：由于胰腺β细胞破坏导致胰岛素分泌绝对不足所致，分为免疫介导性和特发性两个亚型。

（2）2型糖尿病（type 2 diabetes，T2DM）：以胰岛素抵抗（insulin resistance，IR）为主伴胰岛素分泌不足，及以胰岛素分泌缺陷伴胰岛素抵抗的疾病。

（3）特殊类型的糖尿病：原发病因包括胰腺疾病、感染、某些内分泌疾病等。

（4）妊娠糖尿病（gestational diabetes mellitus，GDM）：指女性在妊娠前无糖尿病，也无糖耐量减低，而在妊娠后发生或发现糖尿病，包括糖耐量异常，但不排除妊娠前漏诊的病例。

二、临床表现与诊断标准

（一）临床表现

1. 典型临床表现　糖尿病典型的临床表现为"三多一少"，即多尿、多饮、多食和消瘦，部分2型糖尿病患者甚至没有明显表现，仅出现乏力、头昏等非典型症状。

2. 并发症

（1）急性并发症：如糖尿病酮症酸中毒、高血糖高渗状态等。

（2）慢性并发症：①微血管病变，如糖尿病肾病、糖尿病视网膜病变；②大血管病变，如心脑血管疾病与外周动脉疾病；③神经病变，如四肢皮肤感觉异常、足底踩棉花感、下肢溃疡坏疽截肢和关节病变；④自主神经病变，如可引起胃肠道泌尿生殖系及心血管等症状与性功能障碍。

（二）诊断标准

1. 糖尿病前期 除了上述提到的糖尿病患者的临床表现以外，还有一组个体处在糖尿病和正常血糖之间的中间状态，即糖尿病前期（prediabetes）。作为糖尿病的预警信号，其判断标准：空腹静脉血糖在 6.1～7.0mmol/L，为空腹血糖受损（impaired fasting glucose，IFG）；当餐后 2 小时血糖值为 7.8～11.1mmol/L 时，为糖耐量减低（impaired glucose tolerance，IGT）。

2. 糖尿病诊断标准 详见表 8-1。

表 8-1 糖尿病的诊断标准

诊断指标	静脉血浆葡萄糖水平（mmol/L）
有典型的糖尿病症状（即"三多一少"症状）加任意时间血糖水平	≥11.1
OGTT 2 小时血糖	≥11.1
空腹血糖（fasting plasma glucose，FPG）	≥7.0
无明确的糖尿病症状者，只有符合空腹血糖≥7.0mmol/L	
或者 OGTT 2 小时血糖≥11.1mmol/L 才可作为诊断条件，且需在另一天进行复查核实	

注：OGTT，oral glucose tolerahce test，口服葡萄糖耐量试验。

第二节 糖尿病的流行病学

国际糖尿病联盟（International Diabetes Federation，IDF）的数据显示，2015 年全球成人糖尿病患病率约 8.8%，患病人数约 4.15 亿，预计到 2040 年全球糖尿病患者人数将上升至 6.42 亿。世界卫生组织（WHO）估计，在全球范围内高血糖将仅次于高血压和吸烟成为导致居民过早死亡的第三大危险因素，故糖尿病将是 21 世纪重大的公共卫生问题之一。本节将通过对 1、2 型糖尿病的三间分布及其国内外流行特征的描述和分析来进一步探索糖尿病复杂的病因和高危因素，做好其三级预防，并将其带来的健康损失降到最低。

一、地 区 分 布

（一）国家间及国家内不同地区的分布

1. 2 型糖尿病在各国间及国内不同地区的发病患病情况均有不同。2015 年成年人群中 2 型糖尿病患病率：北美和加勒比海、中东和北非、南美和中美洲、西太平洋、东南亚、欧洲、非洲分别为 11.5%、10.7%、9.6%、8.8%、8.8%、7.3%、3.8%。目前中国成人糖尿病患者数目巨大，居世界成人糖尿病患者数目排名榜首。

2. 全球 1 型糖尿病发病率存在越远离赤道越高的现象。WHO 于 1990 年启动 DiaMond 项目以监测全球 1 型糖尿病的流行规律，该项目统计了 50 个国家 100 个协作中心的监测数据发现，糖尿病发病率在意大利撒丁岛和北欧的芬兰最高，分别为每年 36.8/10 万和每年

36.5/10 万；亚洲国家如中国、日本和朝鲜，美洲部分国家如墨西哥、智利、秘鲁及美国（印地安人）等的发病率均较低（每年 0.1/10 万～5.0/10 万）。

（二）城乡分布

据《中国居民营养与慢性病状况报告》显示，2002 年与 2012 年人群 2 型糖尿病患病率均存在城市高于农村地区的现象；据 IDF 数据显示，2015 年城市糖尿病人群数量（2.697亿）远多于农村地区（1.451 亿）。2017 年 *JAMA* 刊登了涉及中国 5 个农村和 5 个城市的中国慢性病前瞻性研究（China Kadoorie Biobank，CKB）（随访至 2014 年 1 月），结果显示农村地区糖尿病患病率为 4.1%，城市地区为 8.1%，发达地区糖尿病患病率普遍高于不发达地区。

二、时 间 分 布

（一）季节性

1 型糖尿病发病情况具有较为明显的季节性，北半球的病例多发生在 12 月至来年 2月，而南半球则多发生在 6 月至 8 月。2 型糖尿病的发病则没有明显的季节性。

（二）长期趋势

以 2 型糖尿病为例，中国的糖尿病患病率增长非常快：1980 年、1989 年、1994 年、1996 年、2002 年、2013 年我国成年人群的糖尿病患病率分别为 0.8%、2.9%、4.0%、4.8%、6.1% 和 10.4%。2013 年一项全国性的调查共选取 170 287 名具有代表性的样本进行监测，结果显示，2013 年中国成年人群糖尿病患病率为 10.9%，糖尿病前期患病率为 35.7%。

而全球范围内的糖尿病患病率也呈快速增长趋势。*Lancet* 刊登了一项汇总 751 项研究440 万人群的分析，结果显示，中、低收入国家糖尿病人数大幅上升，其中增长最快的是中国，其次是印度和印度尼西亚。1980～2015 年，全球糖尿病患者从 1.08 亿猛增到了 4.15亿，预计 2040 年将增加到 6.42 亿。

1 型糖尿病患病率在其他国家如美国、日本等变动较小，欧洲国家如芬兰、瑞典、挪威、荷兰、奥地利及英国等持续增高。以芬兰为例，1 型糖尿病患病率 1953 年为 12/10 万，1987～1993 年维持在 36/10 万，1994 年增长为 40/10 万，两年后增长至 45/10 万，预计 2025年将达到 60/10 万。

三、人 群 分 布

（一）性别和年龄

1 型糖尿病在 10～14 岁发病率最高，青春期后开始下降，女性发病高峰则比男性早 1～2岁。2 型糖尿病的患病率随年龄的增加而增加，40 岁以后急剧升高。随着年龄的增加，糖尿病患病率呈上升趋势，18～29 岁、30～39 岁、40～49 岁、50～59 岁、60～69 岁、70岁及以上各年龄组糖尿病患病率分别为 3.4%、5.5%、9.6%、14.6%、18.9%、20.5%。调查结果显示每增加 10 岁，空腹血糖增加 0.11mmol/L，餐后 2 小时血糖增加 0.44～1.11mmol/L，中老年人患病率升高可能与代谢功能减退、器官功能衰竭等因素有关。

就性别而言，韩国与日本地区男性患病率高于女性；而在美国，年轻女性患病率稍高于年轻男性，40～69 岁组女性患病率明显高于男性，其后下降与男性几乎持平。我国 2015

年《中国居民营养与慢性病状况报告》显示,男性和女性的 2 型糖尿病患病率男性(10.2%)高于女性(9.0%)。

(二)职业

以 2 型糖尿病为代表,脑力劳动者患病率高于体力劳动者。

(三)家族史

糖尿病存在家族聚集性,2 型糖尿病阳性家族史者糖尿病患病率比没有家族史者高3.0~40.0 倍,且一级亲属患病的危险性更高。

(四)种族与民族

美国白种人 1 型糖尿病发病率高于黑种人,科罗拉多非西班牙语种人高于西班牙语种人,以色列不同种族之间也存在差异。2 型糖尿病在世界不同民族之间患病率也存在差异,来自美国本土的皮马族印第安人、亚太地区岛国(斐济、瑙鲁等)人及非裔美国人患病率最高;爱斯基摩人和阿萨巴斯卡印第安人患病率最低。

另外,移民、社会经济地位及卫生保健服务水平的高低也与糖尿病患病、发病情况有一定的关系。

四、糖尿病的危险因素

前文中提到糖尿病是一种具有明显遗传倾向的多基因疾病,发病机制复杂,环境因素与遗传因素交互作用,共同促成了糖尿病的发生。常见危险因素有下述几项(表 8-2)。

表 8-2 2 型糖尿病危险因素

不可改变因素	可改变因素
年龄	糖耐量异常或合并空腹血糖受损(极高危)
家族史	代谢综合征或合并空腹血糖受损(高危)
种族	超重和肥胖、体力活动减少
妊娠糖尿病史或巨大儿生产史	饮食因素与心理因素如压力大、抑郁等
多囊卵巢综合征	可增加糖尿病发生风险的药物
宫内发育迟缓或早产	致肥胖或糖尿病发生的社会环境

1. 生理因素 糖尿病的发病率随着年龄的增长而增长,一般人群年龄在 45 岁及以上者应定期去医院做体检,密切关注自己的血糖变化。

2. 遗传因素 双生子研究表明,糖尿病具有遗传性,2 型糖尿病则有着明显的家族聚集性,中国人群 2 型糖尿病的遗传度为 51.2%~73.8%,而 1 型糖尿病的遗传度则低于60.0%,由此可见 2 型糖尿病具有更强的遗传倾向。

3. 超重和肥胖 肥胖本身也是一种慢性代谢性疾病,同时也是 2 型糖尿病最重要的易感因素之一,因此控制超重和肥胖的发生显得尤为重要,中国成人应尽量将 BMI 控制在18.5~23.9kg/m^2,而妇女妊娠期 BMI 应当保持 19.8~26.0kg/m^2。

4. 不良生活方式　如吸烟、饮酒、熬夜、缺乏适当身体活动等都会增加患病风险，而缺乏体力活动也是 2 型糖尿病的重要危险因素之一。

5. 病毒感染与自身免疫　比较肯定的是柯萨奇病毒感染与人类 1 型糖尿病有关。另外已证实，迟发 1 型糖尿病患者体内血谷氨酸脱羧酶抗体呈阳性，谷氨酸脱羧酶抗体是 1 型糖尿病发病初期的免疫标志，也作为 1 型糖尿病患者接受治疗时的疗效监测指标。

6. 营养因素　详见本章第三节。

第三节　营养与糖尿病的关系

营养与糖尿病的发生、发展及转归都密切相关，本节将从膳食结构、营养素和植物化学物三方面进行介绍。

一、膳　食　结　构

膳食中反式脂肪酸和过量饱和脂肪酸是糖尿病发生的危险因素。膳食中矿物质如铬、镁、锌等不足也不利于糖尿病的防控。由于地中海膳食模式中饱和脂肪摄入量低，不饱和脂肪摄入量高，碳水化合物摄入适量，同时蔬菜、水果摄入量高，故有助于降低糖尿病的发生风险，限制能量的地中海饮食同时能降低糖尿病患者患心血管疾病的风险。

中国居民日常合理的膳食结构应参照《2016 年中国居民膳食指南》和中国居民平衡膳食宝塔。糖尿病患者的饮食结构应当依据自身的具体情况进行个性化的合理制订。

二、营　养　素

目前对于糖尿病发病的相关营养因素作用主要集中在营养物质代谢过程对胰岛素分泌的影响，尤其是碳水化合物和脂肪的代谢。长期代谢紊乱可导致血管、神经损害，引起如糖尿病肾病、糖尿病视网膜病变、糖尿病足等慢性并发症。

1. 碳水化合物　指糖、淀粉和纤维素类，存在于谷物、豆类、蔬菜和水果中。简单碳水化合物也可称为简单糖，包括葡萄糖、果糖、半乳糖、麦芽糖、蔗糖和乳糖，简单糖摄入体内后不需要胰岛素分泌就可以迅速被血液吸收。胰岛素增加通常是伴随血糖迅速降低，这可以给身体发送需要更多血糖的信号，这种循环只有在摄入复杂碳水化合物、脂肪和蛋白质时才会发生。糖尿病代谢紊乱的主要表现是高血糖，并可引起全身性的代谢紊乱。当健康人一次进食大量的碳水化合物时，血清葡萄糖浓度迅速上升，胰岛素分泌增加，促进葡萄糖的氧化分解，多余的葡萄糖以糖原的形式或转化为脂肪储存，从而维持血糖浓度的相对稳定。

糖尿病患者碳水化合物代谢异常主要表现为肝脏中葡萄糖激酶和糖原合成酶下降，肝糖原合成减少，磷酸化酶活性加强，糖原分解增加；当患者摄入过多碳水化合物时，机体调节血糖的功能失控，极易出现高血糖；但碳水化合物摄入不足时，由于糖原储备少，易发生低血糖症甚至昏迷。

2. 脂肪　膳食脂肪在消化道内可被分解为甘油和脂肪酸，其中脂肪酸被脂肪细胞摄取形成辅酶 A（CoA）衍生物，与 α-磷酸甘油结合生成内源性三酰甘油，储存于脂肪组织中。

摄入高脂膳食时，脂肪的氧化分解需消耗大量葡萄糖分解的中间产物（如 α-磷酸甘油），阻断了葡萄糖的彻底氧化分解，使血糖浓度上升，胰岛素分泌增加；而游离脂肪酸的浓度较高，肌肉摄取脂肪酸进行氧化供能的作用则增强，从而使葡萄糖的利用减少，出现胰岛素抵抗（insulin resistance，IR）；长期暴露于高浓度的游离脂肪酸下，可使胰岛 β 细胞分泌胰岛素的功能受损，发生糖尿病的危险性增高。

3. 蛋白质 目前还无确切的证据表明膳食蛋白质含量与糖尿病发病有直接关系，但蛋白质代谢与碳水化合物和脂肪的代谢密切相关。当碳水化合物和脂代谢出现紊乱时，蛋白质的代谢也必然处于不平衡状态。糖尿病患者本身容易出现负氮平衡，所以更应该增加高生物价蛋白如蛋类、乳类、瘦禽畜肉、鱼虾及大豆或其制品的摄入量，使其种类多样化，其中适当增加白肉（如鸡、鱼、虾等）的摄入，以减少饱和脂肪酸的摄入。

4. 矿物质和维生素 目前还没有关于矿物质和维生素对糖尿病发病的深入、系统的研究。铬是葡萄糖耐量因子的主要组成成分，普遍认为膳食补充三价铬对糖尿病有积极的预防和辅助作用。硒最重要的功能是抗氧化、清除自由基，所以适当补硒可以改善胰岛素内分泌细胞的代谢功能，缓解糖尿病病情，预防糖尿病并发症，改善糖尿病预后。硒可通过胰岛素受体后的激酶抑制作用，产生"生理胰岛素样"效应，并可在基因水平上影响糖尿病的发生。B族维生素、维生素C、维生素E、维生素A等缺乏，均可诱发或加重糖尿病及其慢性并发症的发生。维生素 A 只能由动物性食物提供，且其最佳来源多是动物的肝脏、鱼肝油等，因此不可避免会带来脂类的摄入量增加，故对于糖尿病患者而言，应以深颜色蔬菜和水果等为主来提供类胡萝卜素。

5. 膳食纤维 有降低空腹血糖、延缓碳水化合物吸收、降低餐后血糖及改善葡萄糖耐量的作用，是降低 2 型糖尿病发生的重要膳食成分，所以糖尿病患者应多食用膳食纤维含量丰富的粗杂粮和蔬菜。

三、植物化学物

植物化学物是指由植物代谢产生的多种低分子量的末端产物，并通过降解或合成产生不再对代谢过程起作用的化合物的总称。与普通药物相比，植物化学物天然无毒性或毒性较小。有动物研究表明，多酚及黄酮类化合物、生物碱等植物化学物能够通过相关表观遗传机制影响糖尿病及其并发症的发生。

总之，预防和控制糖尿病病情，营养干预扮演着重要的角色，营养教育和营养治疗应该成为糖尿病综合防控的重要组成部分。

第四节 糖尿病的营养防治

一、糖尿病的营养治疗

糖尿病是一种病因尚不十分明确的慢性代谢性疾病，糖尿病的治疗应是综合治疗，主要包括健康教育、饮食治疗、运动疗法、药物治疗及自我检测等措施。但饮食治疗是糖尿病的基础治疗，营养治疗（medical nutrition therapy，MNT）又是饮食治疗的核心。

通过科学、合理的医学营养治疗调整膳食结构，不仅有利于糖尿病患者控制血糖、维持理想体重及预防糖尿病并发症的发生，还可达到减少糖尿病患者降糖药物使用剂量的效果。

糖尿病营养治疗的目的有：①保护胰岛功能，帮助患者达到并保持较好的代谢控制。通过均衡营养，控制血糖、尿糖和血脂水平，减少和延缓糖尿病并发症的发生和发展。②维持或达到理想体重，肥胖或超重的糖尿病前期人群体重应控制至正常体重指数（＜24.0kg/m²），或体重减少 5.0%～10.0%；每日饮食总能量减少 400～500kcal；饱和脂肪酸摄入占总脂肪酸摄入的 30.0%以下。③强调患者个人需要，满足不同患者营养需求，以提高患者的生活质量，改善患者的健康水平。

（一）糖尿病患者营养治疗

糖尿病患者营养治疗总则：糖尿病及糖尿病前期患者均需要接受个体化医学营养治疗。在全面评估患者营养状况的情况下，设定合理的目标，控制总能量的摄入，合理、均衡分配各种营养素，达到控制患者代谢的目标，并尽可能满足个体饮食喜好。针对超重或肥胖者推荐适度减重，配合体育锻炼和饮食行为改变，有助于维持减重效果。根据患者具体情况，调整饮食结构和餐次分配，控制每日总能量的摄入，并将三大产能营养素（碳水化合物、蛋白质、脂肪）的供能比控制在合理范围。

1. 能量　合理控制总能量摄入是糖尿病营养治疗的首要原则。总能量应根据患者的性别、年龄、体型、身体活动强度等因素而定。对于正常体重的糖尿病患者，能量摄入以维持或略低于理想体重为宜。肥胖者应减少能量摄入，使体重逐渐下降至理想体重±5.0%。儿童、孕妇、乳母、营养不良及消瘦者、伴消耗性疾病而体重低于标准体重者，为适应患者的生理需要可适当增加体重，能量摄入量可适当增加 10.0%～20.0%。根据患者的体型和标准体重，估计每日能量供给量（表 8-3）。

（1）Broca 法：理想体重=身高（cm）-110（身高在 165cm 以上或年龄＜40 岁者）；或理想体重=身高（cm）-105cm（身高在 165cm 以下或年龄＞40 岁者）。

（2）体型的估算：BMI=身高（kg）/[体重（m）]²（正常：18.5～23.9kg/m²）。

表 8-3　成人糖尿病患者每日能量供给量估算表[kJ（kcal）/kg（标准体重）]

体型	身体活动			
	极轻身体活动	轻身体活动	中身体活动	重身体活动
消瘦	105～125（25～30）	146（35）	167（40）	188（45）
正常	84～105（20～25）	125（30）	146（35）	167（40）
超重或肥胖	63（15）	84～105（20～25）	125（30）	146（35）

2. 碳水化合物　是能量的主要来源。膳食中碳水化合物所提供的能量应占总能量的50%～60%。当碳水化合物摄入不足时，体内需要分解脂肪和蛋白质供能，易引起酮血症；但碳水化合物过多也会使血糖升高，增加胰岛负担。因此成年患者每日碳水化合物摄入量应控制在 200～300g，折合主食 250～400g。肥胖者酌情控制在 150～200g，折合主食 200～250g。碳水化合物的摄入量应根据不同患者个性化特征进行计算。

含不同种类碳水化合物的食物致餐后血糖升高的快慢及幅度均不同。进食含有等量碳水化合物的不同食物，机体消化吸收后会产生不同的餐后血糖反应，所以如果根据食物中的可利用碳水化合物的含量来规划糖尿病患者的饮食存在很大的缺陷。碳水化合物除了考虑到量，还应考虑它的质。碳水化合物的质量取决于它对人体血糖的反应，常用的指标是血糖生成指数（glycemic index，GI）和血糖负荷（glycemic load，GL）。GI 是用来衡量食物对血糖浓度影响的程度。GI 越高，血糖升高越快，通常把葡萄糖的 GI 定为 100，GI 在 55 以下时，该食物为低 GI 食物；在 55～70 时，该食物为中等 GI 食物；在 70 以上，为高 GI 食物。但是食物中糖的种类并不是影响 GI 的唯一因素，进食速度、食物中水溶性膳食纤维和脂肪含量、胃排空速度、胃肠道的消化功能、膳食中食物的种类及食物中是否有阻碍消化吸收的因子等，都会影响食物的 GI。

GL 是将食物中可利用的碳水化合物的数量和质量结合起来，在食物 GI 值的基础上计算出来的一个值，是食物中碳水化合物质量与其 GI 值的乘积，即 GL=GI×食物中碳水化合物质量（g）/100。GL 更能全面地评估膳食总的血糖效应。当食物 GL≤10 时为低 GL 食物；当食物 GL 为 10～20 时，为中 GL 食物；食物 GL≥20 时为高 GL 食物。一般来说，高 GI 食品其 GL 值高，低 GI 食品其 GL 值也低。但也有个别例外的食品，如西瓜的 GI 值为 72，属于高 GI 食品，但是其 GL 值约为 4.2，属于低 GL 食品，适量食用西瓜，血糖不会明显升高。

膳食纤维：是一种特殊的碳水化合物，分为可溶性膳食纤维和不溶性膳食纤维两种。可溶性膳食纤维在水果、豆类、海带等食物中含量较多，能吸水膨胀，吸附并延缓碳水化合物在消化道的吸收，使餐后血糖水平升高减缓，胰岛素水平分泌降低，还有降低胆固醇的作用。不溶性膳食纤维存在于谷类和豆类的外皮及植物的茎叶部，能促进肠蠕动，加快食物通过肠道的速度，减少吸收，具有间接缓解餐后血糖升高和减重的作用。富含膳食纤维的谷物类（每份食物≥5.0g 膳食纤维）、水果、蔬菜和全麦食物均为膳食纤维的良好来源，提高膳食纤维摄入对健康有益。建议糖尿病患者达到膳食纤维每日推荐摄入量，即 14g/1000kcal（常见食物的膳食纤维含量见表 8-4）。

表 8-4　常见食物的膳食纤维含量（以食物的 100g 可食部计）

食物名称	膳食纤维（g）	食物名称	膳食纤维（g）
魔芋精粉（鬼芋粉）	74.4	金针菜（黄花菜）（鲜）	7.7
大麦（元麦）	9.9	秋葵（黄秋葵、羊角豆）	4.4
荞麦	6.5	洋姜（菊芋）（鲜）	4.3
糜子（带皮）	6.3	牛肝菌（鲜）	3.9
莜麦面	5.8	羽衣甘蓝	3.7
玉米面（黄）	5.6	南瓜（栗面）	2.7
荞麦面	5.5	花椰菜	2.7
小米（黄）	4.6	乌塌菜（塌菜）	2.6
黄米	4.4	奶白菜	2.3
高粱米	4.3	芹菜叶（鲜）	2.2
小麦粉（标准粉）	3.7	苋菜（鲜）	2.2
大黄米（黍子）	3.5	豆角	2.1
玉米（鲜）	2.9	青蒜	1.7
甘薯（红心）（山芋，红薯）	2.2	茄子（均值）	1.3
薏米（薏仁米）	2.0	芹菜茎	1.2
青稞	1.8	饼干（均值）	1.1
紫红糯米（血糯米）	1.4	稻米（均值）	0.7
八宝粥（无糖）	1.4	黄豆（大豆）	15.5

糖尿病患者在控制总量的同时宜多食用粗粮和复合碳水化合物，食物种类尽量多样化，少用精制糖的甜点。每日按时进餐，尽量保持碳水化合物均匀分配。建议碳水化合物从蔬菜、水果、全谷类、豆类、乳制品中摄取，优于其他来源的碳水化合物，尤其是添加脂肪、糖或钠盐的食物。过多果糖或添加过量果糖易致三酰甘油合成增多，使体脂积聚。低糖量的食物替代高糖量的食物可适度地改善血糖，应限制或避免含糖饮料（包括高果糖玉米糖浆和蔗糖）的摄入。糖尿病患者可以适量摄入糖醇和非营养性甜味剂。为了改善食品的口味，必要时可选用甜叶菊、木糖醇等甜味剂代替蔗糖。

日常食物的 GI 见表 8-5。

表 8-5　常见食物血糖生成指数（GI）表

食物类别	食物名称	GI	食物类别	食物名称	GI
糖类	葡萄糖	100		黏米饭（含直链淀粉高，煮）	50.0
	绵白糖	83.8		糙米（煮）	87.0
	蔗糖	65	豆类及制品	黄豆（浸泡，煮）	18.0
	果糖	23		扁豆	38.0
	乳糖	46		蚕豆（五香）	16.9
	麦芽糖	105		豆腐（炖）	31.9
	蜂蜜	73		豆腐（冻）	22.3
	巧克力	49		豆腐干	23.7
谷类及制品	小麦（整粒，煮）	41		绿豆	27.2
	粗麦粉（蒸）	65		四季豆	27.0
	面条（小麦粉）	81.6	薯类、淀粉及制品	马铃薯	62.0
	稻麸	19.0		马铃薯（煮）	66.4
	糯米饭	87.0		马铃薯粉条	13.6
	大米糯米粥	65.3		甘薯（山芋）	54.0
	黑米粥	42.3		藕粉	32.6
	大麦（整粒，煮）	25.0		苕粉	34.5
	大麦粉	66.0		粉丝汤	31.6
	玉米（甜，煮）	55.0	速食食品	桂格燕麦片	83.0
	玉米面（粗粉，煮）	68.0		全麦维（家乐氏）	42.0
	玉米片	78.5		可可米（家乐氏）	77.0
	小米（煮）	71.0		比萨饼（含乳酪）	60.0
	小米粥	61.5		白面包	87.9
	荞麦（黄）	54.0		面包（全麦粉）	69.0
	荞麦面条	59.3		面包（45%～50%燕麦麸）	47.0
	荞麦面馒头	66.7		苏打饼干	72.0
	燕麦麸	55.0		马铃薯片（油炸）	60.3
	馒头（富强粉）	88.1		爆玉米花	55.0
	烙饼	79.6	蔬菜类	甜菜	64.0
	油条	74.9		南瓜	75.0
	大米粥	69.4		山药	51.0
	大米饭	83.2		芋头（蒸）（芋艿，毛芋）	47.7

食物类别	食物名称	GI	食物类别	食物名称	GI
水果类及制品	樱桃	22.0		低脂牛奶	11.9
	葡萄	43.0		降糖牛奶	26.0
	葡萄干	64.0		酸奶(加糖)	48.0
	猕猴桃	52.0	混合膳食	馒头+芹菜炒鸡蛋	48.6
	柑	43.0		馒头+酱牛肉	49.4
	柚	25.0		馒头+黄油	68.0
	菠萝	66.0		饼+鸡蛋炒木耳	48.4
	杧果	55.0		饺子	28.0
	香蕉	52.0		包子（芹菜猪肉）	39.1
	西瓜	72.0		米饭+鱼	37.0
	苹果	36.0		米饭+芹菜+猪肉	57.1
	梨	36.0		米饭+猪肉	73.3
	桃	28.0		猪肉炖粉条	16.7
	杏干	31.0		西红柿汤	38
	李子	24.0		二合面窝头（玉米面+面粉）	64.9
乳及制品	牛奶	27.6		牛奶蛋糊（牛奶+淀粉+糖）	43.0
	全脂牛奶	27.0		黑五类粉（黑芝麻、黑花生、黑豆、黑米、黑小米）	57.9
	脱脂牛奶	32.0			

3. 脂肪 糖尿病患者体内脂肪分解加速，合成减弱，脂肪代谢紊乱。若脂肪摄入不当，易引发或加重高脂血症，进一步发展会导致血管病变，这是糖尿病的常见并发症。为此膳食脂肪摄入量应适当限制。一般脂肪摄入量的供能比例占全天总能量的 20.0%～25.0%，最高不超过 30.0%。烹调用油及食品中所含的脂肪均应计算在内。饱和脂肪酸的供能比例不宜超过总能量的 10.0%；单不饱和脂肪酸是较好的膳食脂肪来源，在总脂肪摄入中的供能比宜达到 10.0%～20.0%，其在茶油及橄榄油中含量丰富；多不饱和脂肪酸摄入不宜超过总能量的 10.0%，适当增加富含 n-3 脂肪酸的摄入，如二十碳五烯酸（EPA）、二十二碳六烯酸（DHA）（来自鱼类脂肪）和亚麻酸（ALA）；尽量减少反式脂肪酸摄入，反式脂肪酸能升高低密度脂蛋白胆固醇，降低高密度脂蛋白胆固醇，可能增加患冠心病、糖尿病、肥胖症、哮喘、老年痴呆和癌症的危险；避免过量进食富含胆固醇的食物，如动物脑、肝、肾等动物内脏及蛋黄等。

4. 蛋白质 因糖尿病患者糖异生作用增强，蛋白质消耗增加，易出现负氮平衡。对于肾功能正常的糖尿病患者，推荐蛋白质的摄入量占全天供能比的 10.0%～15.0%，并且保证优质蛋白质摄入超过 50.0%，如乳、蛋、瘦肉及大豆制品。成人可摄入 1.2～1.5g/（kg·d），儿童、孕妇、乳母及营养不良者可达 1.5～2.0g/（kg·d）；有显性蛋白尿的患者蛋白质摄入量宜限制在 0.8g/（kg·d）以下。存在肾小球滤过率（GFR）下降的患者，应实施低蛋白饮食，推荐蛋白质摄取入量0.6g/（kg·d），为防止发生蛋白质营养不良，可补充复方 α-酮酸制剂；单纯摄入蛋白质不易引起血糖升高，但可能增加胰岛素分泌反应。

5. 维生素和矿物质 糖尿病患者因主食和水果摄入量受限制，代谢也相对旺盛，较易发生维生素的缺乏。糖尿病患者容易缺乏 B 族维生素、维生素 C、维生素 D 及铬、锌、硒、镁、铁、锰等多种微量营养素。可根据营养评估结果适量补充。长期服用二甲双胍者应防止维生素 B_{12} 缺乏。不建议长期大量补充维生素 E、维生素 C 及胡萝卜素等具有抗氧化作用的制剂，其长期安全性仍待验证。对于补充铬、镁、维生素 D 也缺乏相关证据证明其对控制血糖有效。此外，应该注意控制钠的摄入，食盐摄入量限制在每天 6.0g 以内，合并高血压患者更应严格限制摄入量；同时应限制摄入含盐高的食物，如味精、酱油、盐浸类加工食品、调味酱等。

6. 植物化学物　①糖尿病合并高脂血症患者膳食中每日补充 2g 植物固醇或甾烷醇酯，可降低血中 LDL-C 的水平，并降低冠心病的发病风险；②大豆异黄酮能够改善绝经后 2 型糖尿病患者的胰岛素抵抗情况、血糖及血浆脂蛋白水平，从而降低其患冠心病风险；③每日摄入 500mg 的多酚类物质，可使 2 型糖尿病患者发生心脑血管疾病的风险下降 5%，2 型糖尿病患者可适量摄入茶多酚或绿茶提取物；④花青素和富含花青素食物的摄入与降低糖尿病发生有关。

7. 饮酒　不推荐糖尿病患者饮酒。首先乙醇是高能量物质，且喝酒的同时会摄入高脂食物，这样会导致能量摄入过多。若饮酒应计算乙醇中所含的总能量。而且，乙醇吸收快，但不能较长时间维持血糖水平，饮酒还可使糖负荷后的胰岛素分泌增加，对于接受胰岛素、降糖药治疗的患者而言，容易增加其发生低血糖的风险，因此应警惕乙醇可能诱发的低血糖，尤其要避免空腹饮酒。不推荐糖尿病患者饮酒，且需严格设计饮食计划。总之，对平时不饮酒的患者不鼓励饮酒，对有饮酒习惯的患者在病情稳定情况下不强调戒酒，但要控制饮酒量。若饮酒，女性每天饮酒的乙醇量不超过 15.0g，男性不超过 25.0g（15.0g 乙醇相当于 450.0ml 啤酒、150.0ml 葡萄酒或 50.0ml 低度白酒），每周不超过 2 次。孕妇和儿童青少年应忌酒。

8. 膳食模式　以下几种不同的膳食模式，对于管理 2 型糖尿病前期和 2 型糖尿病是合适的，包括地中海膳食、高血压防治计划（dietary approaches to stop hypertension，DASH）膳食和素食。但都要求在专业人员的指导下完成，同时监测血脂、肾功能等变化。

地中海膳食模式：地中海饮食主要的特点是富含植物性食物（包括水果、蔬菜、薯类、谷类、豆类、果仁等），橄榄油为主要食用油，每天适量食用鱼和禽类食物，少量的蛋、奶酪和酸奶，红肉摄入量较低。

DASH 膳食模式：DASH 膳食的特征是富含蔬菜、水果、低脂乳制品、果仁、白肉等，是含低脂肪、低胆固醇、高钙、高钾、高镁及高膳食纤维的膳食。

素食：按照所戒食食物种类的不同，可分为全素、蛋素、奶素、蛋奶素等。完全戒食动物性食物及其产品的为全素，不戒食蛋奶类及其相关产品的为蛋奶素。

9. 膳食指导　根据我国最新发布的《中国糖尿病膳食指南（2017）》，对营养膳食提出八大建议：①吃、动平衡，合理用药，控制血糖，达到或维持健康体重；②主食定量，粗细搭配，全谷物、杂豆类占 1/3；③多吃蔬菜、水果适量，种类、颜色要多样；④常吃鱼禽，蛋类和畜肉适量，限制加工肉类；⑤奶类、豆类天天有，零食加餐合理选择；⑥清淡饮食、足量饮水、限制饮酒；⑦定时定量，细嚼慢咽，注意进餐顺序；⑧注重自我管理，定期接受个体化营养指导。

落实八大推荐具体做法：①合理饮食，防控营养不良，成年人 BMI 应该控制在 18.5～23.9kg/m^2；②要进行规律运动，以有氧运动为主，每周至少 3 次，每次不少于 20 分钟；③全谷物、杂豆类应占主食摄入量的 1/3；④每日蔬菜摄入量 300～500g，深色蔬菜占 1/2

以上，其中绿叶菜不少于 70g；⑤常吃鱼、虾、蟹贝及禽类，畜肉适量，减少肥肉摄入；⑥保证每日 300g 液态奶或者相当量的奶制品的摄入；⑦烹调注意少油少盐，成人每天烹调油 25～30g，食盐用量不超过 6g；⑧改变进餐顺序，先吃蔬菜再吃肉类，最后吃主食；⑨定期接受营养医师和营养师的个体化专业指导，至少每年 4 次。

10. 饮食分配及餐次安排　根据血糖升高时间、用药时间和病情是否稳定等情况，并结合患者的饮食习惯合理分配餐次，至少一日三餐，尽量定时、定量，每餐主、副食搭配，且都有碳水化合物、蛋白质和脂肪。而目前，餐次分配能量比例没有统一的标准，应根据患者的不同饮食习惯安排。早、中、晚餐能量分配可以按照 25%、40%、35%的分配比例。也可参考 20%、40%、40%的分配比例，或按 30%、40%、30%分配，也可按早、午、晚能量各占 1/3 进行分配。口服降糖药或注射胰岛素后易出现低血糖的患者，可在 3 次正餐之间加餐 2～3 次，如在上午 10 点和下午 3 点左右。不用胰岛素治疗的患者也可酌情少量多餐、分散进食，以减轻单次餐后对胰腺的负担。需注意加餐量应从正餐总量中扣除，做到加餐不加量，每日进食总能量不变。在总能量范围内，适当增加餐次有利于改善糖耐量并可预防低血糖的发生。

（二）糖尿病患者食谱编制

1. 计算法

（1）计算所需能量摄入：根据糖尿病患者身高，计算其理想体重及 BMI，了解其身体活动情况，根据个人情况确定能量供给，成人糖尿病患者每日膳食能量供给量估算见表 8-3。

全日能量供给量（kcal）= 理想体重（kg）× 能量需要量[kcal/（kg·d）]

（2）计算全天三大营养素（蛋白质、脂肪、碳水化合物）总量：

全日蛋白质供给量（g）=（全日能量供给量×全日蛋白质占能量比）/蛋白质能量系数

全日脂肪供给量（g）=（全日能量供给量×全日脂肪占能量比）/脂肪能量系数

全日碳水化合物供给量（g）=（全日能量供给量×全日碳水化合物占能量比）/碳水化合物能量系数

（3）确定全日主食种类和数量

1）主食种类：依据患者的饮食习惯和爱好而定，例如北方习惯面食为主，而南方以大米居多，适当增加粗杂粮类食物的摄入。

2）主食数量：根据种类的选择和全日碳水化合物供给量来计算各主食数量的多少。

（4）确定全日副食蛋白质需要量：副食包括肉类、牛奶、豆制品、蔬菜类等。动物性食物和豆制品是优质蛋白质的主要来源，谷物类食物也能提供非优质蛋白质。因此在确定了主食种类及用量后，计算出主食中的蛋白质含量后再算出余下需要摄入的蛋白质含量。

1）计算副食中蛋白质的含量：全日需摄入的蛋白质数量减去主食中含有的蛋白质数量，即为副食应提供的蛋白质数量。

2）确定全日副食的种类和数量：根据副食应提供的蛋白质数量及患者饮食偏好确定全日副食的种类和数量。

（5）确定烹调用油量：烹调用油以植物油为主。将需要的全日脂肪总量减去主、副食中提供的脂肪量即为每天烹调用油需要量。

（6）根据以上步骤确定主、副食的种类和数量，按照比例分配到一日三餐中，形成食谱。

2. 食物交换份法　食品交换份法相比计算法更方便快捷，适用于糖尿病患者饮食营养治疗时使用。将常用食品划分为粮谷类、鱼肉类（含豆制品）、奶类（含豆奶）、蔬菜、水果、油脂六大类，依照患者一日所需总能量将各类食品所需份数确定下来，在每一类食品中可用不同种类的食品依一定数量互相代换。

以某女性患者为例，身高 165cm，体重 60.0kg，职业为教师，患糖尿病 10 年，用食物交换份法设计该患者的一日食谱，具体如下。

（1）计算理想体重：

$$理想体重（kg）= 身高（cm）-105 = 165-105 = 60kg$$

（2）计算 BMI，判断体型：

$$BMI = 实际体重（kg）/[身高（m）]^2 = 60/1.65^2 = 22kg/m^2$$

属于正常体重。

（3）结合身体活动强度和体型计算每日能量所需，成人每日膳食能量供给量估算表见表 8-3。

能量（kcal）= 理想体重（kg）×成人每日膳食能量供给量估算（kcal/kg）=60kg × 30 kcal /kg=1800kcal

（4）确定食物供给份数：根据能量供给量对照表（表 8-6），该患者全天总共供应食物 21 份，其中谷薯类（粮谷类、米面类、薯类）11 份，蔬菜类 1 份，肉类（含豆制品）4 份，水果类 1 份，乳类（含豆奶）2 份，油脂类 2 份。

表 8-6　能量供给量对照表

总能量 （kcal）	总交换 （份）	谷薯类 （份）	蔬菜类 （份）	肉类 （份）	水果类 （份）	乳类 （份）	油脂类 （份）
1000	12	6	1	2	0	2	1
1200	14.5	7	1	3	0	2	1.5
1400	16.5	9	1	3	0	2	1.5
1600	19	9	1	4	1	2	2
1800	21	11	1	4	1	2	2
2000	24	13	1.5	4.5	1	2	2
2200	26	15	1.5	4.5	1	2	2
2400	28.5	17	1.5	5	1	2	2

（5）确定餐次能量比：为了均衡供给营养，要规定每餐摄食数量。该女性患者如果是非胰岛素依赖型病情稳定者，三餐分配比可按照早餐 20%、中餐 40%、晚餐 40% 进行分配，根据食物交换份表（表 8-7～表 8-12），其一天食谱举例见表 8-13。

表 8-7　食物交换份表——谷薯类

食物	重量（g）
大米、籼米、小米、卷面、干玉米、绿豆、赤豆、芸豆、苏打饼干、面粉、通心粉、荞麦面、干粉条、藕粉	25
切面	30
馒头	35
咸面包	37.5

食物	重量（g）
慈姑	75
山药、土豆、藕、芋艿	125
荸荠	150
凉粉	300

注：1个主食类食物交换份可产生376.2kJ（90kcal）能量，其中碳水化合物19g，蛋白质2g，脂肪0.5g。

表8-8 食物交换份表——蔬菜类

食品	重量（g）
豌豆	100
蒜苗、胡萝卜、洋葱	200
荷兰、扁豆、豇豆、四季豆、西兰花	250
马兰头、油菜、南瓜、甜椒、萝卜、茭白、豆苗、丝瓜	350
白菜、青菜、鸡毛菜、菠菜、芹菜、韭菜、莴笋、西葫芦、冬瓜、黄瓜、苦瓜、茄子、番茄、绿豆芽、花菜、 鲜蘑菇、金瓜、菜瓜、竹笋、鲜海带	500

注：1个食物交换份可产生334.4kJ（80kcal）能量，其中碳水化合物15g，蛋白质5g。

表8-9 食物交换份表——水果类

食品	重量（g）
鲜枣	100
柿子、鲜荔枝	125
橙、橘子、苹果、猕猴桃、菠萝、李子、桃子、樱桃	200
柚、枇杷	225
鸭梨、杏、柠檬	250
草莓、杨桃	300
西瓜	750

注：1个食物交换份可产生376.2kJ（90kcal）能量，其中碳水化合物21g，蛋白质2g。

表8-10 食物交换份表——肉类（含豆制品及蛋类）

食品	重量（g）
猪肋条肉	15
肉松、瘦香肠	20
瘦猪肉、猪大排、猪肝、猪小排	25
鸡肉、鸭肉、瘦牛肉、瘦羊肉、猪舌、鸽子、鲳鱼、鲢鱼、豆腐干、香干	50
鸡蛋、鸭蛋（中等大小）	55
猪肚、猪心	70

续表

食品	重量（g）
黄鱼、带鱼、鲫鱼、青鱼、青蟹	75
鹌鹑、河虾、牡蛎、蛤蜊肉、兔肉、淡菜、目鱼、鱿鱼、老豆腐	100
河蚌、豆腐、豆腐脑	200

注：1个食物交换份可产生334.4kJ（80kcal）能量，其中蛋白质9g，脂肪5g。

表8-11 食物交换份表——乳类（含豆奶）

食品	重量（g）
全脂乳粉	15
豆浆粉、干黄豆	20
脱脂乳粉	25
酸牛奶、淡全脂牛奶	100
豆浆	200

注：1个食物交换份可产生376.2kJ（90kcal）能量，其中含有碳水化合物6g，蛋白质4g，脂肪5g。

表8-12 食物交换份表-油脂类

食品	重量（g）
豆油、菜油、麻油、花生油	9
核桃仁	12
花生米、杏仁、芝麻酱、松子	15
葵花子、南瓜子	30

注：1个食物交换份可产生334.4kJ（80kcal）能量，其中含有脂肪9g。

表8-13 糖尿病患者食谱设计

餐次	食物份数	食谱举例1	食谱举例2	能量比
早餐	谷薯类2.2份	山药150g，馒头35g	荞麦面条55g	20%
	蔬菜类0.2份	凉拌胡萝卜丝40g	芹菜炒豆干：芹菜100g，豆干40g	
	肉类0.8份	鸡蛋1个		
	水果类0.2份	苹果40g	草莓60g	
	乳类2份	牛奶200ml	牛奶200ml	
	油脂类0.4份	杏仁6g	油4g	
中餐	谷薯类4.4份	玉米土豆杂粮饭，大米50g，土豆100g，玉米300g	玉米窝窝头75g，大米55g	40%
	蔬菜类0.4份		洋葱炒肉：洋葱50g，炒绿豆芽100g	
	肉类1.6份	莴笋炒肉：莴笋200g，瘦肉40g	瘦肉40g	
	水果类0.4份	柚子90g	草莓120g	
	油脂类0.8份	油8g	油8g	
晚餐	谷薯类3.5份	杂豆饭：大米80g，红豆、绿豆30g	意大利面条100g	40%
	蔬菜类0.4份	清炒胡萝卜80g	白灼西兰菜50g	
			番茄面酱：番茄100g	
	肉类1.6份	白灼虾150g	牛肉80g	
	水果类0.4份	苹果80g	苹果80g	
	油脂类0.8份	油8g	油8g	

二、糖尿病的三级预防

（一）一级预防

　　一级预防即病因预防，针对的是一般人群，旨在预防或推迟糖尿病的发生；其预防措施可从以下方面着手：①加强社区糖尿病健康教育，提高广大居民对糖尿病及其并发症危害的认识；②避免不良生活方式，适当增加体育锻炼；③平衡膳食，合理营养，参照《中国居民膳食指南》，结合自身具体情况，协调各大营养素摄入比例，戒烟限酒，低盐饮食，避免能量摄入过量；④预防控制超重和肥胖，妇女即便是在妊娠期也应保持体重的合理增长，避免巨大儿、妊娠糖尿病的发生。

（二）二级预防

强调早诊断、早发现、早治疗，针对具有糖尿病高危因素的人群，如超重肥胖、糖尿病患者的一级亲属或者处在糖尿病前期的个体，尽可能地预防糖尿病及其并发症的发生发展。与急性感染不同的是，糖尿病是多重原因长期持续作用的结果，因此做到早发现是可能且非常有必要的。具体措施：①加强对高危人群的糖尿病筛查，高危人群自身应定期去医院体检；②针对筛检的糖尿病患者和 IGT 患者，应控制其血糖的继续上升，预防并发症的发生；③早期治疗，结合个体自身具体情况，加强体育锻炼和饮食治疗；④提高对患者的健康教育程度，药物治疗的同时不能忽视患者的心理治疗。

（三）三级预防

如果已经确诊为糖尿病患者，为了预防糖尿病的进一步恶化及其可能的并发症等，需采取疾病的管理（临床预防）即三级预防，规范药物治疗，并结合饮食、运动疗法，控制血糖的继续上升，降低其致残、致死率，提高患者的生活质量。

在糖尿病的预防与治疗中，饮食营养发挥着非常重要的作用，目前提倡的糖尿病患者饮食模式大致为低脂、低碳水化合物、高优质蛋白饮食，尤其要控制总能量的摄入，尽量减少饱和脂肪酸、反式脂肪酸及胆固醇的摄入，目前有研究发现低碳水化合物饮食相对低脂饮食而言降低空腹血糖的作用更加明显。糖尿病患者的饮食结构最好能够依据自身的具体情况进行个性化合理制订。

总之，营养干预在预防糖尿病和控制糖尿病病情中扮演着重要角色，提高人们对于营养因素的重视，并将营养干预贯穿于糖尿病的三级预防中，才能更好地促进糖尿病的防治工作。

（赵　勇）

第九章 营养与心脑血管疾病

第一节 原发性高血压

一、概　　述

高血压（hypertension）是以体循环动脉压升高为主要临床表现的心血管疾病，是心脑血管疾病最重要的危险因素，脑卒中、心肌梗死、心力衰竭及慢性肾脏病等主要并发症不仅致残、致死率高，而且严重消耗社会的医疗资源。

WHO 预测，到 2020 年，非传染性疾病将占我国死亡原因的 79%，其中心血管疾病将占首位，而高血压是最常见的心血管疾病，因此，高血压已成为我国乃至全球范围内的重大公共卫生问题。

（一）定义

高血压是指未使用降压药物的情况下，体循环动脉收缩期和（或）舒张期血压持续升高，当收缩压≥140mmHg 和（或）舒张压≥90mmHg，即可诊断为高血压。

（二）分类

我国目前采用的血压分类标准主要依据 2010 年修订的《中国高血压防治指南》，该指南基本上采用世界卫生组织和国际高血压学会（World Health Organization/International Society of Hypertension，WHO/ISH）1999 年修订的高血压诊断和分类标准，见表 9-1。

表 9-1　血压水平的分类和定义（mmHg）

分类	收缩压		舒张压
正常血压	<120	和	<80
正常高值血压	120～139	和（或）	80～89
高血压	≥140	和（或）	≥90
1 级高血压（轻度）	140～159	和（或）	90～99
2 级高血压（中度）	160～179	和（或）	100～109
3 级高血压（重度）	≥180	和（或）	≥110
单纯收缩期高血压	≥140	和	<90

高血压分为原发性高血压和继发性高血压。原发性高血压是以血压升高为主要症状而病因未明确的独立疾病，占所有高血压患者的 90%以上；继发性高血压病因明确，是某种疾病的临床表现之一，其中最重要的是肾脏疾病。本章仅对原发性高血压进行介绍，简称高血压。

二、流　行　病　学

高血压患病率在不同国家、地区和种族之间都有差别，发达国家比发展中国家高。

我国人群自 1959 年以来高血压患病率呈明显上升趋势。我国曾进行过五次大规模的成人血压普查（分别在 1959 年、1979 年、1991 年、2002 年、2012 年），高血压患病率分别为 5.11%、7.73%、11.88%、18.80%、25.2%（男 26.2%，女 24.1%），总体呈明显上升趋势，按我国人口的数量与结构估算，目前我国约有 3.3 亿高血压患者，超过全球高血压总人数的 1/5。

我国人群高血压流行有两个比较明显的特点：①从南方到北方，高血压患病率呈递增趋势，其中华北和东北属于高发区。可能与北方年平均气温较低及北方人群盐摄入量较高有关。②不同民族之间高血压患病率存在一些差异。藏族、蒙古族和朝鲜族等患病率较高，而壮族、苗族和彝族等患病率则较低，这种差异可能与地理环境、生活方式等有关，各民族之间未发现有明显的遗传背景差异。此外，我国高血压患病率城市高于农村，经济发达地区高于经济欠发达地区。

高血压患病率和平均血压随着年龄的增加而增加：一般在 35 岁后增加幅度较大，我国人群 18~44 岁、45~59 岁和 60 岁以上居民高血压患病率分别为 10.6%、35.7%、58.9%。60 岁以下一般男性患病率高于女性，60 岁以上，则女性患病率高于男性，幼年时血压偏高者随年龄增高的趋势更明显。

我国人群高血压的知晓率和控制率较低：2010~2012 年中国居民营养与健康状况监测数据显示，我国 18 岁以上居民高血压知晓率仅为 46.5%，其中男性为 43.0%，女性为 49.5%。城市高于农村（分别为 52.7% 和 39.5%）。此外，我国高血压人群的治疗率和控制率也不容乐观，仅有 34.1% 和 9.3%。

三、营养与高血压的关系

原发性高血压病因复杂，是一种由遗传多基因与环境多危险因素交互作用而形成的慢性全身性疾病，一般认为遗传因素约占 40%，环境因素约占 60%，而在环境因素中，营养膳食是最重要的因素。

（一）超重和肥胖

1. 成年人超重或肥胖　尤其是中心性肥胖是血压升高的重要危险因素。成年人随着体重指数（BMI）的增加，出现高血压的趋势也增加，超重使高血压发生的危险性增加 2~6 倍，即使在 BMI 正常的人群中（<24kg/m²），随着 BMI 的增加，血压水平也相应增加。我国 24 万人群调查资料汇总分析结果显示，超重者（BMI≥24kg/m²）高血压患病率是体重正常者（BMI<24kg/m²）的 2.5 倍，肥胖者（BMI≥28kg/m²）的高血压患病率是体重正常者的 3.3 倍。而在高血压患者中，有 60% 以上是肥胖或超重，合并肥胖的高血压患者更易发生心绞痛和猝死。肥胖儿童高血压以原发性高血压为主，其患病率是正常儿童的 2~3 倍，在儿童高血压患者中，约有 50% 合并肥胖。年幼时血压偏高者，其血压随年龄增高的趋势更为明显，一项跟踪 20 年的队列研究显示，儿童时期高血压的人群 20 年后有 43% 的人发展为成人高血压，而儿童时期血压正常者仅有 9.5% 会发展为成人高血压。

2. BMI 增高是血压升高的独立危险因素　BMI 每升高 3kg/m²，4 年内发生高血压的风险男性可增加 50%，女性可增加 57%。另外，体脂分布同样重要，中心性肥胖者（男性腹围≥90cm，女性腹围≥80cm）更容易患高血压。肥胖增加高血压风险可能与以下原因有关：①血容量增加；②心搏出量增加而周围血管阻力没有相应下降；③交感神经系统兴奋性增强；④胰岛素抵抗增加。减轻体重已成为降血压的重要措施，体重每减轻 9.2kg，可引起收缩压降低 6.3mmHg，舒张压降低 3.1mmHg。

（二）钠

1. 食盐对血压的影响　日常饮食中，钠通常以食盐的形式被摄入。大量的流行病学资料显示，随着膳食盐的增加，血压会不断增加，食盐的摄入量与高血压的发生率呈正相关，这种相关性在成年人和儿童青少年中均存在。膳食钠盐摄入量每加增 2g/d，收缩压和舒张压分别增加 2.0mmHg 和 1.2mmHg。24 小时尿钠排泄量是反映膳食钠摄入的"金标准"，在对世界 32 个国家 52 个中心 10 079 名 20～59 岁男、女的 24 小时尿钠排出量与血压关系的研究中，发现尿钠排出量和血压呈正相关。尿钠每增加 100mmol/d（约 2300mg 钠），收缩压增加 3～6mmHg，舒张压增加 0～3mmHg。而干预研究证实，钠摄入量每降低 100mmol/d，高血压患者的收缩压下降 5.8mmHg，舒张压下降 2.5mmHg；而对血压正常人群则收缩压和舒张压分别下降 2.3mmHg 和 1.4mmHg。

2. 钠盐摄入过多导致血压升高的机制　钠盐摄入过多导致血压升高的机制尚未完全明了，但其重要的可能机制之一是通过增加体液的容量引起血压升高，主要通过以下两个方面增加体液容量：①血液内钠增多，体液渗透压升高，下丘脑饮水中枢产生渴觉，从而增加饮水量；②体液渗透压升高还使下丘脑视上核和室旁核释放抗利尿激素（antidiuretic hormone，ADH），促进远曲小管和集合管对水的重吸收，从而增加血容量。除了增加血容量的机制外，钠盐还通过以下机制致高血压：①提高交感神经兴奋性从而增加外周血管阻力和心排血量；②抑制血管平滑肌细胞 Na^+ 的转运；③增加细胞内钙；④干扰血管内皮细胞舒血管物质——一氧化氮（nitric oxide，NO）的合成而使血管收缩性增强，外周阻力增加。此外，过多钠可改变血压昼高夜低的规律，是老年高血压发生脑卒中的危险因素。个体对钠盐的敏感性不同，即盐对血压的作用存在个体差异，可能与循环系统钠排泄和血容量纠正能力的差异有关。

（三）钾

膳食钾有降低血压的作用。膳食补充钾对高钠引起的高血压降压效果更为明显。这可能与钾促进尿钠排泄、抑制肾素释放、舒张血管、减少血栓素的产生有关。在钾摄入量高的社区，其平均血压和高血压患病率都比钾摄入量低的社区低。膳食钠/钾值与血压的相关性比单纯钠的相关性更强。我国人群尿钠/钾值为 6，比西方人群 2～3 的比值高得多，而我国大部分地区人均每天食盐摄入量 12～15g 以上，表明高钠、低钾膳食是我国大多数高血压患者发病的主要危险因素。

（四）钙

膳食摄入钙不足可使血压升高，并可增强钠盐升高血压的作用，增加钙吸收可降低血压。美国全国健康和膳食调查结果显示，每日钙摄入量低于 300mg 者与摄入量为 1200mg 者相比，高血压危险性高 2～3 倍。一般认为，膳食中每日钙摄入量少于 600mg 与高血压的发生有很强的相关性。其降血压的作用机制可能与促进钠从尿中排泄有关。

（五）镁

关于膳食镁和高血压关系的资料相对较少。一般认为，低镁与血压升高有关，素食者通常摄入较高的镁，其血压比非素食者低。镁降低血压的机制可能包括降低血管的紧张性和收缩性；降低细胞质的钙含量；刺激前列腺素 I_2（PGI_2）的产生从而舒张血管等。

（六）蛋白质

关于蛋白质与血压关系的资料较少，但一些动物实验和流行病学研究显示，膳食蛋白与血压呈负相关，可能与某些特殊氨基酸，如精氨酸、酪氨酸、色氨酸、甲硫氨酸和谷氨酸，影响神经介质或调节血压的激素合成有关。外周或中枢直接给予色氨酸和酪氨酸可引起血压降低。对绝经期的妇女补充大豆蛋白质 6 周，其舒张压有明显降低，可能与大豆蛋白富含体内合成 NO 的前体物质——精氨酸具有降低血压和预防高血压的作用有关。

（七）脂类

控制总脂肪摄入量、减少饱和脂肪酸和增加多不饱和脂肪酸的摄入有利于降低血压。将总脂肪摄入量占总能量摄入量的 38%～40%降到 20%～25%，或将多不饱和脂肪酸与饱和脂肪酸的比值从 0.2 增加到 1.0，能降低血压。n-3 多不饱和脂肪酸对血压的调节作用呈剂量-效应关系。降压作用可能与其改变前列腺素的代谢、改变血管内皮细胞的功能和抑制血管平滑肌细胞增殖有关。n-6 多不饱和脂肪酸是否具有确切的降压作用还存在较多的争议。

（八）膳食纤维

膳食纤维能减少脂肪吸收，减轻体重，间接辅助降压。在一些研究中，补充 14g 的膳食纤维可使收缩压和舒张压分别下降 1.6mmHg、2.0mmHg。可溶性膳食纤维的作用较不可溶性膳食纤维明显，可能与其影响胰岛素代谢有关。

（九）乙醇

大多数研究发现，饮酒和血压呈"J"形关系，少量饮酒者（每天 1～2 个标准杯，一个标准杯约含 14g 乙醇）的血压比绝对禁酒者要低，但每天超过 3 个标准杯（约 42g 乙醇）者血压则显著升高。少量饮酒有扩张血管作用，但大量饮酒反而导致血管收缩。乙醇与血压相关的确切机制尚不清楚，其可能机制包括：①刺激交感神经系统；②抑制血管舒张物质；③钙和镁耗竭；④血管平滑肌细胞内钙增加。

四、高血压的营养防治

高血压的一级预防在于广泛的健康宣传教育，让更多的人了解生活习惯和膳食行为与高血压有关。高血压的非药物治疗包括改善生活方式，消除不利于心理和身体健康的行为和习惯等。生活方式改变包括减重或控制体重，低盐、低钠、低饱和脂肪酸膳食，维持足够的膳食钾、钙、镁摄入，戒烟限酒，增加有氧运动等。

（一）控制体重

体重与血压、体重变化与血压变化之间的强相关表明，超重或肥胖者降低体重是防治高血压的关键策略。控制体重可使高血压的发生率降低 28%～40%，主要可通过限制能量摄入和增加体力活动来实现。对超重的患者，总能量可根据患者的理想体重，按 20～25kcal/（kg·d）摄入，或每日能量摄入比平时减少 500～1000kcal（若折合成食物量，则每日约减少主食 100～200g 及烹调油 15～30g，或主食 50～100g，瘦肉 50～100g 和坚果类 50～100g）。能量减少应采取循序渐进的方式，在限制的能量范围内遵循平衡膳食的原则，合理安排蛋白质、脂肪、碳水化合物的比例，控制高能量食物（高脂肪食物、含糖饮料及酒类等）的摄入，适当控制主食（碳水化合物）的量。

一般的体力活动即可增加能量消耗，而定期适量的体育锻炼则可产生重要的治疗作用，可降低血压，增加胰岛素的敏感性，改善糖代谢，还能提高 HDL 的水平。因此，建议每天应进行适当（约 30 分钟）的体力活动，每周累计不少于 150 分钟。要根据自己的身体状况，选择适合的运动种类、强度、频率和持续时间。种类可有步行、慢跑、太极拳、跳舞、健美操等。规律、中等强度的有氧运动是控制体重的有效方法。减重的速度因人而异，通常以每周减重 0.5～1kg 为宜。

（二）合理膳食

1. 减少钠盐的摄入 WHO 建议每人每日食盐用量不宜超过 5g，中国营养学会建议我国居民每天钠盐摄入量不超过 6g。我国居民食盐实际摄入量过高，2012 年的调查显示，我国居民每人每日平均摄入食盐 10.5g，达到 WHO 建议限量的 2 倍以上，其中 80% 来自烹饪时的调味品和含盐高的腌制品。因此，限盐首先要减少烹调用盐，建议使用限盐勺，平时少吃或不吃含钠盐量较高的各类加工食品，如咸菜、咸鱼、腊肉、火腿等。

2. 注意钾、钙、镁的补充 高血压患者应注意在膳食中补充钾、钙、镁。蔬菜和水果是钾的最好来源。每 100g 食物钾含量超过 800mg 的食物有麸皮、赤豆、扁豆、冬菇、竹笋、紫菜等。奶和奶制品是钙的主要来源，酸奶更有利于钙的吸收。各种干豆、鲜豆、蘑菇等都富含镁。

3. 减少膳食脂肪摄入，增加优质蛋白质的摄入 低脂的动物性蛋白质能有效地减少脂肪的摄入同时增加优质蛋白的摄入。大豆蛋白是营养价值较优的植物蛋白，具有显著降低血浆胆固醇水平的作用。膳食脂肪摄入量应控制在总能量的 20%～25%，应保持良好的脂肪酸比例，减少饱和脂肪酸的摄入。蛋白质应占总能量的 15% 以上，动物性蛋白质应以鱼禽类为主，多食大豆蛋白。

4. 限制饮酒 乙醇是高血压和脑卒中的独立危险因素，而且饮酒可增加对降压药物的抗性，所以更应提倡高血压患者戒酒。考虑到少量饮酒对心血管具有保护作用，故轻度饮酒，控制在每天 1～2 杯（含 14～28g 乙醇）是可以接受的。所有饮酒者均应控制饮酒量，青少年不应饮酒。

（三）DASH 膳食模式

DASH 膳食是由 1997 年美国的一项大型高血压防治计划发展而来的，是预防及控制高血压的重要膳食模式。DASH 膳食富含水果、蔬菜、低脂乳品、谷类、禽类、鱼类和坚果等，采用低脂肪、低甜品和低含糖饮料（表 9-2）。DASH 膳食中富含钾、钙和镁，其纤维摄入量约为美国居民平均摄入量的 3 倍，总脂肪提供的能量占 27%，因此可在满足各营养素需要量的前提下减少能量的摄入。大量研究显示，DASH 膳食甚至可以在不限钠盐和不减体重的前提下，有效降低高血压患者的血压。同时，越来越多的证据还提示，DASH膳食还可降低总胆固醇及低密度脂蛋白胆固醇、调

表 9-2　基于 2000kcal 能量摄入的 DASH 膳食食物组成

食物组分	每日供应份数（份[a]）
谷类	7～8
蔬菜	4～5
水果	4～5
低脂或脱脂奶	2～3
禽类、鱼类及其他肉类	≤2
坚果和干豆类	4～5/周
脂肪	2～3
添加糖	5/周

注：a. 每个食用份是指能在体内氧化代谢后提供 90kcal 的食物量。

节血糖，对防治心脑血管疾病和糖尿病有显著作用。基于 2000kcal 能量摄入的 DASH 膳食食物组成见表 9-2。

第二节 高脂血症
一、概 述

血浆中的脂类包括三酰甘油、游离脂肪酸、磷脂、胆固醇及其酯类等。三酰甘油（triglyceride，TG）和胆固醇是疏水性物质，不能直接在血液中被转运，也不能直接进入组织细胞，它们必须与血浆载脂蛋白（apolipoprotein，Apo）结合形成脂蛋白才能被运输至组织进行代谢。血浆脂蛋白可分为五大类，包括乳糜微粒（chylomicrons，CM）、极低密度脂蛋白（very-low-density lipoprotein，VLDL）、低密度脂蛋白（low-density lipoprotein，LDL）、中间密度脂蛋白（intermediate-density lipoprotein，IDL）和高密度脂蛋白（high-density lipoprotein，HDL）。

高脂血症的定义与分层标准如下所述。

高脂血症（hyperlipidemia）通常指机体血浆中某一类或几类脂蛋白水平升高，全称应为高脂蛋白血症（hyperlipoproteinemia），高密度脂蛋白胆固醇（HDL-C）降低也是血脂代谢紊乱的一种表现，因此用脂质异常血症更能全面准确地反映血脂代谢紊乱状态。血脂异常与动脉粥样硬化关系密切，可增加心脑血管病的发病率和死亡风险。防治血脂异常对提高生存质量、延长寿命具有重要意义。

目前我国沿用《中国成人血脂异常防治指南（2016 年修订版）》，指南对血脂合适水平和异常切点的分层标准，见表 9-3。指南还强调这些标准主要适用于动脉粥样硬化性心血管疾病（arteriosclerotic cardiovascular disease，ASCVD）一级预防的目标人群。

表 9-3 中国 ASCVD 一级预防人群血脂合适水平和异常分层标准[mmol/L（mg/dl）]

分层	TC	LDL-C	HDL-C	非-HDL-C	TG
理想水平		<2.6（100）		<3.4（130）	
合适水平	<5.2（200）	<3.4（130）		<4.1（160）	<1.7（150）
边缘升高	≥5.2（200）且<	≥3.4（130）且<		≥4.1（160）且<	≥1.7（150）且<
	6.2（240）	4.1（160）		4.9（190）	2.3（200）
升高	≥6.2（240）	≥4.1（160）		≥4.9（190）	≥2.3（200）
降低			<1.0（40）		

注：ASCVD. 动脉粥样硬化性心血管疾病；TC. 总胆固醇；LDL-C. 低密度脂蛋白胆固醇；HDL-C. 高密度脂蛋白胆固醇；非-HDL-C. 非高密度脂蛋白胆固醇；TG. 三酰甘油。

大多数原发性血脂异常原因不明，目前研究认为是由多个基因与环境因素相互作用的结果。临床上血脂异常通常与其他疾病相伴发生，常见的有肥胖症、高血压、糖耐量异常或糖尿病等，与胰岛素抵抗等代谢异常有关，因此，可把它们合称为代谢综合征。环境影响因素主要有不良的饮食习惯、体力活动不足、肥胖、年龄增加、吸烟和酗酒等。

二、流行病学特点

随着我国经济快速发展和生活水平的不断提高及生活方式的改变，我国血脂异常患病率呈现快速上升的趋势，但是知晓率、治疗率、控制率仍很低。

2012 年全国调查结果显示，我国成人高胆固醇血症的患病率为 4.9%；高甘油三酯血症的患病率为 13.1%；低高密度脂蛋白胆固醇血症的患病率为 33.9%。人群血清总胆固醇（total cholesterol，TC）水平的升高将导致 2010～2030 年我国心血管病事件约增加 920 万。我国儿童青少年高胆固醇血症患病率也有明显升高，预示未来中国成人血脂异常患病及相关疾病负担将继续加重。

（一）血清总胆固醇水平

我国目前成人血清 TC 平均水平为 4.58mmol/L，高于 2002 年全国的成人血清 TC 平均水平（3.81mmol/L），与此同时，我国高胆固醇血症的患病率也呈现快速升高的趋势。2012 年我国成年居民高胆固醇血症患病率为 4.9%，城市为 5.6%，农村 4.3%，60 岁及以上居民为 8.6%。相比于 2002 年的 2.9%，人群中的患病率上升了 2%，城市依然高于农村，并随着年龄增加而上升。

（二）血清 LDL 和 HDL 水平

我国 2012 成人 LDL 平均水平达 2.76mmol/L，比 2002 年（2.11mmol/L）增加了 0.65mmol/L；而 LDL 水平由 1.30mmol/L 下降到 1.19mmol/L。高 LDL 血症的患病率平均为 5.5%（男性 5.0%，女性 5.9%）。低 HDL 的患病率为 33.9%，男性明显高于女性，分别为 40.4%和 27.1%，且随着年龄增加出现先增后降的趋势。

（三）血清 TG 水平

我国成人血清 TG 水平为 1.11～1.87mmol/L，高甘油三酯血症患病率为 13.1%，男性为 16.7%，女性为 9.8%，男性高于女性。

我国人群血脂异常分布特点与发达国家明显不同。发达国家以高胆固醇血症和高低密度脂蛋白血症的患病率较高为特点，而我国成人血脂异常中，主要表现为高甘油三酯血症和低高密度脂蛋白血症的特点。

总体而言，我国 18 岁及以上居民血脂异常的患病率为 40.4%，与 2002 年（18.6%）相比，呈现快速增长的趋势。虽然我国目前血脂异常检出率低于印度（79%）、德国（65%）和美国（55%），与韩国（44.1%）和伊朗（44%）接近，但我国血脂异常患病率在近 10 年里快速上升，并已逐渐接近西方国家水平。男性高于女性，城市高于农村的趋势没有改变。

（四）知晓率、治疗率和控制率情况

我国成人血脂异常的知晓率、治疗率和控制率远远低于德国和美国等发达国家，分别为 10.9%、10%和 5%以下，与我国在过去 10 年间的血脂异常的患病率明显升高呈现巨大的反差，说明我们正面临着严重的危机形势和防控任务。在今后的疾病防控和公共卫生领域，应更注意加强疾病健康知识的教育，让更多国民认识、知晓慢性疾病的危害。

三、营养与高脂血症的关系

（一）脂类

1. 总脂肪 高能量、高脂肪膳食是引起血浆胆固醇水平升高的重要危险因素。脂肪摄入后能刺激机体胰液、胆汁的合成和分泌，从而被乳化水解为甘油和脂肪酸，其中小分子甘油、短链和中链脂肪酸很容易被小肠细胞吸收直接进入血液。甘油一酯和长链脂肪酸被吸收后，在小肠细胞又重新合成三酰甘油，并和磷脂、胆固醇和蛋白质形成乳糜微粒，经淋巴系统进入血液循环，最终被肝脏吸收。

2. 饱和脂肪酸 大量饱和脂肪酸的摄入能促进胆固醇在肠道的重吸收，从而使血浆胆固醇水平升高。其作用机制可能与以下因素有关：①抑制肝内胆固醇的合成；②促进调节性氧化类固醇形成；③抑制细胞表面 LDL 活性；④促进无活性非酯化胆固醇转入活化池；⑤降低 LDL 与其受体的亲和性。长链饱和脂肪酸，如豆蔻酸、月桂酸、棕榈酸升高血胆固醇的作用较短链饱和脂肪酸强。

3. 单不饱和脂肪酸 单不饱和脂肪酸能降低血清 TC 和低密度脂蛋白胆固醇（LDL-C），但不能降低高密度脂蛋白胆固醇（HDL-C）。另外，单不饱和脂肪酸只含有一个不饱和双键，对氧化作用的敏感性低于多不饱和脂肪酸，不易引起 LDL 的氧化。

4. 多不饱和脂肪酸 n-3 系列的多不饱和脂肪酸，如 EPA 和 DHA，可抑制肝内脂质及脂蛋白合成，降低血清 TC、TG 和 LDL，增加 HDL，一定程度上能预防动脉粥样硬化等心血管疾病。n-6 系列的多不饱和脂肪酸可调节血脂和参与磷脂组成，能降低血液 TC、LDL 和 HDL 水平。其作用机制与饱和脂肪酸相反，即能增强 LDL 受体活性，促进血胆固醇吸收转化，从而降低其血中水平。

5. 胆固醇 人体自身可以合成内源性胆固醇。但人体胆固醇合成代谢受膳食能量和胆固醇摄入量的多少、膳食脂肪摄入的各种类型及甲状腺激素水平、雌激素水平、胰岛素水平等的影响和调节。外源性胆固醇可负反馈调节肝脏胆固醇合成限速酶——3-羟基-3-甲基戊二酰辅酶 A（HMG-CoA）还原酶的活性，从而维持体内胆固醇含量的相对稳定。碳水化合物和脂肪等分解产生的乙酰辅酶 A 是体内各组织合成胆固醇的主要原料，长期过多摄入这类食物也能导致血胆固醇升高。

6. 磷脂 具有乳化脂肪的作用，可以使脂肪悬浮在体液中，改善脂肪的吸收和利用，防止胆固醇在血管内沉积、降低血液的黏度，具有降血胆固醇作用。

（二）碳水化合物

摄入过多的碳水化合物，尤其是单、双糖，可使机体通过糖代谢途径促进肝脏合成 TG，引起血浆 VLDL 和 TG 含量升高，并且降低 HDL，然而，脂肪在体内的分解代谢需要葡萄糖的协同作用，因此膳食中应有合适比例的碳水化合物。

（三）维生素

维生素 E 可抑制体内胆固醇合成限速酶——HMG-CoA 还原酶的活性，从而降低血浆胆固醇水平，降低血浆 LDL，阻止 LDL 氧化，增加 HDL 水平。维生素 C 参与类固醇的羟基化反应，促进代谢进行，如催化胆固醇转变成胆酸、皮质激素及性激素，降低血中胆固醇水平，预防动脉粥样硬化的发生。

（四）矿物质

钙和镁能改善血脂代谢。铬是葡萄糖耐量因子的组成成分。缺铬可引起糖代谢紊乱，进一步影响脂类代谢。补充含铬的食品可降低血 TG、胆固醇和 LDL 的水平，并提高 HDL 水平。碘可减少胆固醇在动脉壁的沉积。

四、高血脂的营养防治

（一）防治原则

营养治疗高脂血症需要患者的长期坚持，以平衡膳食为基础，控制体重，保持合适的 BMI。控制总能量总脂肪的摄入，尤其是饱和脂肪酸和胆固醇，缓解血脂异常，预防并发症。

（二）合理膳食

1. 控制体重　控制总能量摄入，增加体力活动能有效维持正常体重。超重或肥胖是发生高脂血症的重要危险因素。适量的体育活动不仅增加能量消耗，而且能提高 HDL 的水平，对降低血脂有积极的作用。

2. 限制膳食脂肪摄入　脂肪供能占总能量的 20%～25%为宜。动物脂肪中饱和脂肪酸和单不饱和脂肪酸含量较多，而多不饱和脂肪酸较少。海生动物和鱼富含多不饱和脂肪酸（EPA 和 DHA），植物油主要富含不饱和脂肪酸。植物油中普遍含有亚油酸，豆油、紫苏籽油和亚麻籽油中含 α-亚麻酸较多。多不饱和脂肪酸虽然有降血脂作用，但大量摄入后在降低 LDL-C 的同时也降低 HDL-C，此外其不饱和键容易被氧化产生氧化物，对健康不利，所以也不能因其能降血脂而过量摄入。

虽然我国取消了对健康成人每日胆固醇摄入量的限制，但对于高胆固醇血症患者，胆固醇摄入量应少于 200mg/d，并同时降低膳食脂肪摄入量，少于摄入总能量的 20%，饱和脂肪酸应低于总能量的 7%。

食物一般应多选择鱼、禽类，如鸡、鸭、深海鱼等，少吃红肉类，如猪、牛、羊等；尽量少吃或不吃动物内脏。烹调油可选择植物油或调和油。建议多吃富含磷脂的豆制品，如黄豆、豆腐、豆浆等。

3. 适量的蛋白质和碳水化合物　蛋白质摄入量占总能量的 13%～15%，应多选择植物蛋白，如大豆蛋白具有较好的降血脂作用，尽量少选择动物性蛋白，因其摄入过多可能增加体内胆固醇含量。

碳水化合物提供的能量应占总能量的 55%～60%。单、双糖在体内能直接被吸收，血糖升高速度快。与淀粉相比，其更容易转化为 TG，故应少吃甜品和含糖饮料。高甘油三酯血症患者，碳水化合物应减少至总能量的 50%～55%。

4. 补充足量微量营养素　新鲜蔬菜和水果含有充足的维生素、矿物质和膳食纤维，有利于补充机体代谢丢失的各种微量营养素。植物性固醇和膳食纤维可以抑制机体对胆固醇的吸收，从而降低胆固醇水平。血脂异常者应适当增加蔬菜和水果的摄入。

5. 其他　饮食宜清淡，少油少盐，戒烟限酒。乙醇能促进肝脏合成内源性 TG 和 LDL，并可增加高血压的发病风险，所以应限制酒类的饮用。日常生活中多喝茶和水，促进机体新陈代谢。茶叶含有茶多酚等活性成分，具有降低胆固醇在动脉壁沉积和抗血栓作用，所以建议多饮用。

第三节　冠　心　病
一、概　述

冠心病（coronary heart disease，CHD）是冠状动脉粥样硬化性心脏病（coronary atherosclerotic heart disease）的简称，也称缺血性心脏病（ischemic heart disease），是指冠状动脉发生粥样硬化引起管腔狭窄或闭塞，导致心肌缺血缺氧或坏死而引起的心脏病。

（一）病理基础

冠心病主要的病理基础是冠状动脉粥样硬化，粥样斑块使冠状动脉血流减慢、狭窄或阻塞导致了心肌的缺血缺氧，是严重危害健康的一种常见病。动脉粥样硬化（atherosclerosis，AS）是一种炎症性、多阶段的退行性复合性病变，斑块导致受损的动脉管壁增厚变硬、弹性降低、管腔变小。

AS 的病理变化主要包括 4 个阶段：

（1）动脉血管内膜功能紊乱期：长期血脂代谢异常使血中氧化型 LDL 和胆固醇增高，后两者对动脉内膜产生功能性损伤，动脉内膜受损开始。

（2）血管内膜脂肪条纹形成期：动脉内膜受损，内膜细胞表面特性改变，高胆固醇使单核细胞对内膜黏附力增强，后者在内皮细胞间迁移，分化成吞噬细胞、泡沫细胞进而导致脂质条纹的形成。

（3）典型斑块期：大量的脂质聚集，平滑肌细胞迁移增生、胶原纤维分泌，导致管腔狭窄、变形、血流缓慢。

（4）斑块破裂期：斑块分为稳定性和不稳定性两种。不稳定性斑块纤维帽较薄，脂质池较大易破裂。斑块破裂及继发的完全或不完全闭塞性血栓形成可导致急性冠状动脉综合征（acute coronary syndrome，ACS），是临床重要的急性心血管事件。

冠心病的发生发展是一个缓慢渐进的过程，血管壁的脂肪条纹形成可开始于青少年时期，中年时期（40 岁左右）血管逐渐明显变窄，冠状动脉供血减少，并可能发生出血、溃疡、血栓等，引起心绞痛、心肌梗死、猝死等临床症状。

（二）分型和临床表现

1. 分型　由于病理解剖和病理生化变化的不同，冠心病有不同的临床表型。

（1）1979 年世界卫生组织根据冠心病不同的临床表型将其分为五型：①隐匿型或无症状型冠心病；②心绞痛；③心肌梗死；④缺血性心脏病；⑤猝死。

（2）近年来，根据冠心病发病特点和治疗原则的不同分为两大类：①慢性冠脉病（chronic coronary artery disease，CAD），也称慢性心肌缺血综合征（chronic ischemic syndrome，CIS）；②ACS。前者包括了稳定型心绞痛、缺血性心肌病和隐匿型冠心病等；后者包括不稳定型心绞痛（unstable angina，UA）、非 ST 段抬高型心肌梗死（non-ST-segment elevation myocardial infarction，NSTEMI）和 ST 段抬高型心肌梗死（ST-segment elevation myocardial infarction，STEMI）。

2. 临床表现　冠心病按照不同的分型有不同的临床表现，症状主要包括：心绞痛，表现为发作性胸痛，发作时可能伴有其他症状，如出汗、恶心、呕吐、心悸或呼吸困难；心肌梗死，心律失常，低血压和休克，剧烈时可伴有胃肠道症状，甚至可发生心力衰竭。

二、流 行 病 学

冠心病是一种严重危害人类健康的心血管疾病，在工业化国家占全部死亡人数的 1/3 左右，有资料显示，在美国冠心病死亡率约占心血管疾病死亡率的 50%。近年来在一些发展中国家冠心病的危险因素逐步增多，发病率和死亡率总体呈上升趋势。全球疾病负担研究资料表明，每年死亡病例中约 1/4 死于心血管疾病，其中发达国家和发展中国家各占 1/2。1995 年我国卫生部统计资料表明，无论城市还是农村，心脑血管疾病都位居总死因的首位，分别占总死因的 37.49% 和 36.33%。进入 21 世纪，我国冠心病死亡率呈持续上升趋势，具体变化趋势可见图 9-1。从图中可观察到，2002～2014 年农村和城市的冠心病死亡率变化趋势几乎同步。2012 年起农村地区冠心病死亡率急剧上升，到 2014 年已接近于城市地区。根据《2015 年中国卫生和计划生育统计年鉴》，2014 年中国冠心病死亡率城市为 107.5/10 万，农村为 105.37/10 万，城乡差距已明显缩小（图 9-1）。

2008 年中国卫生服务调查研究中第四次家庭健康询问调查的结果显示：中国人群冠心病患病率为 7.7‰，城市为 15.9‰，农村为 4.8‰，与 2003 年第三次调查数据相比（合计 4.6‰，城市 12.4‰，农村 2.0‰）有较大幅度的升高。

急性冠状动脉综合征（ACS）是冠心病中极为严重的临床急症。进入 21 世纪，急性心肌梗死（AMI）死亡率呈现快速上升趋势，尤其在农村地区，AMI 死亡率增幅于 2007 年开始超过城市地区，并在 2012 年后增长迅速，死亡率接近城市水平。AMI 死亡率随年龄的增长而升高，40 岁开始显著上升，80 岁及以上老年人群最高，呈指数递增。

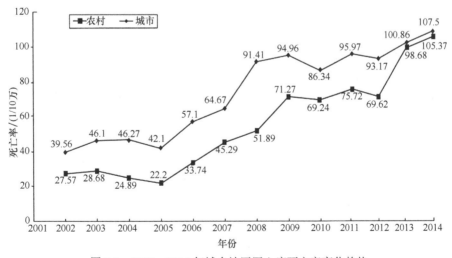

图 9-1　2002～2014 年城乡地区冠心病死亡率变化趋势

三、营养与冠心病的关系

目前，已明确的冠心病危险因素包括吸烟、超重/肥胖、高血压、糖尿病、血脂代谢异常、精神压力、吸烟、久坐少动的生活方式。约 90% 的患者至少伴有高血压、吸烟、糖尿病、超重/肥胖及高血脂等危险因素中的一种，35%的患者至少伴有 3 种危险因素。相对老年患者，年轻患者中男性、吸烟、高血脂、冠心病家族史更为多见。与男性患者相比，女性患者年龄较高，更多的合并高血压和糖尿病，更缺乏运动。而男性患者中正在吸烟或有吸烟史和有血脂代谢异常病史的患者显著多于女性，不同年龄段表现不同。除了以上危险因素外，膳食营养因素在冠心病的发生、发展过程中起着极为重要的作用，因此，通过膳食或行为改变可在一定程度上降低冠心病的发病风险。以下重点介绍营养与冠心病的关系。

（一）脂类

膳食总脂肪的摄入与冠心病的发生密切相关，对膳食脂肪酸的组成与冠心病关系的研究结果还发现，膳食中脂肪种类对冠心病的影响在一定条件下可能比总脂肪摄入量的影响更为重要。一般冠心病患者总脂肪供能比不应超过总能量的 30%，伴有血脂异常的患者则不应超过 25%。

1. 饱和脂肪酸　被认为是膳食中导致血胆固醇升高的主要脂肪酸，但是不同长度碳链的饱和脂肪酸（saturated fatty acid，SFA）对血脂的影响作用不同。碳原子数少于 10 或大于 18 的 SFA 对血清总胆固醇几乎无影响，而含 12～16 个碳原子的 SFA，如月桂酸（C12：0）、豆蔻酸（C14：0）、棕榈酸（C16：0），可明显升高血清 TC 和 LDL-C 水平。其中升高作用以豆蔻酸最强，棕榈酸次之，月桂酸相对较低。流行病学研究及人群干预实验研究发现，SFA 可抑制 LDL 受体的活性，干扰 LDL 从血液循环中清除，从而提高血浆中 LDL-C 水平而导致动脉粥样硬化。我国营养学会和美国膳食指南均建议，SFA 的供能比应少于总能量的 10%。

2. 单不饱和脂肪酸　利用单不饱和脂肪酸（monoun saturated fatty acid，MUFA）代替 SFA 可降低血浆 LDL-C 和 TG，但不降低 HDL-C。过去认为 MUFA 对血清胆固醇的作用是中性的，但随着对地中海居民膳食模式的研究，发现尽管地中海膳食的总脂肪摄入量较高，但其冠心病的死亡率较低，原因可能是地中海地区摄入富含 MUFA 的橄榄油较多。我国营养学会推荐 MUFA 供能比为总能量的 8%～10%。

3. 多不饱和脂肪酸　膳食中的多不饱和脂肪酸（polyunsaturated fatty acids，PUFA）主要为 n-6 PUFA 和 n-3 PUFA。n-6 PUFA 如亚油酸能提高 LDL 受体活性，促进 LDL-C 代谢，降低 LDL-C 水平的同时降低 HDL-C，从而降低血液胆固醇含量。该作用机制正好与 SFA 相反。膳食中的 n-3 PUFA 如 α-亚麻酸、EPA 和 DHA 能抑制肝内脂质及脂蛋白合成，能降低血胆固醇、血 TG、LDL、VLDL 水平，同时升高血浆 HDL 水平。EPA 和 DHA 降低 TG 的作用可能是其阻止了 TG 掺入到肝脏的 VLDL 颗粒中，导致肝脏分泌 TG 减少，血浆 TG 降低。

亚油酸、EPA 和 DHA 可作为前列腺素中阻碍血小板凝集成分的前体之一，故三者均具有抑制血小板凝集的作用。除此之外，n-3 PUFA 还具有改善血管内膜的功能，如调节血管内膜一氧化氮（NO）的合成和释放等。

PUFA 含有较多双键，在体内容易发生氧化。大量摄入可导致机体氧化应激水平升高，从而促进动脉粥样硬化的形成和发展。MUFA 由于不饱和双键较少，对氧化作用的敏感性比 PUFA 低，可能在预防动脉粥样硬化方面更有优越性。我国营养学会提出成人每天摄入 n-6 PUFA 和 n-3 PUFA 占总能量的可接受范围（U-AMDR）分别为 2.5%～9%和 0.5%～2.0%。

4. 反式脂肪酸（trans fatty acids）　是食物中常见的顺式脂肪酸的异构体。目前，膳食中的反式脂肪酸大多数来自于氢化植物油。研究表明，增加反式脂肪酸的摄入量，可升高 LDL 和载脂蛋白（a）水平、降低 HDL，同时升高胆固醇与 HDL 的比值，明显增加冠心病的发病风险。

5. 膳食胆固醇 人体内的胆固醇来自外源性和内源性两种途径，其中 30%～40% 为外源性，可直接来自于食物，其余在肝脏内合成。膳食胆固醇包括了动物性胆固醇和植物固醇。虽然膳食高胆固醇摄入会减少内源性胆固醇的合成，从而维持体内胆固醇的稳定。但当过量摄入胆固醇时，仍可使血中胆固醇水平升高，从而明显增加冠心病风险。植物固醇结构与胆固醇结构类似，它能在消化道与胆固醇竞争性形成胶粒，抑制胆固醇的吸收，降低血浆胆固醇。

6. 磷脂 是一种强乳化剂，与胆固醇结合后易通过血管壁被组织利用，避免胆固醇在血管壁的沉积，有利于防治动脉粥样硬化。

（二）碳水化合物

碳水化合物中的单糖和双糖类，可促进脂肪合成，容易引起肥胖。肥胖患者的脂肪细胞对胰岛素的敏感性降低，引起葡萄糖的利用受限，继而引起糖脂代谢紊乱，增加冠心病的发病风险。膳食纤维具有调节血脂的作用，可降低胆固醇和胆酸的吸收，并增加其从粪便的排出，摄入量与心血管疾病的危险性呈负相关。可溶性膳食纤维比不溶性膳食纤维的作用更强，前者主要存在于大麦、燕麦、豆类、水果中。近年来发现低聚糖对人体健康具有多方面的作用，包括促进益生菌生长、调节血脂和脂蛋白、促进微量元素吸收利用等。

（三）膳食蛋白质

蛋白质与动脉粥样硬化的关系尚未完全明了。动物实验显示，高动物蛋白（如酪蛋白）膳食可促进动脉粥样硬化的形成。但一些人体试验却发现，低脂高蛋白的摄入可减少冠状动脉新的损伤。但应注意此健康效应必须是在低脂高蛋白饮食前提下才会显现出来，因为摄入高动物性蛋白质时，若不是选择瘦肉或脱脂奶，将会增加脂肪和胆固醇的摄入，进而演变成一种危险因素。此外，摄入大豆及豆制品降低胆固醇的作用与基础胆固醇水平有关，血胆固醇水平越高其作用越明显，可使冠心病的危险性降低 20%～40%，该效应可能与大豆蛋白中精氨酸含量高有关。研究还发现，一些氨基酸可影响心血管的功能。例如，牛磺酸能减少氧自由基的产生，提高还原型谷胱甘肽水平，保护细胞膜的稳定性，同时减少肝胆固醇合成和降低血胆固醇；甲硫氨酸摄入可增加血浆同型半胱氨酸，后者为公认的动脉粥样硬化的独立危险因素。

（四）维生素和微量元素

1. 维生素 E 大量研究已证明，维生素 E 具有抗氧化活性，对动脉粥样硬化性心血管病具有防治作用。有流行病学资料显示，维生素 E 的摄入量与心血管疾病的发生风险呈负相关。

2. 维生素 C 是体内羟化反应的辅助因子，参与胆固醇在肝脏内的羟化反应，促进胆固醇代谢为胆汁酸而降低血中胆固醇的水平。维生素 C 还参与体内胶原的合成，可降低血管的脆性和通透性；维生素 C 还是体内重要的抗氧化物质，可阻止 LDL 的氧化，防止血管内皮及平滑肌细胞的氧化损伤。

3. B 族维生素 维生素 B_{12}、维生素 B_6、叶酸是同型半胱氨酸向甲硫氨酸、胱氨酸转化代谢过程中的辅酶；当这些维生素缺乏时，可影响同型半胱氨酸代谢，导致高同型半胱氨酸血症。血浆同型半胱氨酸是动脉粥样硬化的独立危险因素。

烟酸在药用剂量下有降低血清胆固醇和 TG、升高 HDL、促进末梢血管扩张等作用。维生素 B_6 与酸性黏多糖的合成及脂蛋白酯酶活性有关，酸性黏多糖是动脉管壁基质的成分之一，所以维生素 B_6 缺乏时可引起脂质代谢紊乱和动脉粥样硬化。

4. 微量元素 钙和镁的摄入水平与心血管疾病的发病率呈负相关。铜和锌是超氧化物歧化酶的组成成分。锌的绝对和相对缺乏与冠心病的发病有关，膳食中锌与铜的比值较低的地区冠心病发病率也较高。近年来发现，过量的铁可引起心肌损伤、心律失常和心力衰竭等，应用铁螯合剂可促进心肌细胞功能和代谢的恢复。铬是葡萄糖耐量因子的组成成分，缺铬可引起糖代谢和脂类代谢的紊乱，这是动脉粥样硬化的危险因素。硒可促进前列腺素的合成，摄入不足促使血小板聚集和血管收缩，增加动脉粥样硬化的危险性。

（五）其他

1. 乙醇 前瞻性研究表明，适度饮酒对心脏具有保护作用，可降低冠心病和缺血性脑卒中的危险，但是长期大量饮酒（>60g/d 乙醇）可引起肝脏的损伤和血脂代谢紊乱，从而导致 TG 和 LDL 升高。

2. 茶和咖啡 是膳食中抗氧化物质的重要来源，其多酚类、绿原酸等活性化学物质的含量是蔬菜、水果的数倍。动物实验和人群流行病学调查都表明，饮茶有降低胆固醇在动脉壁沉积、抑制血小板凝集、促进纤溶、清除自由基等作用。美国膳食指南认为每天 3～5杯（约 250ml）咖啡是健康膳食的一部分。

四、冠心病的营养防治

冠心病是在动脉粥样硬化的病理基础上逐步发展形成的，在一般情况下，对动脉粥样硬化的营养防治即是对冠心病的营养防治。由于动脉粥样硬化的发展与营养膳食密切相关，因而营养膳食措施在动脉粥样硬化的防治中起着十分重要的作用。

（一）防治原则

冠心病的防治原则是在平衡膳食的基础上，控制总能量和总脂肪的摄入，限制饮食中 SFA 和动物性胆固醇含量，保证充足的矿物质和多种维生素，补充适量的膳食纤维和抗氧化营养素。

（二）营养措施

1. 控制总能量，维持理想体重 能量摄入过多是肥胖的重要原因，而肥胖又是动脉粥样硬化的重要危险因素，故应该控制总能量的摄入，并适当增加运动，保持理想体重。

2. 限制脂肪和胆固醇摄入 限制膳食中的总脂肪、SFA、胆固醇和反式脂肪酸的摄入量是防治血脂异常和动脉粥样硬化性心脏病的重要措施。脂肪供能应占总能量的 20%～25%，SFA 摄入量应少于总能量的10%，适当增加 MUFA 和 PUFA 的摄入。MUFA 摄入量不宜少于总能量的10%，PUFA 摄入量占总能量的10%。膳食中可多选择鱼类，其主要含 n-3 系列的 PUFA，对心血管有保护作用。冠心病患者应少选择富含胆固醇的食物，如动物内脏等。虽然美国和我国都取消了对一般人群膳食胆固醇的每日摄入限量，但对于冠心病患者还是建议每日胆固醇摄入量应少于 300mg，冠心病合并有高胆固醇血症的患者应进一步降低 SFA 摄入量，使其低于总能量的 7%，胆固醇摄入量低于 200mg/d，反式脂肪酸摄入量应低于总能量的 1%。

3. 提高植物性蛋白质的摄入，少吃甜食　蛋白质摄入量应占总能量的 13%～15%。大豆蛋白富含精氨酸和异黄酮，有利于调节血脂，从而达到防治动脉粥样硬化的目的。碳水化合物摄入量占总能量的 55%～60%，但要求限制单、双糖的摄入，少吃甜食，少喝含糖饮料。

4. 多选择蔬菜和水果　蔬菜和水果中含有丰富的维生素（如维生素 C 和 B 族维生素）、微量元素、膳食纤维等。每日摄入 400～500g 新鲜蔬菜、水果有助于降低冠心病、高血压、脑卒中的发病风险。高纤维膳食可降低血胰岛素水平，提高人体胰岛素敏感性，有利于脂代谢的调节。

5. 饮食清淡，少盐限酒　钠盐可使血压升高，增加罹患高血压的风险，进而增加心血管疾病发生风险。中国膳食指南推荐每天钠盐的摄入应限制在 6g 以下。可少量饮酒，但严禁酗酒。

6. 适当多吃保护性食品　非营养素的植物化学物质（phytochemicals）具有多种生物活性，可促进心血管的健康和抑制动脉粥样硬化的形成。应鼓励多吃富含此类物质的食物，如黑色和绿色食物、大豆、洋葱、香菇等。

第四节　脑　卒　中
一、概　　述

脑卒中（stroke）又称"中风"，是一种急性脑血管疾病，是由于脑部血管突然阻塞或破裂而导致血液不能流入大脑而引起脑组织损伤的一组疾病，具有高发病率、高致残率、高死亡率和高复发率等特点。脑卒中作为一种突然起病的脑血液循环障碍性疾病，是危害我国中老年人群健康和生命的主要疾病。由于脑卒中是全球第二大致死原因、致残的首要原因，因而成为全球重大公共卫生问题。

（一）分类

脑卒中是以脑组织缺血及出血性损伤症状为主要临床表现的急性脑血管病，可分为缺血性脑卒中（ischemic stroke）和出血性脑卒中（hemorrhagic stroke）。

1. 缺血性脑卒中　最常见的脑卒中类型，占全部脑卒中的 60%～80%。临床分类包括脑血栓、脑栓塞和短暂性脑缺血发作（transient ischemic attack，TIA）。脑血栓是指脑组织内供氧动脉血管中的粥样斑块或血栓形成，使管腔狭窄或闭塞，导致局部脑组织血流灌注减少或中止，引起组织缺氧坏死。脑栓塞主要是由心、肺的栓子脱落经脑血管时造成的堵塞，多见于风湿性心脏病、二尖瓣狭窄、冠状动脉粥样硬化性心脏病伴有房颤时左房内的附壁血栓脱落形成的栓子，而脑部血管本身基本无病变。TIA 是由于脑血管短暂性缺血造成的一过性脑损伤，可自行缓解，不留后遗症，脑内通常无明显梗死灶。

2. 出血性脑卒中　占全部脑卒中的 20%～30%，根据脑中出血部位的不同分为脑出血（cerebral hemorrhages）和蛛网膜下腔出血。前者主要是脑内动脉破裂，血液溢出到脑组织内；后者主要是脑表面或脑底部的血管破裂，血液直接进入蛛网膜下腔和脑池中。

（二）主要临床表现

脑卒中一般发生突然，病情进展迅速，严重时可直接导致死亡。患者通常突发头痛、头晕，可伴有神经性呕吐，病情进展可见嗜睡、意识迟钝，严重者可能昏迷。根据病变部位的不同可有不同的特异性症状：①颈内动脉系统症状，如失语、失读、偏瘫、偏盲，可产生肢体运动和感觉障碍；②椎底动脉系统症状，如眩晕、复视、耳鸣、听力障碍、步态不稳、吞咽困难、感觉异常、共济失调等。

二、流行病学

脑卒中是一种危害健康、威胁生命、影响劳动力的常见病和多发病。20 世纪 70 年代以前脑卒中的平均发病率约为 200/10 万，以后逐渐下降到目前的 100/10 万左右。根据《中国卫生统计年鉴 2015》的数据，我国 2014 年城市居民脑血管病死亡率为 125.78/10 万，其中脑出血 52.25/10 万，脑梗死 41.99/10 万；农村居民脑血管病死亡率为 151.91/10 万，其中脑出血 74.51/10 万，脑梗死 45.30/10 万。另有资料显示，目前我国约有 2.3 亿人患心脑血管病，其中脑卒中患者超过 700 万。脑卒中位居男性的第 3 位死因和女性的第 2 位死因，男性脑卒中年死亡率为 310.5/10 万，占总死亡构成的 21.6%，女性脑卒中年死亡率为 242.3/10 万，占总死亡的 20.8%，男性高于女性，总体上农村地区脑卒中死亡率高于城市地区。

近 10 年来，我国脑血管病死亡率总体呈上升趋势，且随年龄增加而上升。一项来自天津的脑卒中监测研究——"天津大脑研究"（the Tianjin Brain Study），在 1985 年纳入了 15 438 名城镇居民，每年对其脑卒中和死亡事件进行随访登记。研究者分析比较了 1992~1998 年、1999~2005 年及 2006~2012 年首发脑卒中的情况。结果显示，上述时间段每 10 万人年的年龄标化发病率分别为 124.5、190.0 和 318.2，首发脑卒中发病率每年增加 6.5%，45~65 岁男性发病率每年增加 12%。另有研究显示，脑卒中院内死亡率总体呈下降趋势。一项研究纳入了 2007~2010 年全国 109 家三级甲等医院出院诊断为脑卒中的患者，分析了院内脑卒中死亡趋势情况，发现脑卒中住院总死亡率从 2007 年的 3.16% 下降至 2010 年的 2.30%，各种类型脑卒中（蛛网膜下腔出血、脑出血、缺血性脑卒中）的死亡风险均下降，这与及时住院治疗有利于缓解急性脑卒中的病情恶化有关。

三、营养与脑卒中的关系

高龄、高血压、心脏病、糖尿病等是脑卒中的独立危险因素。高血压是脑卒中的首要危险因素，对脑卒中发病危险的归因危险度达 34.6%。大量证据表明，血压升高的程度与脑卒中危险性的增加呈明显正相关。若高血压患者同时伴有其他危险因素，脑卒中发生风险更会明显增加，如在男性患者中伴有高危型高血压更容易发生脑卒中，女性患者中伴有低危型高血压更容易发生脑卒中。此外，各种原因的心脏损害，如冠状动脉硬化性心脏病、心房纤颤、左心室肥厚、心律失常等均可增加脑卒中（尤其是缺血性脑卒中）的危险。来自不同的研究都证实，在不同血压水平，同时患有心脏病的人群发生脑卒中的危险性可增加 2 倍。糖尿病是脑卒中的可能危险因素，女性糖尿病患者发生脑梗死的危险性大于男性。此外，膳食营养与脑卒中的发生和发展关系密切。

1. 碳水化合物 对脑卒中的发生和发展有直接和间接的作用。碳水化合物中的葡萄糖能增加供能，对脑功能尤其是发生脑卒中的大脑具有保护作用。然而，膳食中摄入过多碳水化合物容易引起机体发生高脂血症。同时，高脂血症可通过增加动脉粥样硬化发生风险间接增加脑卒中的发生概率。可能是过多的糖摄入，尤其是单糖和双糖，在肝内很快被代谢成丙酮酸，再转化成三酰甘油或胆固醇，由低密度脂蛋白运载进入血液循环后，引起血脂升高。研究还发现，碳水化合物占总能量的80%~90%时，同样可以引起三酰甘油升高。

2. 脂类 高能量高脂肪摄入，尤其是动物性饱和脂肪，容易使血中总胆固醇和三酰甘油水平升高，这与脑卒中关系密切。血浆胆固醇水平与脑卒中总死亡率呈"U"形相关，水平过低可能增加出血性脑卒中的发病率，而过高（>200mg/dl）则增加缺血性脑卒中的发病。此外，饱和脂肪酸与胆固醇形成的酯容易在动脉内膜沉积形成斑块，从而促进动脉粥样硬化，增加脑卒中的发生风险。与此相反，不饱和脂肪酸能促进脂质代谢，降低动脉粥样硬化的危险性，有效地预防脑卒中的发生。

3. 蛋白质 目前对于膳食蛋白质与脑卒中关系的研究较少，但发现个别氨基酸与脑卒中可能存在间接的关系。血液中游离的色氨酸进入大脑可促进5-羟色胺的合成，5-羟色胺是大脑重要的神经递质，同时也可引起脑血管收缩，导致缺血性脑卒中的发生。大量的甲硫氨酸与赖氨酸可使脑中异亮氨酸、亮氨酸及精氨酸耗竭。因此，氨基酸的供给应遵循平衡的原则。

4. 维生素和矿物质 维生素D除具有调节骨代谢的生物学功能外，还具有抗炎的作用。而炎症被认为是心脑血管病及动脉粥样硬化性疾病的新危险因素，因此，维生素D缺乏有可能增加脑卒中发生的风险。一项来自755名成年人随访10年的队列研究发现，与最低维生素D三分位组比较，最高三分位组发生脑卒中的风险降低高达59%。

维生素E和维生素C能调节机体血脂异常代谢。叶酸可通过对血压的影响，降低高血压对脑卒中的发病风险。钾、钙、镁、铬等矿物质可通过影响血脂和血压来影响脑卒中的发生和发展。

5. 其他 吸烟是发生冠心病的独立危险因素。长期大量吸烟可使脑血管舒缩功能降低并加速动脉硬化而增加脑卒中的发生风险。虽然少量饮酒可能是脑卒中的保护因素，但过量或长期饮酒可增加出血性脑卒中的发生风险。

四、脑卒中的营养防治

高血压、血脂代谢异常、动脉粥样硬化、心脏疾病等均是脑卒中发生的高危因素。这些危险因素与人们的社会行为及生活方式有关，如高血压病的发生常与食盐摄入量偏高有关；血脂升高与膳食脂肪摄入过多有关；社会行为因素包括吸烟和酗酒等诸多不良行为。因此，提高群众对脑卒中危险因素的认识，改变不健康饮食行为和不良生活方式，增强自我保健意识和能力，有利于预防脑卒中。

营养防治原则以平衡膳食、食物多样化为主，注意总能量的摄入，碳水化合物、脂肪和蛋白质供能比合适，多吃蔬菜和水果，限盐限酒，多喝水和淡茶。

（一）平衡膳食，食物多样化

主食仍以谷类为主，鼓励多吃粗粮，粗细搭配，少吃含单、双糖的甜食，如点心、糖果、冰淇淋等。粗粮中含有较多的可溶性膳食纤维，可降低脂肪和胆固醇的吸收，减弱胆盐的肠肝循环，降低血脂。此外，大多数老年人存在便秘问题，有研究显示排便憋气时容易导致缺血性脑卒中的发生。粗粮中的可溶性膳食纤维具有保留水分的作用，能使食物体积增大，增加小肠蠕动，有利于解决便秘问题。

（二）注意总能量的摄入

每日总能量的摄入量不应超过推荐需要量，超重或肥胖者更应根据具体情况确定每日的供给量和控制体重的方案。因大部分患者可能合并有心脏疾病，在控制体重时不宜选择剧烈运动，而应尽量选择轻体力活动，如散步等。

（三）限制脂肪及胆固醇的摄入

脂肪供能比应限制在总能量的 20% 以下，以植物油为主，如玉米油、豆油等，避免摄入过多的动物脂肪，饱和脂肪酸应少于总能量的 10%，减少或不吃含反式脂肪酸的食物。胆固醇总量不应超过 300mg/d。若患者患有高脂血症，还应适当下调动物性油脂比例，胆固醇摄入量应严格限制在 200mg/d 以下。

（四）选择适宜的蛋白质食物

摄入优质蛋白有利于机体发病后的恢复，但应注意大部分优质蛋白来自动物性食物，所以在选择时为避免伴随动物性脂肪和胆固醇摄入过高，应尽量选择瘦猪肉，去皮的鸡、鸭、鱼肉和低脂/脱脂奶制品。奶制品中含有大量的钙，且机体吸收率高，补钙可一定程度上减轻高血压和高脂血症。另外，大豆及其豆制品含有丰富的优质蛋白，且含有较多的异黄酮、精氨酸等，增加大豆制品的摄入具有降低血脂和抗动脉粥样硬化的作用。最后应注意植物性蛋白质与动物性蛋白质的比例，一般为 1∶1。

（五）多吃蔬菜和水果

蔬菜和水果含有多种水溶性维生素（部分含有类胡萝卜素）、多种矿物质、膳食纤维等。每日摄入 400～500g 新鲜蔬菜、水果有助于降低高血压、高血脂、脑卒中的发病风险。B 族维生素和维生素 C 参与构成机体内重要的辅酶，每日应有足够的摄入量。研究证明，钾与血压升高呈负相关，而高血压是脑卒中的独立危险因素，所以应该增加膳食钾的摄入。钾的主要来源是新鲜蔬菜和水果。膳食中钾的摄入量应与钠相等，即其比例应为 1∶1。

（六）清淡少盐饮食

钠可影响机体的血压水平，而钠主要来源于膳食。因此应当限制钠的摄入量以降低冠心病和脑卒中的风险。普通人每天膳食盐不应超过 6g，高血压患者应限制在 4g/d 或以下，并以清淡饮食为主，改变嗜咸的饮食习惯，减少味精或其他食品添加剂的使用。

（七）其他

戒烟限酒，多喝水。若身体情况允许，每天饮水量应达到 1500ml 或以上。茶水可适量饮用，但不宜太浓。

（朱惠莲 陈佩妍）

第十章　营养与骨质疏松症

世界卫生组织（WHO）对骨质疏松症定义为以低骨量及骨组织微结构受损为特征，伴有骨脆性增加，易于发生骨折的一种全身性骨骼疾病。骨组织中细胞只占2%～5%，其中重要的是骨细胞、成骨细胞和破骨细胞。骨矿物质约占成年人骨干重的65%。其中，钙占37%～40%，磷占50%～58%，碳酸盐占2%～8%。此外，骨矿物质中还有少量钠、钾、镁、柠檬酸盐等。骨矿物质主要以羟基磷灰石结晶和无定形磷酸钙形式存在。骨的有机质中主要是骨胶原，它占有机成分的90%。在35～40岁，单位体积内的骨质达到顶峰，此后随着年龄的增加，骨质逐渐丢失，骨密度降低到一定程度时，就不能保持骨骼结构的完整，甚至会压缩变形，发生骨折，即为骨质疏松症（osteoporosis）。

第一节　概　　述

骨质疏松症早期可以没有明显的临床症状和体征，而到中期以后则会出现疼痛、身高变矮、驼背、骨折及呼吸系统障碍。由骨质疏松引起的骨折不仅给患者本人带来极大的痛苦或终生致残，也给社会经济造成沉重的负担。

影响骨量的因素包括遗传因素与环境因素。骨密度与骨代谢的调节明显受遗传因素的影响。孪生子的研究表明，70%左右的骨量取决于遗传因素。多个基因与骨密度有关。近年来研究较多并受到人们关注的主要有维生素D受体基因（vitamin D receptor gene，VDRG）、雌激素受体基因（estrogen receptor gene，ERG）、Ⅰ型胶原基因（*Coll*-Ⅰ）等。骨骼生长发育达到峰值阶段，遗传似起主要作用，随着年龄增加，骨量丢失的速率、骨质疏松的发生受环境因素的影响逐渐加大，而遗传因素的影响逐渐减弱，两者呈相互消长的关系。运动和负荷可引起骨形态和结构的改变。体育运动通过两种方式增加骨的负荷，局部重力的直接作用及肌肉收缩的间接作用均可影响细胞功能，对成骨细胞活性产生重要的刺激。长期卧床和骨折后局部石膏固定能引起骨量丢失和失用性骨质疏松。

运动可增加骨量，提高峰值骨量。对儿童及青少年的研究结果表明，运动可使峰值骨量有一定升高，但是升高的幅度并不大。对成年运动员的观察表明，运动对骨骼的影响有明显的部位特征，如举重运动员上肢骨密度（bone mineral density，BMD）明显高于跑步运动员。对老年人的研究也表明，即使80岁的老年人每周运动3次，每次30分钟亦可使骨矿物质含量增加。同时，运动可以改善肌肉神经功能，增加肌肉强度，减少摔倒，从而降低老年人骨折的危险性。另一方面，运动过量可导致女运动员闭经，从而对骨密度有负面影响。

影响骨量的因素还包括激素调控，与骨质疏松症有关联的激素主要有：①甲状旁腺激素（parathyroid hormone，PTH），PTH最主要的作用是控制细胞外液中钙的浓度，它通过骨骼、肾脏和肠道三个靶器官对钙代谢和运转进行调控。在骨骼，PTH促进骨的吸收和骨钙的释放。在肾脏，PTH增加钙的重吸收，并促进$25\text{-（OH）-}D_3$转变为$1,25\text{-（OH）}_2\text{-}D_3$，其结果使血钙浓度增加，在肠道则促进肠钙吸收的增加。②降钙素（calcitonin，CT），在破骨细胞上有 CT 受体,其主要作用是抑制破骨细胞的骨吸收作用。同时 CT 又能抑制 PTH 和活性维生素 D 的活性,降低血钙浓度。③维生素 D。④雌激素:雌激素在骨代谢中起重要作用,能维持成骨细胞的正常功能及降低破骨细胞的活性。妇女绝经后雌激素的分泌骤减,使骨对 PTH 的敏感性增加,加强了骨的吸收。骨吸收过程远远超过骨形成过程,其结果骨量丢失,引起骨质疏松。

遗传因素不会轻易改变,但环境中许多因素可以控制。先天或后天的营养素(主要构成骨骼的矿物质和有机质)缺乏,都可造成骨代谢的障碍,使骨的结构、功能发生变化。骨质疏松症与营养因素密切相关,特别是在男性和老年女性(绝经超过 10 年)中,营养对骨丢失的速率起到关键性的作用。

骨质疏松症主要可分为原发性骨质疏松症和继发性骨质疏松症。原发性骨质疏松症又可分为Ⅰ型、Ⅱ型和特发性骨质疏松。Ⅰ型为绝经后骨质疏松症,大多为高转换型,即骨吸收与骨形成均很活跃,但以骨吸收为主。主要发生于妇女绝经后 15~20 年内,骨量丢失主要在松质骨,骨折部位在椎体和桡骨远端。Ⅱ型为老年性骨质疏松症,大多为低转换型,即骨吸收与骨形成均不活跃,但仍以骨吸收为主,常见于 70 岁以上的男性和女性,松质骨及皮质骨均有骨量丢失,骨折部位在椎体、髋骨及长管状骨干骺端。特发性骨质疏松多见于 8~14 岁的青少年,多数有遗传家族史,女性多于男性。

继发性骨质疏松症是因某些疾病、药物或器官移植引起骨代谢改变,使骨质严重丢失、骨微结构破坏、骨脆性增加而引起的骨质疏松。例如,甲状旁腺功能亢进症,糖尿病,骨髓性疾病,慢性肾功能衰竭,严重营养不良或维生素 A、D 过多,长期卧床引起肢体失用性瘫痪,类固醇激素的使用等。

第二节 骨质疏松和骨质疏松症的流行病学

骨质疏松症是一个应该给予极大重视的公共健康问题。据报道,全世界每年发生 166 万例髋部骨折。35 岁后女性骨折发病率急剧上升,为男性的 2 倍,美国至少有 150 万骨折患者是由骨质疏松所致,其中椎体骨折约 53 万人,髋部骨折 27 万人,桡骨远端骨折 17 万人,45 岁以上的骨折患者中 70%属骨质疏松性骨折,而骨质疏松性骨折终生危险性在女性为 40%~50%,男性为 13%~22%。预计到 2050 年,髋骨骨折人数将由 1990 年的 170 万人增至 630 万人;1/3 女性存在骨质疏松症性骨折的危险,男性每 8 人中有 1 人受累;骨折发生率随着年龄的增加而急剧增加,如小于 50 岁者脊椎和髋骨骨折的发生率几乎为零,而大于 85 岁者发病率可呈指数增长,每增长 1 岁骨折增加 3%以上。在骨折发生率高的国家,女性增长率是男性的 3~4 倍。在骨折发生率低的国家,男性和女性受到同等影响。因此,尽管公认骨质疏松更多地影响女性,但其对老年男性同样是主要的威胁。

不同地域和不同民族的骨折发病率存在很大差异。髋骨骨折发生率在温带气候的高加索地区白种人女性中最高,地中海和亚洲女性较低,非洲女性最低。据推测,50 岁以上白种人女性一生中患髋部骨折的概率为 14%,白种人男性为 5%~6%。而美国黑种人女性和男性的概率则低得多,分别为 6%和 3%。在同一地区,骨折的发生率也可以不同,如地中海地区的髋骨骨折发生率存在巨大的差异。北欧国家的脊柱畸形发生率高于地中海地区。城市居民骨折发生率高于农村。同一地区不同人种的骨折发生率也不同,如非裔美国人和新西兰毛利人骨折发生率比在那里生活的白种人低,而在新加坡,印度籍人群更易发生髋骨骨折。中国人骨质疏松症的流行情况，过去只有一些零星的调查结果，"九五"期间由北京医院牵头与全国几家医院协作，对我国 5 个地区 5000 余名 40～93 岁中老年居民骨密度进行了检测，以骨密度值较青年人峰值骨密度值低 2.5 个标准差作为诊断骨质疏松症的标准。调查结果表明，男性骨质疏松症患病率为 11.5%，女性为 19.9%，男性与女性间有显著性差异。2006 年，刘忠厚教授报道中国有 9000 万人患骨质疏松，占全人口的 7.01%。近年来，韩亚军等采用 meta 分析对中国 2000～2013 年发表的有关中老年人骨质疏松流行病学的文献进行归纳和统计，结果表明，中国 40 岁以上人群骨质疏松症总体患病率 13.2%，其中男性 11.8%，女性 14.2%，有显著性差异。这一结果表明骨质疏松症是严重危害我国中老年人健康的疾病。

据 2014 年王亮等对北京地区 9103 例 16～93 岁汉族人群桡骨骨密度的测量，男性、女性峰值骨量均发生在 30～39 岁。骨密度达到峰值以后，骨的形成和骨的吸收保持平衡。妇女随着绝经期到来，雌激素分泌骤减，各部位骨丢失加速。一项对 20～89 岁中国女性的多中心合作项目研究结果表明，85 岁老年女性脊柱的 BMD 可减少 32%，股骨可减少 30%～35%。张秀梅等的研究发现，女性在绝经后有两个骨量快速丢失期，一个在绝经后头 10 年，由于绝经后女性的雌激素水平陡然下降，造成破骨细胞活性明显增强，骨转换增高，骨吸收大于骨形成，使骨量丢失加速造成骨密度明显下降；另一个在绝经后 26～30 年，丢失速率为 1.1%～1.4%，可能原因除女性雌激素持续减少外，加之年龄老化的双重影响，导致骨量快速丢失。男性骨量减少较女性晚，且发展过程也较为缓慢。上述我国的调查结果表明，中国女性腰椎骨密度在 40～49 岁阶段开始缓慢降低，50～59 岁阶段加速。而股骨近端各部位 BMD 的减少比腰椎提早 10 年。男性各部位 BMD 均从 30～39 岁阶段以后逐渐降低，但无明显的加速丢失期。

骨质疏松给社会造成了沉重的经济负担。2000 年，在欧洲，大约 270 万人口发生骨质疏松性骨折，髋部骨折的老年人中 20% 在 1 年内死亡，花费大约 360 亿欧元。美国每年大约需开支 10 亿～15 亿美元用于骨质疏松性骨折的治疗，其中绝大部分是直接用于患骨质疏松性骨折的治疗和患者的护理，并不包括对没有骨折的骨质疏松症患者的治疗，以及因骨折而导致患者本人及看护成员的工资损失和生产力下降所造成的间接的经济损失。日本每年花费约 50 亿美元用于髋骨骨折的医疗护理。随着人口老龄化的加剧，预计到 2020 年，我国骨质疏松症患者将增至 2.866 亿人，髋部骨折人数将达 163.82 万；到 2050 年，骨质疏松症患者可能上升至 5.333 亿人；到 2050 年，全球一半以上由骨质疏松症导致的髋部骨折病症将发生在亚洲，每年可能会有超过 300 万例臀部骨折病例。2006 年我国大陆地区髋部骨折的医疗花费约为 63.5 亿元，2020 年全国医疗支出将达到 850 亿元人民币，2050 年则可能跃升至 1 万亿元。

第三节　营养与骨质疏松的关系

一、钙

钙摄入量影响骨骼营养状态，并与骨质呈正相关。钙缺乏引起骨质疏松的机制主要是由于低钙摄入使血钙有所降低，继发性 PTH 分泌增加，血中 PTH 升高，使骨吸收增强，骨钙被动员进入血液以保持血钙正常。若长期摄钙严重不足，则骨钙不断流失，导致骨量减少，引起骨质疏松。近年的研究表明，细胞外钙离子浓度增高能抑制破骨细胞功能，破骨细胞收缩并加速凋亡，骨吸收明显下降。同时，已证实人的成骨细胞膜上有钙感受器。细胞外液钙离子浓度增加时，能促进成骨细胞的增殖能力。

1. 钙对峰值骨量的影响　骨质疏松的发生和青年时期骨量峰值的高低及增龄引起的骨丢失速度有关。家系调查表明，骨量峰值明显受遗传因素影响。而环境因素也能起到一定的作用。Molgaard 等报道骨量的获得在青春期增长最快，女孩在 12.5 岁、男孩在 14.2 岁年增长率最高。Ilich 等报道，假定骨矿物质中含有 38%的钙，女孩 11 岁至 12 岁之间，一年中约可聚集 108g 钙，这相当于每日有 300mg 的正钙平衡。多数研究报道认为，儿童、青少年时期摄入充裕的钙有助于在遗传允许的限度内使个体达到更高的峰值骨量。

许多在儿童和青春期少年进行的钙干预试验也大多得到补钙有利于增加骨密度的正向结果。例如，Lee 报道中国 7～9 岁的男、女学龄儿童，在每日膳食摄入钙 300 mg 的基础上每日补钙 300mg，为期 18 个月可使骨密度比对照组增加 5%。在英国和美国的两项补钙实验中，受试者均为 12 岁女孩，每日膳食钙分别为 740mg 和 960mg，每日补钙量分别为 386 mg 及 354 mg，前者是补充奶类，后者为补充钙剂，补充时间均为 18 个月，骨密度比对照组分别增加 2.9%和 5.1%。然而，上述实验未能持续至达到骨密度的峰值。一般在补充的最初几个月补钙效果最大，当补充停止后作用即趋于消失。

2. 钙摄入量与绝经妇女骨丢失　关于钙摄入量与绝经妇女骨丢失和骨折率关系方面有大量研究报道，早年的结果彼此矛盾、莫衷一是，通过多年研究，产生矛盾的原因逐渐明朗，研究方法逐步规范和统一，在某些方面取得共识。例如，横断面的调查结果通常差别较大，这是由于钙摄入量差别大的地区其他条件通常也不尽相同，如种族差异、生活习惯、活动量不同，以及钙以外其他膳食、营养条件的差别等。此外，膳食中的钙对骨骼的影响是在一个较长时期内形成的，而对钙摄入量的调查通常只能反映调查当时的情况，因此，横断面的研究具有一定局限性。

用随机、双盲补钙干预试验，可以得到补充一定剂量的钙对骨矿物质含量或骨密度的影响。这种方法能为钙的需要量提供有价值的证据。虽然对受试者膳食中钙的估计量仍不准确，但每日补充的钙量是已知的，这就明显地减少了计算钙摄入量的误差。同时随机分配实验对象到实验组和对照组，也减少了其他因素对骨量的影响。

大多数在绝经早期进行的补钙干预试验效果不大，不能有效地预防骨钙的丢失。这一阶段造成骨量丢失的主要原因是雌激素分泌骤减。对绝经 5 年以上妇女增加钙摄入量是否能减少骨矿物质丢失，不同作者仍有不同看法。

多数补钙干预试验的研究结果表明，在低钙摄入量（每日摄钙 400mg）的基础上添加钙剂可增加骨密度，减少骨折率。在每日钙摄入量已达到 700mg 或 800mg 以上时，再额外补充钙剂，对预防骨质疏松及减少骨折率上是否仍有作用，不同学者意见仍有分歧。例如，英国 Prentice 在 2002 年的报告中指出，尚无证据表明，钙摄入超过目前推荐摄入量（英国推荐钙摄入量是每日 700mg）对骨骼健康更为有益。而美国 Heaney 等引证了多篇有对照的钙干预试验，多数均得到正向结果。其中一部分试验是在膳食钙摄入量已达到每日 700mg 以上，再补充钙剂仍能减少绝经妇女或老年人的骨丢失和骨折发生率。

值得注意的是相当一部分补钙干预试验的实验期太短，所得的正向结果不足为信。因为补钙第一年内骨的增长只反映骨重建过渡期的情况。增加钙摄入量使 PTH 分泌减少，骨吸收减慢，而原有的重建单位骨形成仍在继续，骨吸收与骨形成不同步，有一暂时性的骨量增加。这一骨重建过渡期要数月到一年才能达到新的稳定状态，因此，补钙干预试验至少应持续两年以上。

3. 钙的推荐摄入量（RNI）与适宜摄入量（AI） 人体钙的需要量应该以保证骨骼健康为依据，也就是骨钙储存量高，骨强度大，骨折危险性最小时所需要摄入的钙量。美国医学研究所的专家们根据钙平衡法、临床钙干预试验等的结果来综合考虑钙的需要量。钙平衡法是收集文献中已发表的大量钙平衡研究结果，根据钙摄入量与储留量之间的线性回归曲线找出在何种摄入量下能得到理想的钙储留量。

Lau 在 2001 年报道了中国香港绝经妇女补钙干预试验的结果。对 200 名 55~59 岁的绝经妇女，平均每日摄钙 500mg 以下者，每日由奶粉补钙 800mg，为期两年。补充奶粉组髋部、脊椎及全身 BMD 减低幅度显著低于对照组。可以看出在摄钙水平较低时，增加钙的摄入量可以减少骨丢失。

2013 年中国营养学会推荐成人钙的适宜摄入量为 800mg/d，并根据不同生理条件，对儿童、孕妇、乳母、老人均适当增加钙的供给量，其具体值参考表 10-1。

表 10-1 中国居民膳食钙的推荐摄入量或适宜摄入量（mg/d）

年龄（岁）	摄入量	年龄（岁）	摄入量
0~0.5	200（AI）	50~65	1000
0.5~1	250（AI）	65~80	1000
1~4	600	80 以上	1000
4~7	800	孕妇（早）	+0
7~11	1000	孕妇（中）	+200
11~14	1200	孕妇（晚）	+200
14~18	1000	乳母	+200
18~50	800		

二、维 生 素 D

维生素 D（calciferol）包括两种形式，即维生素 D_2（ergocalciferol，又名麦角钙化醇）和维生素 D_3（cholecalciferol，又名胆钙化醇）。维生素 D_2 是植物固醇即麦角甾醇经紫外线照射而生成。维生素 D_3 是皮肤内 7-脱氢胆固醇经紫外线照射所产生。二者均不具有生物活性，必须在肝脏中经 25-羟化酶羟化转变成 25-(OH)-D_3，这是血液中维生素 D 的主要形式，然后进一步在肾脏中转变成两种主要的二羟基代谢物，即 1,25-$(OH)_2$-D_3 和 24,25-$(OH)_2$-D_3 才成为具有生物活性的物质。目前认为 1,25-$(OH)_2$-D_3 并非是维生素，而是一种激素。因为它在体内生成，并且通过负反馈机制处于严格的生理控制之下。

1. 维生素 D 对骨组织及骨骼肌的作用 维生素 D 对骨矿物质代谢的影响是双向的。一方面维生素 D 可促进骨形成。对骨形成的间接作用是促进肠钙吸收，提高血钙浓度，为钙在骨骼中沉积、骨骼矿化提供原料。肠黏膜中有 1,25-$(OH)_2$-D_3 的受体。在十二指肠最多，十二指肠以下逐渐减少。1,25-$(OH)_2$-D_3 可以诱导小肠上皮合成钙结合蛋白，它与钙离子有较大的亲和力，1 分子钙结合蛋白可与 2 个钙离子结合。正常成人空肠部位钙的净吸收是回肠的 3 倍。此外，成骨细胞上有 1,25-$(OH)_2$-D_3 受体，是维生素 D 作用的重要靶细胞。成骨细胞可合成骨钙素等，保证了骨组织胶原纤维的矿化，这一过程主要受 1,25-$(OH)_2$-D_3

的正向调控，这是维生素 D 对骨形成的直接作用。另一方面，破骨细胞的前体细胞上有 $1,25\text{-}(OH)_2\text{-}D_3$ 受体，$1,25\text{-}(OH)_2\text{-}D_3$ 促进前体破骨细胞分化，增加破骨细胞数量，引起骨吸收增加。

骨骼肌是活性维生素 D 代谢的靶器官，维生素 D 缺乏时可出现肌无力、肌肉收缩和肌肉松弛功能异常。补充维生素 D 可改善神经肌肉协调作用（neuromuscular coordination），减少摔倒的概率，这也是补充维生素 D 减少骨折发生率的原因之一。

2. 人体维生素 D 缺乏与补充实验 维生素 D 缺乏使血液中离子钙浓度下降，从而引起血 PTH 上升，骨分解增加，骨量减少。血清 25-(OH)-D 浓度是反映机体维生素 D 营养状况的最好指标，它反映皮肤合成的维生素 D 及经口摄入维生素 D 的总和。血清 25-(OH)-D 浓度在 27.5nmol/L（11mg/mL）以下被作为婴幼儿维生素 D 缺乏的指标。然而关于成人血清 25-(OH)-D 应维持在什么水平才能保持正常的钙代谢及达到最大峰值骨密度，却缺乏足够的资料。

Dauson-Hughes 等给 247 名维生素 D 摄入量低（100～200U/日）的老年妇女每日补充维生素 D100U 或 700U 持续 2 年，补充 700U 组的老人股骨颈处骨丢失率显著低于每日补充 100U 者。另一项在法国进行的大型试验，给 3270 名老年妇女，每日通常摄入钙 511mg 者，每日补充 800U 维生素 D 和 1200mg 钙持续 18 个月，使髋部及非脊椎部位骨折率比单纯补钙组减少 26%。Emmanuel 收集了 1966～1999 年文献中，发表的有关维生素 D 干预与骨折率关系的 25 项试验资料，进行了荟萃分析（meta analysis）。结果显示，补充维生素 D 减少脊椎骨折发生的同时，非脊椎骨折也有减少的趋势，羟基维生素 D 的作用大于一般维生素 D。但补充维生素 D 对减少骨折发生的作用上也有不同的结果。例如，在荷兰进行的一项大型试验，包括 1916 名妇女及 662 名男性受试者，其中 60%生活在养老院。原膳食中钙摄入量为 868 mg/d，每日补充维生素 D 400U，为时 3.5 年，补充组与对照组髋部及其他骨折发生率无显著性差异。据分析，这可能与该试验的对象包括男性，也包括不在养老院生活的老人，维生素 D 缺乏不如法国干预试验受试者那么严重，且膳食中摄入钙较高有关。而前述法国的干预试验中，有一部分人摄钙较低，补充维生素 D 的益处就更加显著。

3. 维生素 D 的推荐摄入量 各国推荐的维生素 D 的摄入量有很大差异，是由于对内源生成途径能为机体提供多少维生素 D 有不同的认识。例如，英国对婴幼儿、孕妇、乳母及 65 岁以上老年人都提出了维生素 D 的推荐摄入量数值，而对 4～64 岁的普通人群并未提出推荐摄入量，这是因为考虑到皮肤合成的维生素 D 已能基本满足需要。而美国与加拿大对普通人提出了推荐摄入量，这是基于假定没有内源合成。但同时指出，若有充足的阳光照射，可能并不需要膳食来源的维生素 D。65 岁以上的老年人户外活动少，皮肤合成维生素 D 的能力减弱，同时体内维生素 D 经肝、肾转化成活性维生素 D 的能力也随年龄增加而下降。因此，老年人是容易发生维生素 D 缺乏的人群。由于过量摄入维生素 D 有潜在的毒性，建议我国的儿童和成人的每日可耐受最高摄入量（UL）分别为 20μg 和 50μg。

自然界中大多数食物中不含有维生素 D，只有很少的食物含有维生素 D，如鱼肝油、脂肪含量高的鱼肉、动物肝脏、蛋黄和奶油等。许多国家在食物中强化维生素 D，主要被强化的载体是婴儿代乳品和奶类。

三、维 生 素 K

最初，人们认为维生素 K 仅与机体的凝血功能有关。1960 年，埃及学者报道了维生素 K 能促进大鼠与兔的骨折愈合。1975 年 Peffifor 和 Benson 发现服用抗凝剂（维生素 K 拮抗剂）的妊娠妇女，其所产婴儿有骨骼畸形，首次揭示了维生素 K 缺乏对人体骨发育的影响。近年来，随着骨质疏松防治研究的广泛开展，维生素 K 与骨健康关系的研究也日益深入。

维生素 K 的结构：维生素 K 是脂溶性维生素，是一组含有 2-甲基-1，4 萘醌化合物的总称。根据其侧链结构不同可分为两大类：维生素 K_1 和维生素 K_2。维生素 K_1 主要存在于绿色植物中又名叶绿醌。维生素 K_2 为一系列甲基萘醌类化合物（MK-n）。根据不饱和侧链长短不同，可有多种形式。它主要由体内肠道菌群合成。虽然细菌可合成多种甲基萘醌类，但最常见的是在侧链上有 6～10 个类异戊二烯基的甲基萘醌（MK-6 到 MK-10）。此外，人工可以合成维生素 K_3（2-甲基-1，4 萘醌），它在体内可转化成有活性的 MK-4。

1. 维生素 K 与骨钙素　骨钙素（bone gla protein，BGP）是一种低分子量蛋白质，其分子中 3 个谷氨酸残基在维生素 K 依赖性羧化酶的作用下，羧化为 γ-羧化谷氨酸。γ-羧化谷氨酸与骨的无机成分羟基磷灰石中的钙离子结合。维生素 K 缺乏时，一部分谷氨酸残基未能形成 γ-羧基谷氨酸，因而与羟基磷灰石结合力低下，影响骨骼的正常矿化。

研究者在断乳大鼠造成维生素 K 缺乏，然后补充三种不同剂量的维生素 K，结果血清骨钙素及其羧化水平和骨密度随膳食维生素 K 摄入水平增加而增加。在去卵巢大鼠动物模型中也观察到补充维生素 K 可促进骨钙素的合成与羧化，减少尿钙及尿羟脯氨酸的排泄，提示补充维生素 K 可促进骨的生成，抑制骨吸收。

2. 维生素 K 与骨健康关系的流行病学研究结果　人体补充维生素 K 与骨密度及骨折率关系的研究是当前研究的热点。大部分实验均表明，补充维生素 K 可以减少绝经妇女或骨质疏松患者的骨丢失及骨折发生率，同时补充维生素 D，对减少骨丢失有协同作用。

3. 人体维生素 K 的适宜摄入量及食物来源　中国营养学会根据流行病学调查所获的健康人群维生素 K 膳食摄入量，提出维生素 K 的适宜摄入量（AI）：成人为 80μg/d；1～3 岁为 30μg/d；4～6 岁为 40μg/d；7～10 岁为 50μg/d；11～13 岁为 70μg/d；14～17 岁为 75μg/d；乳母为 85μg/d。

深绿色叶菜是膳食中维生素 K 的主要来源，如菠菜、萝卜缨、生菜等每百克中含有维生素 K 一百至数百微克；胡萝卜、鲜豆、黄瓜等每百克含十至数十微克，粮食和水果中含量很低，每百克中含 10μg 以下，豆油和菜籽油中维生素 K 含量较高。人类维生素 K 的主要来源是植物性食物中的叶绿醌（表 10-2）。

表 10-2　一般食物中维生素 K 的含量（mg/100g）

食物名称	含量	食物名称	含量
菠菜	380	豆油	193
西兰花	180	菜籽油（低芥酸）	127
卷心菜	145	棉籽油	60
芦笋	60	橄榄油	55
豌豆	24	面包	3
黄瓜	20	鸡蛋	2

续表

食物名称	含量	食物名称	含量
菜花	20	新鲜肉类	<1
胡萝卜	10	新鲜鱼类	<1
干豆	47	全脂奶	<1

四、蛋白质

从全世界范围看，肉类及奶类蛋白质摄入量高的西方国家骨折率也较高。高蛋白质摄入导致尿钙排出量增加已被许多人体实验所证实。因此，人们颇为关注高蛋白质膳食是否因增加钙的流失从而对骨骼健康有不利作用。Sellmeyer 等 2001 年报道，老年人膳食中动物蛋白质对植物蛋白质比值高者，股骨颈处骨丢失较快，髋部骨折率也较高。但是在 Framingham 的调查中却得到相反的结果。他们对 600 多名平均年龄为 75 岁的老年人用频率法进行了膳食调查，将蛋白质摄入量分成低、较低、次高和高四档。四年后追踪检测其骨密度，并进行骨折率的调查。结果表明，蛋白质摄入低者髋部及脊椎骨丢失均显著高于蛋白质摄入高者，且低蛋白质组骨折率也较高。此外，有些临床医生的研究也表明，对髋部骨折住院的老年患者，提高蛋白质摄入量能改善临床效果，防止骨量进一步减少。迄今为止，关于蛋白质摄入与骨健康关系的研究报道不多，目前尚没有足够的证据提出预防骨质疏松症的蛋白质的适宜摄入水平。

五、其他营养素

钙和钠通过肾小管的运动紧密相连，人体中尿钠和尿钙的排泄直接相关。钠的摄入比钙的摄入更能决定尿钙的排泄，高钠摄入被认为对骨骼健康有害。某些研究显示，钠的摄入与其他因素相比对钙排泄有更明显的作用。

绝经后女性补充碳酸氢钾，至少短期内能在一定程度上中和内源性酸，减少尿钙排泄，影响骨重塑，改善钙平衡。

缺锌常导致骨生长延迟，而老年、骨失负荷及绝经期患者骨组织中锌含量降低，表明其在骨质疏松中发挥作用。补锌对预防骨质疏松有一定作用，且将来有望用于治疗骨质疏松，可能的原因是锌可促进成骨细胞合成胶原和硫酸软骨素，进而促进成骨发育。

磷是骨质形成的必需元素，与钙一样，饮食中适当地补充磷是必需的。人们开始关注到西式食物中日益增加的高磷摄入有不良作用，特别是与碳酸饮料消费有关。在短期研究中，高磷低钙摄入会改变钙的代谢和增加 PTH 分泌，但是这些效果也见于单独的低钙食物。磷的加倍摄入对骨更新无效，富磷的碳酸饮料对钙排泄的作用微不足道。

镁涉及骨及矿物质平衡，在骨骼晶体成长和稳定中起重要作用。镁是水果和蔬菜中营养素的一种，可通过多种机制提升骨骼健康，但这也对单独监测镁的作用造成困难。

氟化钠可增加骨密度，但其在减少骨折发生率方面的功效存在疑问。应注意氟具有双向调节作用，长期小剂量氟可促进骨形成；而大剂量氟则可导致骨脆性增加，引起骨质疏松或骨硬化。

维生素 C 是赖氨酸和脯氨酸羟基化的复合因子，因而对骨中的胶原纤维交联化很重要。在正常的摄入量范围内，有些研究表明，BMD 与维生素 C 摄入有关系。有研究提示，维生素 B_6 和其他 B 族维生素的低摄入量与低 BMD 和髋骨骨折相关。在瑞典的研究提示，摄入大剂量维生素 A 与髋骨骨折相关。

六、体 重 指 数

现有较多的文献数据表明，体重指数（body mass index，BMI）与骨密度呈正相关性，BMI 较高的人群中，其骨矿化量也较高。这可能是由于 BMI 高可使骨组织所承受的机械负荷加大，减少骨吸收而刺激骨形成，有利于提高骨密度和骨矿物质含量。但应该注意的是，高的 BMI 对于减少骨折发生率可能并无益。

第四节　骨质疏松的营养防治

骨质疏松的营养防治应遵循以下原则。

1. 遵循老年人的膳食指南，食物多样化　遵循"少量多餐细软"，预防营养缺乏病。此外，骨骼的健全不仅需要钙和适量的蛋白质，还需要维生素和无机盐，如维生素 D、维生素 A、维生素 C，以及镁、铜、锰、氟等。

2. 适量蛋白质　蛋白质供给不得过高或不足，成人每天摄入 1.0g/kg 的蛋白质比较合适。动物性蛋白质与植物性蛋白质合理搭配，常吃富含有胶原蛋白和弹性蛋白的食物（如牛奶、蛋类、核桃、肉皮、鱼皮等）。

3. 每天喝奶，积极户外活动　多食用富含钙的食物，必要时可在医师指导下选用钙制剂。由于维生素 D 可促进机体钙的吸收，故应加强户外活动、多晒太阳，必要时服用维生素 D 制剂或选用维生素 D 的强化食品。

4. 清淡少盐，避免高磷、高钠和过多的膳食纤维　食物多样化，不挑食偏食，可搭配食用粗粮、坚果类的食物，补充微量元素。高磷膳食可刺激 PTH 分泌，有促进骨质丢失的可能，故食物中磷的摄入量需要控制。低盐饮食，含钠多的食物，如食盐、酱油、面酱、味精、腌制食品、火腿、乳腐、挂面等宜少食或限量食用。因为，肾脏排出钠时会引起钙的丢失。注意烹调方法，如谷类中的植酸、蔬菜中的草酸，过高的膳食纤维等都能影响钙及其他微量元素的吸收。因此，谷类用发酵的方法，可减少植酸含量。菠菜含草酸较高，可以先在沸水中烫一下，除去部分草酸等。

5. 纠正不良生活习惯　不吸烟、不酗酒，少喝咖啡和可乐，多参加户外活动。嗜烟、酗酒和咖啡因摄入过多是诱发骨质疏松症的危险因素。

6. 保持合适的体重　体重减少，即体重指数过低，PTH 和骨代谢指标就会增高，进而促使骨密度减少，但可通过补充营养和补钙而抑制骨密度降低。因此，为了维持骨量，首先要改善营养不良，如充分摄取蛋白质、钙、钾、镁、维生素类（维生素 C、维生素 D、维生素 K）及 ω-3 类脂肪酸，而最重要的一点是保持健康的体重。

7. 适量运动可以促进骨质代谢　运动能够提高骨矿含量，增强肌肉力量，改善机体的平衡功能，预防跌倒和骨折。最为简单的运动为步行，对于身体状况良好的老人，鼓励进行有氧运动，如慢跑、游泳、骑自行车、做操等。高龄老年人推荐散步等日常活动。

（蔡美琴）

第十一章 营养与痛风

第一节 概　述

痛风（gout）是由于嘌呤代谢紊乱及（或）尿酸排泄障碍所致的一组异质性疾病，由遗传因素与环境因素共同致病。近年来随着人们生活方式的改变，痛风的患病率呈逐渐上升趋势，已成为一种常见病、多发病。痛风常与其他一些慢性非传染性疾病（noninfectious chronic disease，NCD）如高血压、冠心病、糖尿病等疾病相伴发，给人类健康带来严重危害。有研究显示，高尿酸血症是动脉粥样硬化的危险因素，心脑血管疾病伴发高尿酸血症患者的病死率明显增加。

一、痛风与高尿酸血症

痛风主要是以高尿酸血症、急性痛风性关节炎反复发作、痛风石沉积、慢性痛风性关节炎和关节畸形、肾实质性病变和尿酸石形成为特征的一种慢性非传染性疾病。无症状高尿酸血症是指血液中尿酸浓度高出正常范围的一种机体状态，是一种嘌呤代谢紊乱症状，是痛风的前兆表现。出现痛风的生化标志是高尿酸血症，但仅10%高尿酸血症会发展为临床痛风，其转变机制尚不明确。高尿酸血症是引起痛风重要的生化基础，但是痛风的患病率远低于高尿酸血症。因此，高尿酸血症并不等同于痛风。

二、临 床 表 现

痛风临床表现按照自然病程可分为无症状性高尿酸血症，急性痛风性关节炎，间歇期，痛风石与慢性痛风性关节炎，痛风的肾脏病变和肾结石。无症状高尿酸血症是指血清尿酸水平升高，但不出现临床症状或症状不典型。急性痛风性关节炎是痛风最常见的首发症状，发病前可无任何征兆，骤然起病。两次急性痛风性关节炎发作之间是间歇期，患者间歇期长短差异很大，有部分患者第一次发作直接进入亚急性期或慢性期而没有间歇期。痛风石沉积形成与高尿酸血症程度或时间呈正相关。痛风石核心是尿酸钠，在其周围可出现慢性炎症反应，其内有巨噬细胞、上皮肉芽肿纤维增生等。痛风石典型放射学改变是硬化边缘的侵蚀性改变。20%左右的痛风患者有慢性进展性肾脏病，与病程的长短及治疗控制的好坏有直接关系。尿酸肾结石是由于尿酸结晶沉积在肾及尿路，形成泥沙样、沙砾状或大的结石。原发性痛风患者中约20%有尿酸结石，男性较女性多见。

临床上高尿酸血症分为原发性和继发性两类，在排除其他疾病的基础上，由于先天性嘌呤代谢紊乱或尿酸排泄减少所致的高尿酸血症称为原发性高尿酸血症。男性和绝经后女性尿酸>420μmol/L（70mg/L）、绝经前女性>358μmol/L（60mg/L）可诊断为高尿酸血症。如出现特征性关节炎表现、尿路结石或肾绞痛发作，并伴有高尿酸血症时应考虑痛风，关节液穿刺或痛风石活检证实为尿酸盐结晶可做出诊断。急性关节炎期诊断有困难者，秋水仙碱试验性治疗有诊断意义。

在无症状的痛风期，患者会有波动性或持续性尿酸增高，从尿酸增高至症状出现的时间可达数年，有些可始终不出现症状，但随年龄增长，痛风的患病率增加，并与高尿酸血症的水平和持续时间有关。在急性关节炎期，患者会出现关节剧痛，呈撕裂样、刀割样或咬噬样，通常难以忍受。常见的发病诱因有受寒、劳累、饮酒、高蛋白或高嘌呤饮食、外伤、手术、感染等。

三、尿酸代谢

血清尿酸值增高是痛风发生的重要机制。人体尿酸（uric acid）来源有外源性和内源性。内源性尿酸主要来源于核苷酸分解代谢，约占80%；而外源性尿酸是食物摄入高嘌呤食物所致，约占20%。核苷酸在体内合成和更新，终产物为尿酸。从尿液排出的尿酸，占尿酸总量的70%～75%，还有20%～25%从肠道随粪便排出，其余2%左右在自身细胞内分解。尿酸生成过多或排泄太慢时，尿酸代谢失调，形成高尿酸血症。正常成人血尿酸为157～420μmol/L，几乎所有痛风症患者血尿酸都高于此值，但也可能为其他疾病引起，因此要加以区别。

四、危险因素

（一）高尿酸血症

高尿酸血症被认为是痛风发生、发展的最主要危险因素。尿酸为嘌呤代谢的最终产物。尿酸的生成增多或排泄减少均可使体内尿酸聚集，发生高尿酸血症或痛风。

（二）遗传因素

遗传因素是痛风重要的致病因素。原发性痛风常具有家族聚集性的特征。多项研究发现，原发性痛风是性染色体显性遗传。

（三）食物和饮酒

对于高尿酸血症患者，肉类和海鲜是诱发痛风的高危因素，而奶制品则是保护性因素。高嘌呤蔬菜类与痛风间相关性不明显。对咖啡摄入量与痛风之间关系的调查发现，每天摄入6杯或更多咖啡是痛风的保护性因素。含糖饮料及果糖均可明显增加痛风发生的风险。维生素C是痛风的保护性因素。乙醇是痛风的危险因素，同时乙醇还可导致血中乳酸含量增加，加重肾脏尿酸排泄障碍。

（四）代谢综合征

肥胖是引起高尿酸血症和痛风的重要危险因素之一，血清尿酸值和肥胖度呈正相关，有文献报道，体重指数与痛风风险性呈渐进式递增关系，减轻体重能有效减少血尿酸水平。伴有高血压者痛风发病率是无高血压者的2倍，高血压患者的高尿酸血症的患病率高于血压正常的人群。高尿酸血症和糖尿病的发病密切相关，糖尿病患者会出现嘌呤代谢增强及尿酸生成增加的情况，而且糖尿病病变通常会累及肾脏，导致尿酸生成增加及清除率下降。同时，脂代谢紊乱可能影响高尿酸血症患者炎症反应，从而诱发痛风的发作。

第二节　痛风的流行病学

痛风多见于 40 岁以上的中老年人，患病率随年龄的增加而升高。随着经济条件不断改善、饮食结构改变、人口老龄化，高尿酸血症已成为中老年人群的高发病与多发病。近年来，高尿酸血症和痛风的发病还有年轻化的趋势。男性痛风的患病率远高于女性，男性的累积发病率为 8.6%，其中原发性痛风占 5.9%，患病率之比（男/女）为 20∶1，高尿酸血症患病率之比（男/女）为 2∶1。

英国一项调查表明，男性成人的患病率为 6.1%，女性痛风的患病率却只有 1.0%，说明痛风是一种以男性患病为主的疾病。其原因主要是女性体内的 17-β-雌二醇可以调节嘌呤的生物合成和尿酸的代谢过程从而降低尿酸水平，而男性体内的雄激素具有促进肾脏尿酸重吸收、抑制肾脏尿酸排泄的作用。高尿酸血症与痛风是欧洲和北美等经济发达地区的常见病。欧美国家痛风和高尿酸血症的发病率明显高于其他国家，且呈逐年增加的趋势。

痛风是西方古老的流行疾病之一，素有富贵病之称。在 20 世纪 50 年代前，亚洲地区的高尿酸血症和痛风的发病率极低，但是进入 21 世纪，亚洲地区高尿酸血症和痛风的患病率有显著增多的趋势。就我国而言，沿海及经济发达地区高尿酸血症和痛风的发病率较高，可能与其生活水平高、经常食用海产品和高蛋白食品较多有关。

第三节　营养与痛风

1948 年，Alfred Baring Garrod 发现了痛风与高尿酸血症的关系，1961 年，Mclary 和 Hollander 发现痛风关节渗液中的尿酸结晶。虽然目前对痛风的研究有了很大的进步，但痛风仍是不能根除的疾病，严重影响着人们的生活。饮食习惯可以引起人体内血尿酸水平的改变，同时，痛风的发作与高嘌呤、高蛋白饮食有密切关系，若仅仅使用药物治疗，不调整饮食结构，是不能有效控制痛风发作的。因此，合理的膳食结构和饮食习惯是缓解乃至消除痛风的有效手段。

一、产热营养素

产热营养素包括碳水化合物、蛋白质和脂肪。碳水化合物是能量的主要来源，而大多数高尿酸血症和痛风患者通常为超重人群，应该适当控制碳水化合物的摄入，但要注意遵守循序渐进的原则以避免身体内脂肪分解产生酮体。食物中的蛋白质主要来源于动物性食物，而动物性食物中所含的嘌呤高于植物性食物。高脂肪可影响尿酸排出体外，脂肪也是高能量的营养素，进食过多的油脂易使热量摄入过多，导致肥胖。

二、高嘌呤食物

饮水不足和不合理的膳食结构是诱发高尿酸血症与痛风的主要因素。不合理的膳食结构指过多食用高蛋白、高脂肪、高嘌呤食物，包括动物内脏、鱼、虾、肉汤等。每天应多饮水，增加排尿量，利于尿酸排出，防止尿酸盐的形成和沉积。

三、饮　酒

饮酒是痛风发病的一个重要危险因素。乙醇会激活糖酵解途径使三磷酸腺苷（adenosine triphosphate，ATP）大量分解，生成的腺嘌呤降解为尿酸，尿酸盐产生过多和肾尿酸盐排泄减少是乙醇诱发高尿酸血症的主要机制。痛风发病与酒的种类密切相关，饮用啤酒和烈性酒与痛风发病风险间有很强的相关性，而适量饮用葡萄酒则不会增加痛风的发病风险。

四、维　生　素

目前，口服维生素 C 的降尿酸作用已被应用于临床。维生素 C 降尿酸的机制可能包括促进尿酸排泄和抑制尿酸生成两个方面，前者可能是通过竞争近端肾小管尿酸交换系统、增加肾小球滤过率发挥作用，后者通过抑制机体自由基损伤导致尿酸生成减少。

五、海　产　品

以往的研究表明，海产品摄入量与血尿酸水平有很强的关联性，沿海地区居民，由于日常饮食中海鲜类产品摄入较多，罹患高尿酸血症和痛风的风险也较高。通常，一旦明确诊断为痛风，患者就会严格忌食全部种类海鲜。然而，2012 年美国风湿病学会（American College of Rheumatology，ACR）发布的痛风指南指出，部分海鲜的嘌呤含量并不丰富。因此，痛风患者应当限制富含嘌呤海鲜的摄入而并非所有海鲜，可选择性食用嘌呤含量中等或较低的海鲜品种。

第四节　痛风的营养防治

痛风营养治疗的目的是防止或减轻痛风急性发作，缩短急性发作期，减轻尿酸盐在体内的沉积，预防尿酸结石形成，从而减少抗尿酸药的应用，减轻疾病负担。痛风营养治疗是通过限制嘌呤饮食，采用低能量、低脂肪及适量碳水化合物和蛋白质饮食，减少外源性的核蛋白摄入，降低血清尿酸水平并增加尿酸的排出，防止痛风的急性发作。

1. 增加奶制品的摄入　奶制品尤其是低脂奶制品可降低血尿酸水平，减少痛风的发病率。奶制品的降尿酸作用可能与其中所含的微量元素、酪蛋白等相关。2010 年美国农业部及健康和人类服务部更新的美国饮食指南推荐普通人群应增加低脂、脱脂奶制品的摄入。2012 年 ACR 痛风指南鼓励痛风患者摄入低脂、脱脂奶制品。

2. 增加蔬菜的摄入　以往的观念推荐痛风患者不宜进食高嘌呤食物包括富嘌呤的蔬菜，如莴笋、菠菜、蘑菇、四季豆、菜花等。但近年多项研究表明，进食富含嘌呤的蔬菜并不增加血尿酸水平及痛风的发病率。短期干预试验表明进食大量的蔬菜有利于尿酸排泄，从而降低血尿酸水平。

3. 适量摄入豆类及其制品　长久以来人们都认为豆类食品可增加痛风的发病率，且一次性大量进食可能会诱发痛风急性发作。豆类富含嘌呤可导致血尿酸合成增加，但也含有促尿酸排泄物质，且后者的作用更显著。豆制品在加工、储存过程中会流失一些嘌呤，但其降尿酸作用并未相应减弱。因此，豆类并非痛风患者的禁忌，豆制品（如豆腐脑、豆腐、豆浆等）比豆类食品更有益于痛风患者。

4. 增加水果的摄入 食用新鲜水果属可促进尿酸盐溶解、预防尿酸盐结晶形成，有利于尿酸排泄；同时水果内含大量钾元素及维生素 C，二者也可促进尿酸的排泄。但越来越多的证据显示，摄入含糖丰富的水果可增加血尿酸水平及痛风的发病率。因此，痛风患者应注意适量摄入新鲜水果，合并代谢综合征者更应选择含糖量较低的水果。

5. 注意食物种类的选择和热量的控制 以往在痛风患者饮食控制时，多强调对食物种类尤其是高嘌呤食物的限制，而忽视了对食物的数量及热量的控制。研究显示，控制热量的摄入也具有降低尿酸和减少痛风发作的作用。同时，严格限制嘌呤的摄入会导致碳水化合物及脂肪酸的摄入增加。一方面这些物质可促进胰岛素抵抗，间接升高血尿酸水平；另一方面长期摄入该类物质可导致代谢综合征及心血管疾病的发生率增加。

6. 保证液体摄入量充足 液体摄入量充足有利于尿酸排出，预防尿酸肾结石，延缓肾脏进行性损害。每日应饮水 2000ml 以上，约 8～10 杯，伴肾结石者最好能达到 3000ml，为了防止夜尿浓缩，夜间亦应补充水分。饮料以普通开水、淡茶水、矿泉水、菜汁、豆浆等为宜。

7. 选择低嘌呤的食物 避免高嘌呤食物，并根据病情，调整膳食中的嘌呤含量。食物按嘌呤含量分为三类。即含嘌呤较少、较高和过高的食物，可在选择食物时参考表 11-1。其中，第二类食物可限量食用，每周 2～4 次，每次不超过 100g。无论在急性或缓解期，膳食基本原则均应避免含嘌呤高的第三类食物，如动物内脏、沙丁鱼、凤尾鱼、牡蛎、小鱼干、蛤蜊、浓肉汁、浓鸡汤、鱼汤、火锅汤等。常见食物中嘌呤含量见表 11-2。

表 11-1 食物的嘌呤含量分类

分类	食物
第一类 （嘌呤含量<50mg/100g）	谷薯类：大米、米粉、小米、糯米、大麦、小麦、荞麦、富强粉、面粉、通心粉、面条、面包、馒头、麦片、白薯、马铃薯、芋头
	蔬菜类：白菜、卷心菜、芥菜、芹菜、青菜叶、空心菜、芥蓝菜、茼蒿菜、韭菜、黄瓜、苦瓜、冬瓜、南瓜、丝瓜、西葫芦、菜花、茄子、豆芽菜、青椒、萝卜、胡萝卜、洋葱、番茄、莴苣、泡菜、咸菜、葱、姜、蒜头、荸荠
	水果类：橙、橘、苹果、梨、桃、西瓜、哈密瓜、香蕉、菜果汁、果干
	乳蛋类：鸡蛋、鸭蛋、皮蛋、牛奶、奶粉、起司、酸奶、炼乳
	硬果及其他：瓜子、杏仁、栗子、莲子、花生、核桃仁、花生酱、枸杞、茶、咖啡、碳酸氢钠、巧克力、可可、油脂（在限量中使用）、猪血、猪皮、海参、海蜇皮、海藻、红枣、葡萄干、木耳、蜂蜜
第二类 （嘌呤含量：50～150mg/100g）	豆类和谷胚糠：米糠、麦麸、麦胚、粗粮、绿豆、红豆、花豆、豌豆、菜豆、豆腐干、豆腐、青豆、豌豆、黑豆
	肉类：猪肉、牛肉、羊肉、鸡肉、兔肉、鸭、鹅、鸽、火鸡、火腿、牛舌
	海产类：鳝鱼、鳗鱼、鲤鱼、草鱼、鳕鱼、鲑鱼、黑鲳鱼、大比目鱼、鱼丸、虾、龙虾、乌贼、螃蟹
第三类 （嘌呤含量：150～1000mg/100g）	动物内脏类：猪肝、牛肝、牛肾、猪小肠、脑、胰脏
	某些鱼类：白带鱼、白鲇鱼、沙丁鱼、凤尾鱼、鲢鱼、鲱鱼、鲭鱼、小鱼干、牡蛎、蛤蜊
	肉汁等：浓肉汁、浓鸡汤、肉汤、火锅汤、酵母粉

表 11-2　常见食物中嘌呤含量（mg/100g）

分类	食物	含量	分类	食物	含量	分类	食物	含量	分类	食物	含量
谷类及其制品	米糠	54.0		鸭心	146.9		海鳗	159.5		大葱	13.0
	大豆	27.0		猪肺	138.7		草鱼	140.3		白菜	12.6
	麦片	24.4		鸡胸骨	137.4		虾	137.7		包菜	12.4
	糙米	22.4		猪肾	132.6		鲤鱼	137.1		盖菜	12.4
	面条	19.8		猪肚	132.4		鳝鱼	92.8		芹菜	12.4
	白米	18.1		鸡心	125		乌贼	89.8		丝瓜	11.4
	糯米	17.7		瘦猪肉	122.5		螃蟹	81.6		苦瓜	11.3
	面粉	17.1		鸭肠	121.0		鱼丸	63.2		榨菜	10.2
	小麦	12.1		羊肉	111.5		海蜇皮	9.3		胡萝卜	8.9
	米粉	11.1		兔肉	107.6		海参	4.2		苋菜	8.7
	芋头	10.1		牛肉	83.7	蔬菜	菜豆	29.7		青椒	8.7
	高粱	9.7		牛肚	79.0		蘑菇	28.4	水果	哈密瓜	4.0
	玉米	9.4		猪脑	66.3		韭菜	25.0		柠檬	3.4
	小米	7.3		猪皮	29.8		菜花	24.9		橙子	3.0
	马铃薯	3.6		猪血	11.8		雪里蕻	24.4		橘子	3.0
	荸荠	2.6	水产品	蚌蛤	436.3		芫荽	20.2		桃子	1.4
	甘薯	2.4		白带鱼	391.6		芥蓝菜	18.5		枇杷	1.3
肉类	鸭肝	301.5		牡蛎	239.0		空心菜	17.5		西瓜	1.1
	鸡肝	293.5		白鲳鱼	238.1		蒿子	16.3		鸭梨	1.1
	猪大肠	262.2		鲢鱼	202.4		小黄瓜	14.6		葡萄	0.9
	猪肝	169.5		乌鱼	183.2		茄子	14.3		凤梨	0.9
	牛肝	169.5		鲨鱼	166.8		菠菜	13.3		石榴	0.8

8. 注意药物与营养素之间的关系　痛风患者不宜使用降低尿酸排泄的药物，其中包括与营养有关的烟酸等，故除满足 DRIs 需要外，不宜长期大量补充这些维生素。在营养与药物相互关系上，用秋水仙碱、丙磺舒等时应避免摄入大剂量维生素 C；反之，用吲哚美辛、保泰松、萘普生等抗炎药物时，因它们能降低维生素 C 水平，故应保证食物中有充足的维生素 C。长期使用抑制尿酸生成的别嘌呤醇时应补充铁。

（殷建忠　徐　芳）

第十二章 营养与肿瘤

第一节 概　述

肿瘤（tumor）是机体在各种致癌因素作用下，局部组织的细胞在基因水平上失去对其生长的正常调控，导致异常增生而形成的新生物。根据肿瘤生物学特性及其对机体危害性的不同，一般分为良性和恶性两大类。良性肿瘤是某种组织的异常增殖形成肿块，渐渐增大膨胀，增大后可压迫器官，影响器官的功能，但不会发生肿瘤转移。恶性肿瘤则生长迅速，分化程度低，主要以浸润方式生长，并可借助于淋巴道、血道或腔道，使瘤细胞转移到人体其他组织器官。根据细胞起源，恶性肿瘤又可分为癌和肉瘤。凡是来源于上皮组织（大多数是被覆于机体体腔表面的组织，也有构成器官的主要部分者如肝脏等）的恶性肿瘤称为癌（carcinoma），约占恶性肿瘤的90%以上，如肺癌、胃癌、食管癌、肝癌、乳腺癌等；而来源于原始间叶细胞的恶性肿瘤，称为肉瘤，如骨肉瘤、淋巴肉瘤等。此外，还有其他一些恶性肿瘤由于约定俗成的原因不依从这些命名法则。一般所说的癌症（cancer）泛指所有的恶性肿瘤。

目前认为，肿瘤的发生和发展是多因素、多阶段与多基因作用的结果。

多因素：指肿瘤的发生、发展与机体内、外多种因素有关。机体的内在因素，包括免疫状态、内分泌、代谢和遗传等因素，外因包括物理、化学和生物等方面的致癌因素。物理致癌物质如紫外线和电离辐射，化学致癌物质如石棉、烟草烟雾成分、黄曲霉毒素、大气污染物和砷等，生物致癌物质如由某些病毒、细菌或寄生虫引起的感染。

多阶段：癌变是一个变化过程，包括引发（initiation）、促长（promotion）和进展（progression）三个阶段。癌症发生的引发阶段是由于不可逆的基因改变造成的，在此过程中，机体接受放射线照射或致癌物进入机体后，与细胞DNA发生相互作用，引起DNA损伤，受损伤的DNA如果不能及时被修复便可造成DNA结构突变，敏感的正常细胞发生恶变和永生化，从而启动癌变过程。癌症的促长阶段是单克隆的癌细胞在一种或多种促癌物质的不断作用下，表型发生改变从而使恶性肿瘤细胞的各种性状得以表达。最后，癌症的进展阶段是指由良性肿瘤转变为恶性肿瘤，并进一步演变成更加具有恶性表型或侵袭特征的肿瘤的过程。肿瘤细胞在这一阶段的变化是不可逆的，包括快速生长，侵袭性增强，维持核型稳定的能力丧失，形态学、生物化学、代谢等细胞固有特征的改变等。

多基因：指肿瘤的发生、发展与多种正常癌基因的激活和过度表达及抑癌基因的丢失、失活密切相关。

由此可见，癌症的发生是环境因素和遗传因素密切作用的结果，约80%的癌症是由环境因素和不良的生活方式引起的。吸烟、乙醇使用、不健康饮食、缺乏身体活动、环境污染、职业致癌物、电离辐射和紫外线辐射是主要的癌症危险因素。2012年举办的第七届中国肿瘤学术大会上的研究报告显示，我国人群中29.4%的癌症死亡归因于慢性感染，慢性感染致癌在低收入和中等收入国家具有重要影响。乙肝病毒、丙肝病毒和一些种类的人乳头状瘤病毒分别增加人群罹患肝癌和宫颈癌的风险。感染人类免疫缺陷病毒（HIV）会明显增加患癌症的风险，如宫颈癌。

世界卫生组织（WHO）指出，至少 1/3 的癌症病例可以得到预防。预防措施包括控烟、养成健康的饮食习惯、增加体力活动、减少职业危害和环境污染等。越来越多的证据显示，膳食变化是降低癌症风险和改变肿瘤的生物学行为的最有效方法。据世界癌症研究基金会和美国癌症研究所（the World Cancer Research Fund and American Institute for Cancer Research，WCRF/AICR）估计，34%常见癌症和 70%某些癌症如食道癌和子宫内膜癌是可以通过合适的膳食、营养和适量的体力活动及维持健康的体重进行预防的。本章主要讲述食物及食物中营养因素对人类癌症发生的影响及癌症的营养防治。

第二节　肿瘤的流行病学

癌症是全球发病和死亡的主要原因，根据世界卫生组织（WHO）发布的《世界癌症报告 2014》，2012 年全世界大约有 1410 万新发癌症病例（男性 740 万，女性 670 万），癌症相关死亡为 820 万例。2012 年肺癌新发病例 182.5 万，占总新发癌症病例（除皮肤黑色素瘤）的 13.0%，居于首位；乳腺癌（仅女性）和结直肠癌分列于第二和第三位，新发病例数分别为 167.7 万和 136.1 万，占总新发癌症病例（除皮肤黑色素瘤）的比例分别为 11.9%和 9.7%。男性五种最常见癌症分别为肺癌、前列腺癌、结直肠癌、胃癌和肝癌，其中占前三位的肺癌、前列腺癌和结直肠癌的新发病例占总新发病例数（除皮肤黑色素瘤）的 42%；女性五种最常见癌症分别为乳腺癌、结直肠癌、肺癌、子宫颈癌和胃癌，前三位的乳腺癌、结直肠癌和肺癌的新发病例占总新发病例数（除皮肤黑色素瘤）的 43%。

报告认为，全球癌症发病形势严峻，发病率和死亡率呈持续上升趋势，发展中国家首当其冲，全世界每年超过 60%的癌症新病例发生在非洲、亚洲、中美洲及南美洲，这些地区的癌症死亡数约占全世界癌症死亡数的 70%。整体年龄标化的癌症率依然是发达国家更高，2012 年发达地区每万人的癌症诊断病例是 268 人，欠发达地区只有 148 人。总体来看，发达国家所有年龄标化的癌症发病率（除皮肤黑色素瘤）是欠发达国家的 1.8 倍，发达国家皮肤黑色素瘤、肾癌、霍奇金病和多发性骨髓瘤的年龄标化的发病率高出欠发达国家至少 3 倍，而欠发达国家鼻咽癌的发病率高出发达国家 3 倍。

报告预测，未来 20 年中，估计每年癌症新发病例将由 2012 年的 1400 万上升到 2200 万。随着全球人口增加和老龄化日益严重及越来越多的人染上不健康的生活习惯，癌症死亡人数将可能从每年 820 万增至 20 年之后的 1300 万。

中国人口基数庞大，癌症新增病例和死亡人数均居世界首位。据报道，几乎 22%的全球新发癌症病例出现在中国，27%癌症死亡病例出现在中国。全国肿瘤登记中心（the National Central Cancer Registry of China，NCCR）在 2014 年共收集到全国 234 个登记处提交的 2011 年肿瘤登记资料，覆盖人口 2.2 亿，并发布了《2015 中国肿瘤登记年报》。年报显示，2011 年我国新增癌症病例约 337 万例，比 2010 年增加 28 万例，相当于每分钟就有 6 个人被诊断为恶性肿瘤，5 个人死于癌症。其中，肺癌的发病率高居榜首，其次为胃癌、结直肠癌、肝癌和食管癌。前十位的恶性肿瘤占了全部肿瘤的 76.39%，其中女性人群的乳腺癌发病最多。死亡率排第一位的仍是肺癌，其次为肝癌、胃癌、食管癌和结直肠癌。在中国，癌症已成为疾病死亡的重要原因，发病率和死亡率还在攀升，癌症已成为非常重要的公共健康问题。

　　流行病学研究发现，通过实施以证据为基础的癌症预防、早期发现和癌症患者管理战略，可使癌症得到减少和控制。

　　烟草使用是最重大的致癌风险因素，它导致全球约 20% 的癌症死亡，以及全球约 70% 的肺癌死亡。吸烟可导致多种形式的癌症，包括肺癌、食管癌、口腔癌、咽喉癌、肾癌、膀胱癌、胰腺癌、胃癌和宫颈癌。"二手烟"（也称为环境烟草烟雾）已被证明能够使不吸烟者罹患肺癌。无烟烟草（也被称为口用烟草、嚼烟或鼻烟）可导致口腔癌、食管癌和胰腺癌。中国人所有癌症死亡原因的 23%～25% 与吸烟相关，2010 年超过半数的成年男性是当前吸烟者，青少年男性中吸烟率还在持续攀升。即使吸烟率保持不涨，也预计每年有 100 万例死亡与吸烟相关，到 2030 年这一数量会翻倍。吸烟相关疾病将在吸烟 20～30 年后显现，即使现在推行控烟，接下来十年的癌症负荷也会继续加重。

　　乙醇使用是导致多种癌症的一项风险因素，包括口腔癌、咽癌、喉癌、食管癌、肝癌、结直肠癌和乳腺癌，罹患癌症的风险随着乙醇摄入量的增加而增加。如果人们在大量饮酒的同时还大量吸烟，罹患多种癌症的风险会大幅提高。

　　约 60% 的癌症死亡是可以通过减少可控危险因素暴露来预防的，减少中国人癌症死亡的最可行途径就是控制慢性感染。29% 的癌症死亡是与慢性感染相关，主要是胃癌（幽门螺杆菌 Hp 感染）、肝癌（肝炎病毒 HBV 和 HCV 感染）和宫颈癌（人乳头瘤病毒 HPV 感染）。

　　调整饮食是控制癌症的另外一项重要方法。超重和肥胖与多种类型的癌症相关，如食管癌、结直肠癌、乳腺癌、子宫内膜癌和肾癌。饮食中的水果和蔬菜可能对抵抗多种癌症起到保护作用。相反，过量食用红肉和腌制肉类可能会增加患结直肠癌的风险。定期锻炼身体、保持健康体重，加上健康饮食可大幅降低罹患癌症的风险。应实施国家政策和规划，以提高认识并减少对癌症风险因素的接触，保证向人们提供采用健康生活方式所需的信息和支持。

第三节　营养与肿瘤的关系

　　人类日常摄入的食物中至少包含 25 000 种不同的化学物质，包括各种营养素及其他具有生物活性的食物成分，也包括食物污染物。这些化学物质可通过调节基本的细胞过程进而对癌症的发生产生抑制或促进的作用，基本的细胞过程包括细胞增殖和死亡之间的平衡、细胞分化、癌基因和抑癌基因的表达、细胞信号等。目前经过 WCRF 评价，确证与癌症发生危险性增加有关的膳食相关因素包括：黄曲霉毒素与肝癌，红肉或加工肉制品与结直肠癌，乙醇与胃肠道癌。大量实验证据表明了膳食和营养因素对癌症预防的重要性，但由于食物和膳食模式的复杂性，膳食评估的不精确性，并且研究中缺乏考虑肿瘤异质性等原因，目前运用观察性流行病学研究和干预试验的方法发现饮食和癌症之间的关系仍具有很大的挑战。本节主要论述膳食各营养素及植物化学物与癌症发生的关系。

一、宏量营养素

（一）碳水化合物

碳水化合物作为膳食中主要供能营养素，对于维持体内能量代谢的平衡与稳态具有重要作用。碳水化合物按照其聚合度可分为三类，即糖（单糖及双糖）、寡糖（通常为 3～9个单糖组成）和多糖（10 个及 10 个以上单糖组成）。按照升糖指数可以将食物分为低升糖指数食物和高升糖指数食物，碳水化合物中的单糖、双糖及多糖中的淀粉升糖指数比较高。研究发现，相比健康人群，肿瘤患者的糖代谢异常主要表现为葡萄糖的氧化和利用降低、葡萄糖转化增加、胰岛素抵抗和胰岛素分泌相对不足，流行病学研究已证实，过多摄入高升糖指数碳水化合物饮食会导致肥胖和胰岛素抵抗，从而增加肿瘤的发生概率。

膳食纤维主要包括纤维素、木质素、抗性低聚糖、果胶、抗性淀粉等，以及其他不可消化的碳水化合物。膳食纤维由于其独特的生物特性，在维持生理功能和促进身体健康方面具有重要作用，已有研究确证，膳食纤维摄入可降低结直肠癌的发病风险。还有研究表明，当膳食纤维尤其是可溶性膳食纤维或总膳食纤维摄入量达≥25g/d 时很可能具有降低乳腺癌发病风险的作用。另外，膳食纤维摄入可能还具有降低食管癌和胃癌发病风险的作用。至于膳食纤维摄入与其他部位癌症如子宫内膜癌、卵巢癌、胰腺癌、口腔及喉咽癌、肺癌和前列腺癌等的关系还需更进一步研究。

膳食纤维在小肠不能被消化或吸收，但具有以下生理功能：增加粪便体积、增加结肠微生物发酵群、降低空腹血胆固醇、降低餐后血糖和（或）胰岛素水平。膳食纤维预防癌症的可能机制：预防胰岛素抵抗发生、降低胰岛素样生长因子 1（insulin-like growth factor-1，IGF-1）活性、通过肠道微生物群产生的短链脂肪酸（short-chain fatty acid，SCFA）降低全身炎症反应及优化结肠微生物群加强肠道屏障功能。膳食纤维也可能通过减少循环类固醇激素浓度对激素依赖性肿瘤（如乳腺癌）具有特定的保护作用。而膳食纤维降低结直肠癌的风险与其在结肠的作用有关：增强肠道蠕动、提高粪便持水性、有利于粪便排出，从而稀释毒素和致癌物的浓度并缩短其在肠道的滞留时间；产生的短链脂肪酸具有抗增殖和促凋亡的作用。

（二）蛋白质

对于蛋白质与癌症的关系，目前研究不多，少数研究发现当动物蛋白及膳食总蛋白的摄入量过多时，患乳腺癌、结肠癌、胰腺癌及子宫内膜癌的概率增加，另外不同种族调查也认为动物蛋白的摄取量与乳腺癌、子宫癌和前列腺癌有关，推测是由于人们在摄入动物蛋白质的同时，也摄入了脂肪等其他成分，可能导致肿瘤的发生。WCRF 认为由于现有的研究数量及类型有限，暂不足以得出蛋白质与癌症结局的关系。

（三）脂肪

脂肪作为人、动物乃至植物的主要储能方式，同时也是构成细胞膜的重要组成成分，以及某些激素的前体物质，适当的脂肪摄入对维持机体健康具有重要作用，但脂肪摄入过多对机体则会产生一定的危害。当脂肪摄入超出机体代谢水平时，将会导致肥胖。研究发现，肥胖者的脂肪组织含有能产生大量活性氧（reactive oxygen species，ROS）自由基的炎症细胞，如淋巴细胞和巨噬细胞等，使其处在持续低度炎症状态。ROS 很低的浓度就有刺激有丝分裂的能力，因而其可以促进肿瘤的发生，并且脂肪组织中的炎症细胞及脂肪细胞可以产生大量脂肪因子及炎症因子，并通过不同机制促进肿瘤细胞的生长。研究已证实，肥胖尤其是内脏性肥胖是 2 型糖尿病、心血管疾病等代谢性疾病的重要危险因素，另外 WCRF 在对大量人群研究进行分析后指出，机体总脂肪过高可以是任何癌症的危险因素。研究证据显示，总脂肪可能会增加肺癌和绝经后乳腺癌危险性，动物脂肪摄入过多可能会增加结直肠癌的发生风险，而黄油摄入过多则有可能增加肺癌的发生风险。

二、维　生　素

（一）维生素 A 和 β-胡萝卜素

维生素 A 具有调节细胞生长和分化的作用，流行病学研究表明，维生素 A 或 β-胡萝卜素的摄入量与肺癌、胃癌、食管癌、膀胱癌、结肠癌的发生呈负相关，另外维生素 A 对食管上皮增生、乳头瘤及肿瘤有抑制作用。

β-胡萝卜素是强抗氧化剂，能猝灭自由基、阻止生物膜上 PUFA 的过氧化，保护细胞的正常功能。有多项队列和病例对照研究报道，膳食中 β-胡萝卜素对肺癌、食管癌、子宫颈癌、喉癌、卵巢癌、子宫内膜癌、膀胱癌的发生有保护作用。然而，大剂量单独补充 β-胡萝卜素或与视黄醇棕榈酸酯联合补充反而增加了吸烟者和石棉职业接触工人患肺癌的危险性，近期研究还发现，大剂量补充 β-胡萝卜素很可能还会增加患胃癌的风险。

大量补充 β-胡萝卜素增加直接接触致癌物的组织器官如肺或胃患癌风险的机制可能是吸烟和石棉暴露产生的大量自由基使 β-胡萝卜素从抗氧化剂转变为促氧化剂，形成胡萝卜素氧化产物，直接或间接诱导 DNA 损伤，引起致癌效应。

（二）维生素 D

流行病学研究表明，体内维生素 D[即 25-羟维生素 D_3（25-hydroxyvitamin D_3，25-(OH)-D_3]不足与数种癌的发生、发展和预后有关。Hatse 等发现早期乳腺癌患者血清 25-(OH)-D_3 水平高低与乳腺癌肿块大小高度相关，血清 25-(OH)-D_3 浓度高的乳腺癌患者肿瘤体积小、总体存活率高，可以改善乳腺癌患者尤其是绝经后乳腺癌妇女的预后。血清 25-(OH)-D_3 水平低者患膀胱癌（尤其对于肌肉浸润性膀胱癌）的风险几乎比血清 25-(OH)-D_3 水平高者高 2 倍。膀胱癌患者中 25-(OH)-D_3 水平较高，抑制肿瘤进展。在肿瘤细胞水平相关机制研究发现，维生素 D 活性代谢产物 1α，25-(OH)$_2$-D_3（1α，25 dihydroxy vitamin D_3）可以调节细胞增殖、凋亡和黏附，还可以通过调节血管生成、入侵和转移影响肿瘤与微环境的交互作用。此外，维生素 D 还可减少氧化 DNA 损伤。

（三）维生素 E

维生素 E 能够阻断致癌性亚硝基化合物合成的能力，是天然的抗氧化剂，能够限制过氧化物和环氧化物在体内的生成，保持细胞膜的稳定性，防止某些酶和细胞内部成分遭到破坏。研究发现，膳食维生素 E 摄入能够降低食道癌的发生风险，成年人补充维生素 E 10 年或更长时间可减少死于膀胱癌的风险，另外通过补充 α-生育酚营养补充剂有可能降低吸烟人群中前列腺癌的发生风险。然而，也有研究表明，并未发现补充维生素 E 可以预防癌症发生。在一项研究中，年龄≥45 岁健康女性每隔一天给予 600 U 维生素 E 或安慰剂，10 年后并没有发现补充维生素 E 能减少任何癌症发生的风险，也有研究未观察到补充维生素

E 对前列腺癌、绝经后乳腺癌发生的预防作用。因此，目前的证据不足以支持服用维生素 E 预防癌症。

（四）维生素 C

流行病学研究表明，水果和蔬菜的高摄入可以降低大多数类型癌症的风险，在某种程度上可能归因于水果和蔬菜的高维生素 C 含量。维生素 C 抗肿瘤作用可能与其抗氧化功能有关，能猝灭自由基和活性氧，保护 DNA 不受损伤，提高机体免疫功能，也可减少致癌物质如亚硝胺在体内形成。

大多数病例对照研究发现，膳食维生素 C 摄入量和肺癌、乳腺癌、结直肠癌、胃癌、口腔癌、咽癌和食管癌之间呈负相关。癌症患者体内维生素 C 浓度也低于对照组。

然而，前瞻性队列研究的结果并不一致，可能是由于不同研究中维生素 C 摄入量不同。在来自 82 234 名年龄 33～60 岁女性护士的健康队列研究中，从食物中摄入 205mg/d 维生素 C 相比于摄入量为 70mg/d 的有女性乳腺癌家族史的妇女在绝经前患乳腺癌的风险降低了 63%。而另一项针对绝经后妇女的研究中，未观察到膳食高维生素 C 摄入（至少 198mg/d）的妇女与低摄入量（低于 87mg/d）的妇女具有显著降低患乳腺癌风险的作用。一项荟萃分析表明，观察到显著降低癌症风险的前瞻性队列研究中，维生素 C 摄入量至少 80～110mg/d，这一摄入量接近维生素 C 的组织饱和水平。而在未观察到显著降低患癌症风险的前瞻性队列研究中，大多数参与者均具有相对较高的维生素 C 摄入量，最低的 1/5 摄入量组也高于 86mg/d。因此，如果受试者的维生素 C 水平已经接近饱和，补充将对结果不会或产生很少影响。

（五）叶酸

叶酸的重要生理功能是作为一碳单位的载体参与代谢，携带"一碳基团"参与嘌呤和嘧啶核苷酸的合成，在细胞分裂和增殖中发挥作用，因而叶酸与癌症的关系是近年来医学领域的研究热点之一。流行病学研究发现，叶酸营养状况与结直肠癌、肺癌、胰腺癌、食道癌、胃癌、宫颈癌、卵巢癌、乳腺癌和其他癌症发生呈负相关。目前的研究资料表明，摄取足够的叶酸可以降低某些癌症的风险，然而高剂量的叶酸应该小心补充使用。

有研究结果显示，总叶酸摄入量 ≥900μg/d 与 ≤200μg/d 相比，受试者结直肠癌的患病风险减低了 30%。然而，几项临床研究并未发现叶酸补充对结直肠腺瘤的复发及所有类型癌症发病风险的影响。进一步研究发现，叶酸补充显著增加患前列腺癌的风险，前列腺癌患者的血清高叶酸水平与癌细胞增殖增加相关。综合以上研究结果并结合实验室和动物实验的证据表明，高叶酸状态促进肿瘤进展，表明叶酸可能在结直肠癌及其他癌症的发生中扮演双重角色，而这取决于剂量和时间。2011 年的一项前瞻性研究发现叶酸摄入与结直肠癌的风险的负相关关系只存在于早期前列腺瘤阶段。因此，在肿瘤病变出现前补充适量的叶酸可能抑制正常组织的癌症发生，而肿瘤病变出现后高剂量叶酸可能促进癌症发展和进展。

（六）其他维生素

核黄素作为几个不同细胞色素 P450 酶的辅酶可能有助于预防许多致癌物质引起的 DNA 损伤，然而有关核黄素防治癌症的研究有限且结果并不一致。一些研究显示，血浆维生素 B_6 含量低与某些类型的癌症风险增加相关。前瞻性研究的荟萃分析发现，以维生素 B$_6$ 摄入量五分位分层，摄入量最高的人群比摄入最低的人群结直肠癌的患病风险降低 20%。然而，临床试验并没有确证补充维生素 B$_6$ 可以帮助预防癌症或减少癌症死亡率。

三、矿 物 质

（一）钙

观察性和实验性研究结果表明，钙具有预防结直肠癌的潜在作用。几项研究已经发现，更高的从食物中摄入（来源于低脂乳制品）或补充较高水平的钙与降低结肠癌的风险相关。补充碳酸钙使结肠腺瘤的发病风险降低，甚至在停止服用钙补充剂后的 5 年仍然有效。在两项大型前瞻性流行病学研究中发现，每天摄入 700~800mg 钙，左侧结肠癌的患病风险降低 40%~50%。但也有些研究结果与此不同。一项临床研究纳入 36 282 名绝经后妇女，每日补充 1000mg 钙和 400U 维生素 D$_3$ 连续 7 年，侵入性结直肠癌的患病风险与安慰剂组相比并没有产生显著性差异。因此，钙补充可能预防结直肠腺瘤，但没有足够的证据建议常规使用钙补充剂预防结直肠癌。

一些流行病学研究发现，高钙制品、高乳制品或高钙高乳制品摄入与患前列腺癌的风险增加有关，然而也有其他研究发现，这是一种弱相关或负相关。对前瞻性研究的荟萃分析结论为乳制品和钙的高摄入可能会略微增加前列腺癌的风险，但是很难解释这种影响是源于奶制品还是钙。总的来说，观察性研究结果显示，总钙每天摄入量＞1500mg 或＞2000mg，与 500~1000mg 相比可能增加前列腺癌发病风险（尤其是晚期和转移性癌症）。需要进一步的研究阐明究竟是钙，还是和（或）乳制品增加了患前列腺癌的风险，及其潜在的生物学机制。

（二）硒

硒是人体内生物氧化过程中重要的酶——谷胱甘肽过氧化酶的重要组成成分，可清除自由基，保护细胞结构，硒还能增强与抗肿瘤有关的免疫反应，硒可能在癌症的预防中发挥作用。流行病学研究表明硒营养状况与结直肠癌、前列腺癌、肺癌、膀胱癌、皮肤癌、食管癌和胃癌的患病风险呈负相关。硒摄入量最高与最低组比，患癌风险降低 31%，癌症死亡风险下降 45%，患膀胱癌风险低 33%，男性患前列腺癌的风险降低 22%，未发现硒摄入量与患乳腺癌风险的相关性。一项荟萃分析结果显示，趾甲、血清和血浆硒水平与患前列腺癌风险存在负相关。但补硒对预防癌症的随机对照试验的结果并不一致。基于 9 个随机临床试验的荟萃分析表明，硒可能有助于预防胃肠道癌症。一项有关营养预防癌症的双盲、随机对照实验结果显示，1312 名患有皮肤基底细胞癌或鳞状细胞癌的美国成年人摄入 200μg/d 硒（高硒面包酵母）6 年，前列腺癌的风险降低了 52%~65%。而在一项硒和维生素 E 补充预防癌症的随机对照试验中，受试者每天单独补充 200μg 硒或每天增加 400U 的维生素 E，5.5 年后由于未观察到和患前列腺癌风险直接的联系而停止了试验。因此，还需要更多的研究来证实硒浓度与癌症风险之间的关系，以确定硒补充剂是否能够预防癌症。

（三）其他矿物质

流行病调查研究显示，钼缺乏可增加食管癌的发病率，我国河南省林州市是食管癌的高发区，查明原因是当地土壤缺乏钼元素，当土壤施以钼盐后，食管癌的发病率显著降低。另外研究发现，铁缺乏时可能引起上消化道肿瘤，在瑞典北部地区发现女性咽下和口腔的癌症发病率高，当铁缺乏得到改善时，咽下肿瘤显著减少。但同时有研究发现，摄入含铁过多的食物，有可能会促进结直肠癌和胃癌的发生。

四、乙　醇

乙醇俗称酒精，醇类的一种，由真菌在自然条件下通过分解糖类释放能量而产生。乙醇也是能量的一种膳食来源，酒精性饮料包括啤酒、葡萄酒、烈酒等。过度饮酒对身体危害非常大，尤其是神经系统、消化系统、免疫系统等。研究表明，饮酒过多会增加机体发生癌症的风险。乙醇的代谢过程中会产生某些活性致癌物质如乙醛，以及通过产生前列腺素、脂质过氧化物和氧自由基来介导炎症及氧化应激损伤效应，诱导基因突变。另外大量乙醇的摄入会导致机体其他必须营养物质的摄入不足，从而使组织对致癌物质易感性增加。WCRF 指出乙醇摄入是口腔癌、咽喉癌、食管癌、结直肠癌、乳腺癌等的确定危险因素，并且呈现剂量反应关系，另外有多项研究表明，乙醇还可能是肝癌、肾癌的危险因素。

五、植物化学物

食物中除了含有多种营养素外，还含有其他许多对人体有益的化学成分，称之为非营养素生物活性成分（non-nutrient bioactive substances）或生物活性的食物成分（bioactive food components），其中来自于植物性食物中的这些物质即为植物化学物（phytochemicals）。富含蔬菜和水果的膳食对健康的有益作用被认为可能与存在的植物化学物有关。日常蔬菜和水果摄入量高的人群较摄入量低的人群癌症发生率低约 50%，蔬菜水果中的大多数植物化学物具有抗肿瘤的生物活性。按植物化学物的化学结构或功能特点可分为以下几类：多酚、类胡萝卜素、萜类化合物、有机硫化物、芥子油苷、皂苷、植酸及植物固醇等。研究发现，这些植物化学物主要通过抑制肿瘤细胞增殖、促进肿瘤细胞凋亡及抑制肿瘤新生血管的形成而起作用。癌症的发病机制通常与反应性氧分子和自由基的存在有关，大部分植物化学物具有抗氧化作用，可抑制人体正常细胞向癌细胞的转化，如类胡萝卜素、硫化物、多酚类等。

（一）多酚类化合物

多酚类化合物主要包括酚酸、黄酮类（flavonoids）、1，2-二苯乙烯类化合物和木酚素（lignan）。黄酮类化合物目前已知有数千种，包括黄酮和黄酮醇类，如槲皮素（quercetin）等；黄烷醇类，如儿茶素和表没食子儿茶素没食子酸酯（epigallocatechin gallate，EGCG）等；异黄酮和二氢异黄酮类，如大豆苷、染料木素等及花色素类（anthocyanidins）。

已有很多研究揭示了黄酮类化合物如槲皮素、大豆异黄酮、花青素（anthocyanins）、茶多酚等的抗肿瘤作用。槲皮素可直接抑制细胞色素 P450 酶 CYP1A1 表达，导致 DNA 加合物的形成减少，从而降低 DNA 损伤。蓝莓和蔓越橘的提取物富含花青素，其体外细胞学实验显示，花青素可减少自由基对 DNA 的损伤，减少口腔癌、乳腺癌、结肠癌、前列腺癌等癌细胞的生长，诱导凋亡。

绿茶 EGCG 与癌症关系的研究较多，EGCG 是一种强抗氧化剂，实验室研究显示，EGCG 能直接抑制多种癌症的发展，似乎在整个癌症发展过程中均发挥作用，包括阻断致癌物活化、降低肿瘤的生长、诱导癌细胞死亡、抑制癌细胞扩散，EGCG 的作用剂量远高于一般人群饮茶摄入的量。人群研究结果并不一致，有部分研究显示，饮茶可能有降低一些癌症如前列腺癌和结直肠癌风险的潜在作用。

研究显示，每增加 10mg/d 的大豆异黄酮摄入量，乳腺癌发病率平均下降 1%，尤其是雌激素受体阴性的患癌幸存者和服用他莫昔芬的雌激素受体阳性患者关联更明显。大豆异黄酮具有雌激素样作用，很多人担心过多摄入是否会引起乳腺癌发病风险增加，研究已表明，非患癌女性异黄酮的摄入对激素水平或乳腺密度（增加乳腺癌风险的一个标志）都没有影响，亚洲人长期每天大豆摄入达 3 份或异黄酮摄入达 100mg 并未增加患乳腺癌的风险。细胞研究表明，大豆异黄酮如染料木黄酮更易于激活雌激素受体（estrogen receptor，ER)-β，而不是 ER-α。ER-α 激活促进细胞生长，而 ER-β 作为一个潜在的肿瘤抑制因子可抑制细胞生长。一些针对前列腺癌患者的临床试验发现，每天摄入 30～200mg 异黄酮 6～12 个月，前列腺特异性抗原（prostate specific antigen，PSA）水平上升速度变缓（PSA 增加可能表明前列腺癌进展），这种影响对某些人更强，还未阐明是否由于遗传和（或）代谢的差异引起，而一项试验使用更高剂量的异黄酮发现对 PSA 水平没有影响。

白藜芦醇（resveratrol）是一种非黄酮类的植物多酚，属于 1, 2-二苯乙烯类化合物。实验室研究结果显示了白藜芦醇较强的抗肿瘤特性，白藜芦醇减缓癌细胞生长，抑制淋巴、肝、胃和乳腺细胞肿瘤的形成，白藜芦醇也能诱导白血病细胞和结肠癌肿瘤的死亡。白藜芦醇能对癌症发展的 3 个阶段（引发、促长和进展）均发挥作用而阻断皮肤癌、乳腺癌和白血病的进展。

木酚素（lignans）在亚麻、芝麻和咖啡中的含量较高，木酚素也是一种植物雌激素，细胞和动物研究表明，木酚素能改变雌激素代谢，调控细胞生长因子从而减少癌细胞的生长和发展，并促进异常细胞死亡。

（二）类胡萝卜素

类胡萝卜素可分为不含氧原子的胡萝卜素类（carotene）如 α-胡萝卜素、β-胡萝卜素和 γ-胡萝卜素等，以及含有氧原子的叶黄素类（xanthophyll）如叶黄素（lutein）、玉米黄素（zeaxanthin）、番茄红素（lycopene）等。病例对照研究中发现，总血清类胡萝卜素的含量与口腔癌、咽喉癌的发生相关，血清总胡萝卜素水平高的人群发生口腔癌、咽喉癌的风险低。另有大量研究表明，富含类胡萝卜素的食物有可能具有预防肺癌、食管癌、前列腺癌的作用。

动物研究表明，摄入叶黄素和玉米黄素可能会降低与日晒有关的皮肤癌。人群研究显示，β-胡萝卜素膳食高摄入或血中高水平与较低的食管癌风险有关；另有几项人群研究显示，β-胡萝卜素和叶黄素摄入都与低肾细胞癌风险相关；一项纳入近 15 000 名成年人的研究发现，血液中 α-胡萝卜素具有较高水平，则死于食管癌、胃癌、结肠癌、肝癌、胰腺癌和喉癌的风险降低。

在对类胡萝卜素的研究中，对番茄红素的抗癌特性研究较多，但目前研究结果并不一致。细胞研究显示，番茄红素具有的抗氧化作用可预防 DNA 和其他细胞损伤，降低几种类型癌细胞的生长、转移及诱导癌细胞死亡。大量研究表明，番茄红素可以预防前列腺癌。人群研究显示，摄入含有番茄红素的食物能降低患前列腺癌的风险，番茄红素摄入量与降低前列腺癌的风险尤其是较晚期的前列腺肿瘤风险相关，然而也有研究得出前列腺癌患者和未患此癌者血液中番茄红素水平与患癌风险无关。

（三）有机硫化物

有机硫化物是主要存在于葱属植物如大蒜、洋葱和葱等中的一大类含硫化合物，包括蒜素、蒜氨酸和烯丙基硫化物。实验室研究显示，大蒜中含有的这些成分能够减缓或阻止前列腺癌、膀胱癌、结肠癌和胃癌组织的肿瘤生长，其中的二烯丙基二硫化物（diallyl disulfide，DADS）显示出对皮肤癌、结肠癌和肺癌的较强预防作用，实验室研究中，DADS能杀死白血病细胞。在动物实验中，葱属类蔬菜的组分可减缓不同阶段的胃癌、乳腺癌、食道癌、结肠癌和肺癌的进展。

（四）芥子油苷

芥子油苷又称为硫代葡萄糖苷（glucosinolates，GS），广泛存在于十字花科蔬菜中，完整的 GS 几乎没有生物活性，水解成异硫氰酸盐（isothiocyanates，ITCs）后发挥抗肿瘤、抗氧化、调节免疫等多种生物学作用。实验室研究表明，ITCs 能抑制活化致癌物质的 I 相酶如细胞色素 P450 酶系，激活能解毒致癌物质的 II 相代谢酶；还能抑制肿瘤生长，诱导细胞凋亡；ITCs 还可能使雌激素活性变弱；另外，ITCs 具有的抗炎、调节机体免疫功能的特性也在一定程度上发挥了抗肿瘤的作用。

第四节　肿瘤的营养防治

癌症是目前全世界最常见的死因之一，癌症的发生是由多种因素导致，除了遗传因素外，外界环境因素对癌症的发生发展发挥着更重要的作用，因此在理论上，大部分癌症是可以被预防的。世界癌症基金会（World Cancer Research Fund，WCRF）和美国癌症研究所（American Institute of Cancer Research，AICR）在综合分析 20 世纪 70 年代后发表的文献和报告后，认为合理饮食、平衡营养、适当体力活动对预防癌症的发生有一定的作用。WCRF/AICR 指出，癌症预防并非消除癌症，而是指通过合理饮食及良好生活方式等措施降低其发生率。纵观癌症的发生、发展历史，合理的饮食及良好生活习惯在癌症防治中一直被鼓励作为有效预防方式。早在 19 世纪 80 年代早期，美国一项重大研究表明，美国居民未来将通过控制饮食结构而达到预防癌症的目的，其中将会有近 1/3 的人可免于癌症发生，而另有 1/3 的人可以通过禁止烟草的摄入而实现癌症预防。WCRF/AICR 认为通过合理的膳食与营养、规律的运动锻炼，以及对肥胖加以控制，将会有 30%～40% 的癌症可以得到预防，也就是说，全球每年将会有 300 万～400 万的癌症病例免于发生。因此，WCRF/AICR 在 2007 年《食物、营养、体力活动与癌症预防》报告中给出了 10 条癌症预防的建议及相应的公共卫生目标和个人建议。

1. 在正常体重范围内尽可能瘦　当食物中能量摄入过剩时，将被作为脂肪储存起来。机体脂肪组织的量因人而异。体脂过高，也就是俗称的超重或肥胖，由于人类曾很长一段时期处于饥荒时代，因此我们的身体已经建立了一套对抗饥饿的防御机制——通过将多余的能量以脂肪形式储存在机体内以备不时之需。然而目前食物供应充足，导致大部分人的食物摄入都远远超过对营养的基本需求，加上体力活动过少，使得体脂增加的趋势越来越明显。

身体脂肪很难直接准确测量，然而体脂又是体重的决定因素，因此经常选择其他基于体重的测量指标来反映体脂，目前最常用的是体重指数（BMI）。BMI 通常用体重除以身高的平方来计算，其单位是 kg/m^2，WHO 建议 BMI $18.5\sim24.9kg/m^2$ 为正常体脂范围，低于 $18.5kg/m^2$ 被认为是低体脂，超过 $25kg/m^2$ 则被认为是高体脂。一般理想的体重建议在 $21\sim22kg/m^2$。

WCRF 的研究表明，体重增加、超重和肥胖至少会增加 11 种癌症的风险，包括肠癌、乳腺癌（绝经后）、前列腺癌（晚期）、胰腺癌、子宫内膜癌、肾癌、肝癌、胆囊癌、食管腺癌、卵巢癌和胃贲门癌。

体脂影响体内众多激素和生长因子的水平，因此体脂增加将增加患癌风险。肥胖会导致体内胰岛素和瘦素水平升高，促进肿瘤细胞的生长，男性肥胖，血清睾酮水平下降，增加晚期前列腺癌的风险或不良结局；肥胖与轻度慢性炎症状态有关，肥胖者体内肿瘤坏死因子（TNF-α）、白细胞介素-6（IL-6）和 C-反应蛋白以及瘦素水平增加，这种慢性炎症能促进癌症发展；肥胖是非酒精性脂肪性肝炎（non-alcoholic steatohepatitis，NASH）风险因素，NASH 可进展为肝硬化，因此增加了患肝癌的风险。此外，肥胖是已知的导致胆结石形成的病因，胆结石会增加患胆囊癌的风险。多余的脂肪会增加高血压的风险，高血压与肾癌的发展有关；多余的脂肪还会压迫腹部，引起慢性胃食管反流，导致胃贲门周围细胞和 DNA 损伤，因而增加患胃贲门癌的风险。

研究发现，近 100 万新癌症病例可能与高 BMI 有关，在发达国家由于超重和肥胖引发的癌症更常见。研究还发现，女性肥胖相关的癌症比例高于男性。通过均衡的饮食和有规律的体育活动保持健康的体重有助于降低罹患癌症的风险。据估计，保持健康体重可预防癌症发生的比例为美国 21%、英国 17%、巴西 12%、中国 9%。WCRF/AICR 针对控制体脂提出的建议如下。

公共卫生目标：根据不同人群的正常范围，成人的平均 BMI 保持在 $21\sim23kg/m^2$，实现在 10 年内超重或肥胖的人群比例不超过目前水平，或者有所降低。

个人建议：确保从童年期到青春期的体重增长趋势，到 21 岁时使体重能处于正常 BMI 的低端。从 21 岁起保持体重在正常范围内，在整个成年期避免体重增长和腰围增加。

2. 身体活动 将从事积极的身体活动作为日常生活的一部分。体力活动指通过应用躯体肌肉进行的任何运动。一个人某一项活动总能量消耗由活动时间和活动强度决定，活动强度可以用代谢当量（metabolic equivalents，MET）反映，MET 是以安静且坐位时的能量消耗为基础，表达各种活动时相对能量代谢水平的常用指标。由于一项活动的能量消耗由其强度和时间共同决定，短时间剧烈活动和长时间轻体力活动所消耗的能量可能相同。然而这两种不同强度的活动所产生的生理效应也不相同。因此体力活动的强度也被划分为不同水平，如重体力活动（＞6MET）、中体力活动（3～5.9MET）、轻体力活动（＜3MET）。通常轻体力活动如站立、在办公室或家里走动、做饭等，中体力活动如快走、慢跑、打羽毛球、游泳等，重体力活动如跳舞、快跑等。

在工业化社会之前，人们经常进行规律性中等强度以上体力活动，而现今随着工业化和城市化普及，居民体力活动总体水平下降。大部分的工作均由机器替代，驾车或者乘坐公共交通替代了步行和自行车。虽然在发达国家居民可能经常会进行一些娱乐活动，然而大部分人仍然缺乏适当的体力活动；另外许多人基本都有久坐的生活习惯，如看电视或者使用电脑时。

自 20 世纪 90 年代以来，有关运动有助于预防癌症和肥胖的证据不断增加。WCRF 指出规律进行体力活动能减少患结肠癌的风险及很有可能减少患乳腺癌（绝经后）和子宫内膜癌的风险，另外有少数研究也表明，适当运动有利于降低肺癌、胰腺癌的患病风险。WCRF 认为增加体力活动能促进能量的消耗，从而控制体重的增长，避免发生超重甚至肥胖，另外体力活动有助于维持激素的正常水平及提高机体的代谢率，从而进一步提高能量的消耗，发挥预防癌症的作用。

公共卫生目标：实现具有久坐生活方式的人群比例每 10 年减少一半，人群平均身体活动水平（physical activity level，PAL）高于 1.6。"久坐"指身体活动水平等于或小于 1.4。PAL 代表每日平均身体活动强度，由总能量消耗除以基础代谢率计算而来。

个人建议：每天进行一定中等强度的体力活动，如每天至少走动 30 分钟，随着体能的提高，活动量也随之增加，每天进行 60 分钟以上的中等体力活动或者 30 分钟以上的剧烈活动，改变久坐习惯，如减少看电视时间。对大部分人而言，在生活中这些体力活动目标可以轻易实现，如步行，可以在上、下班路上快走，或者在中午或晚上抽出一些时间散步，或者尽量不坐电梯多走楼梯等。而对于重体力强度活动，可以选择游泳、跑步、骑自行车、爬山等有氧运动，或者打羽毛球、踢足球等。

3. 限制进食高能量密度食物，以及少摄入含糖饮料 高能量密度食物指平均每 100g 可提供多于 225~275kcal 能量的食物，这类食物通常含有大量油脂或者大量糖分，如动物性食物的脂肪组织、黄油、奶酪等。油脂是食物中含能量密度最高的成分，随着社会工业化和城市化，膳食总能量的消费越来越多，养殖的哺乳动物所含脂肪量远远要高于野生动物，这些动物脂肪和奶制品中的脂肪，是我们日常生活中的主要膳食脂肪来源。近年来植物来源的油脂摄入也随之增加，尤其是在我国及亚洲地区的其他国家。油脂摄入过高，使能量大量生成，加之现代生活中人们运动过少，引起能量过剩。研究发现，习惯饮用含糖饮品会导致体重增加。含糖饮品能量高，但不会引起饱腹感，人们会在不知不觉情况下过量饮用而使能量摄入过量。

因此，高能量密度的食物和饮食配合高糖饮品，导致体重增加、超重甚至肥胖，继而增加患肺癌、乳腺癌、结直肠癌等的风险。

公共卫生目标：不包括饮料的膳食平均能量密度降低到 125kcal/100g 以下，人群含糖饮料的平均消费量每 10 年减少一半。

个人建议：限制食物中的油脂摄入，对于日常烹调用油建议选择植物油。另外一些加糖的软饮料如可口可乐、汽水等的能量密度很高，导致体重过快增长，在日常生活中，建议以含能量较低的饮品来替代这些高能量饮料，如尽量饮用白开水、茶或者不加糖的咖啡，另外果汁也有促进体重增长的作用，一般不建议大量饮用。

4. 多摄入植物性食物 WCRF 认为多摄入植物性食物可能降低大多数癌症的发生风险，研究发现，非淀粉类蔬菜可以预防口腔、咽喉癌及食管癌，葱属类蔬菜可以预防胃癌和结直肠癌；水果可能降低口腔癌、咽喉癌、食管癌、胃癌及肺癌的发生风险。另外富含叶酸的食物能够有效降低患胰腺癌的风险；而富含类胡萝卜素的食物可能减少口腔癌及肺癌的发病风险；含 β-胡萝卜素或维生素 C 的食物能够预防食管癌；含番茄红素或硒的食物可能可以预防前列腺癌。

公共卫生目标：保证大部分人每日非淀粉蔬菜和水果平均摄入量至少应达到 600g，最好由各种不同颜色如红、绿、黄、白、紫和橙色的非淀粉蔬菜和水果组成，包括番茄类产品和葱属蔬菜如大蒜等；全谷物豆类及其他富含膳食纤维的食物，应每日为人群提供平均

25g 的非淀粉多聚糖。

个人建议：每日至少摄入 5 份不同种类的非淀粉蔬菜和水果，保证在 400g 以上；每餐最好都食用相对未加工的粗谷类和（或）豆类，同时限制精制淀粉类食物；将淀粉类根或块茎食物作为主食的人群（生活在非洲、拉丁美洲和亚太地区的人群），也要保证摄入足够的非淀粉蔬菜、水果和豆类。

本条目标和建议强调了相对未加工谷类、非淀粉蔬菜和水果以及豆类的重要性，因为这些食品都含有大量膳食纤维和各种微量营养素，并且具有低或相对低的能量密度。

5. 减少进食红肉（如牛肉、猪肉和羊肉）**以及避免食用加工肉制品** WCRF 在 2011 年的一份连续更新的报告中指出，强有力的证据发现，吃红肉和加工肉类会增加罹患肠癌的风险。对 8 个队列研究的分析显示食用每天每 100g 红肉使患肠癌风险增加 17%[RR：1.17（1.05–1.31）]。对 9 个队列研究的分析发现，食用每天每 50g 加工肉类会增加罹患肠癌的风险 18%[RR：1.18（1.10–1.28）]。红肉和加工肉类导致患肠癌风险增加的潜在机制：红肉含有的血红素能促进致癌物 N-亚硝基化合物的形成；红肉在高温烹饪时产生杂环胺和多环芳烃化合物，会使一些有遗传倾向的个体罹患肠癌；加工红肉中含亚硝酸盐，以及加入的防腐剂硝酸盐均被认为与患癌有关；加工过程可能使肉类的性质也发生了改变，这也可能增加患癌风险。目前没有强有力的证据表明吃红肉或加工肉类会增加患其他癌症的风险。

这里所指的红肉包括牛肉、猪肉、羊肉及用它们做出的食物如汉堡包、切碎的牛肉、猪排和烤羊。对其他红色的肉类如鸭和鹿肉是否也会增加患癌风险目前还没有足够的证据。加工肉制品指经过盐腌、风干、发酵、烟熏或其他处理，用以提升口感或延长保存时间的任何肉类。大部分加工肉制品含有猪肉或牛肉，但也可能包括其他红肉、禽类，以及动物内脏或血液等肉类副产品。

WCRF/AICR 对限制红肉，避免加工肉制品的具体建议如下。

公共卫生目标：人群平均红肉摄入量不超过 300g/周；且尽可能少吃加工肉制品。

个人建议：每周摄入红肉少于 500g，尽量选择禽肉或者鱼类，及尽可能少吃加工肉制品如火腿和熏肉。

红肉摄入量限定于 500g 是因为有证据表明，每周少于 500g 红肉的摄入不会显著增加患肠癌的风险。并且红肉也是一种营养价值较高的食物，如含有优质蛋白质和丰富的铁、锌、维生素 B_{12} 等。而加工肉类通常含高盐和高脂肪，因此如果吃红肉最好选择新鲜、未加工的肉类。

6. 限制含乙醇饮料 强有力的证据表明，含乙醇饮料会增加以下癌症的风险：肠（结直肠）癌、乳腺癌、口腔和咽喉癌、食管癌、肝癌和胃癌。研究显示，每天饮酒超过 3 份（1 份酒大约含有 10~15g 乙醇），患肝癌和胃癌的风险增加，而对于其他癌症即使是低水平的饮酒也会使患癌风险增加。

根据世界卫生组织《2014 年酒精与健康全球状况报告》，15 岁或以上人群 2010 年全球人均饮酒量折合成纯乙醇为 6.2L，相当于每天饮酒 1 份。为预防癌症，最好不要饮酒，如饮酒，应该限制摄入量。

公共卫生目标：饮酒量超过建议限量的人群比例每 10 年减少 1/3。

个人建议：如饮酒，男性每天不超过 2 份，女性不超过 1 份。同时强调儿童和孕妇不能饮酒。

该建议涵盖了所有含有乙醇的饮料，无论是啤酒、葡萄酒、烈性酒（白酒），还是其他含乙醇饮料。重要因素是摄入的乙醇量。

7. 食物的储存、加工及制作应限制盐的摄入、避免发霉的谷类或豆类　食物在上到餐桌之前一般会经过储存、加工及烹调制作等一系列步骤。不同的食物通常会有不同的储存方式，这些步骤会改变食物的自然性状，不同的处理方式有可能会增加或降低食物与癌症的发病风险。食物的储存包括干燥、地下储存、发酵、熏制和腌制等。干燥一般作为豆谷类的储存方式，有利于避免真菌污染，从而预防癌症；加工肉会增加食用者癌症的发生风险。食物的烹调方式包括蒸煮、油炸、烘焙、烧烤、微波加热等方式。不同的烹饪方式对健康的影响也不一样，但WCRF指出基于目前现有的研究暂不能提供关于储存、加工和烹调方式与癌症关系的证据。

盐摄入过多很可能会增加胃癌的发生风险。盐本质上就是氯化钠，是人类健康及生命本身所必需的。自然情况下，食物中的钠元素含量极低。膳食中盐的摄入主要来源于烹调用盐和腌制食物。不同地区人群盐的摄入不同，海岸地区如日本、葡萄牙等国家盐摄入较多，内陆地区如非洲，盐摄入量比较低。

公共卫生目标：每天人均各种来源的盐摄入量应低于5g（2g钠）；对于每日盐摄入多于6g（2.4g钠）的人群比例每10年应减少一半；同时最大可能减少发霉谷类或豆类中黄曲霉毒素的摄入。

个人建议：避免盐腌或咸的食物；避免用盐保存食物；保证每日盐摄入量低于6g（2.4g钠），限制摄入含盐的加工食品；不食用发霉谷类或豆类。

8. 强调通过膳食本身满足营养需要，不要使用营养补充剂来预防癌症　营养补充剂是针对某一种或多种营养物质缺乏所设计的营养素增补剂，作为除饮食外提供营养的一种辅助手段，可分为单一营养补充剂和复合营养补充剂。

虽然有些研究显示，营养补充剂可能有助于防癌，如增加钙和硒的摄入有可能减少结直肠癌和前列腺癌的发生，但这些研究只在某一特殊的人群中进行，研究的结果可能并不适用于一般人群。高剂量的营养补充剂有害健康，并可诱发癌症，如研究发现，服用 β-胡萝卜素将会导致吸烟者肺癌的发生风险增加，因而，使用营养补充剂预防癌症的建议可能会产生意想不到的副作用。所以一般而言，对健康人，最好通过营养均衡的膳食来解决营养素摄入的不足，而不是通过营养补充剂。但专家组同时指出，有时候靠膳食本身不能满足营养需要，如在某些疾病或膳食不足的情况下，营养补充剂可能有用。

公共卫生目标：尽可能通过饮食改变人群营养缺乏现状，避免通过营养补充剂来实现满足营养需求的目的。在世界许多地区，都存在营养缺乏流行问题。在危机情况下，可以通过给予这些营养缺乏人群补充剂来满足其最基本的营养需求。但最好能通过提高食物供应系统质量保证当地人群的营养需求。

个人建议：除非在专业人员的指导下，一般都不推荐使用膳食补充剂（无论是低剂或高剂量）预防癌症。

9. 坚持母乳喂养　母乳是新生儿和婴儿的理想食物，世界卫生组织建议纯母乳喂养至6月龄，然后继续母乳喂养以及添加适当的辅食至孩子两岁甚至更大。有关癌症及其他疾病的证据表明持续的完全母乳喂养对母亲和孩子均有保护作用。早期科学家主要关注母乳喂养对婴儿的有益作用，直到21世纪开始关注母乳喂养对婴儿成年后及对母亲健康的影响。WCRF/AICR专家报告已有确实证据表明哺乳有助于母亲预防绝经前和绝经后乳腺癌发生，另有研究表明坚持哺乳有可能减少卵巢癌的发生风险。母乳喂养的婴儿与用奶粉喂养的婴儿相比，能量和蛋白质摄入一般不会超量，有助于预防儿童超重或肥胖，而超重和肥胖的儿童成年后通常都有持续超重或肥胖的问题，进而对身体健康造成影响。

公共卫生目标：尽可能保证大部分母亲坚持 6 个月全母乳喂养。

个人建议：完全母乳喂养婴儿 6 个月，而后在添加辅食的同时继续进行母乳喂养。

10. 癌症幸存者完成治疗后也遵循以上癌症预防建议　癌症幸存者指那些已被诊断为癌症但仍然生存着的人，包括正在接受治疗的癌症患者和经过治疗已经得以恢复的人，以及治疗失败但仍存活的癌症患者。到 20 世纪 90 年代，这部分群体才开始被关注，在 2002 年，全世界癌症幸存者大概有 2500 万，到 2050 年预计会达到 7000 万。处于不同阶段的癌症幸存者其营养需求也不同，尽管如此，WCRF 认为提高癌症患者生活质量，延长生存期乃至完全康复的最好方式就是让癌症幸存者从自身做起，对自己负责，这需要通过依靠朋友、家庭的支持，向癌症专家咨询，充分利用医疗卫生资源以及社会支持等方式来实现。

WCRF 表示对于膳食、营养与癌症幸存者的研究目前尚处于初级阶段，有部分研究表明，合理膳食和营养能提高癌症幸存者的生活质量，经常做些体力活动有可能预防其他癌症的发生，暂时没有任何证据支持通过服用高剂量的微量营养素补充剂来提高癌症幸存者的生活质量。由于证据有限，目前尚未能制订出癌症幸存者的具体的膳食建议。

建议：当治疗完成后及身体状况许可下（除非有其他的专业建议），癌症幸存者可遵循关于膳食、健康体重和身体活动的建议。如有专业人员指导，则听从其营养建议。

最后，WCRF/AICR 提出：谨记，切勿吸烟或咀嚼任何烟草类产品。吸烟或食用任何烟草类产品会增加患上癌症及其他严重疾病的风险。用任何方法吸食或食用烟草都会致癌，同时饮酒将对健康造成更大的危害。90%的肺癌是由烟草导致，烟草还可间接引起口腔癌、咽喉癌、食管癌、胰腺癌、子宫颈癌、肾癌和膀胱癌。因此对于吸烟者，为预防癌症，最重要的措施就是戒烟。

（郝丽萍）

第十三章　营养与肌肉衰减综合征

第一节　概　　述

肌肉衰减综合征，简称肌少症（sarcopenia），是与增龄相关的进行性骨骼肌量减少、伴有肌肉力量和（或）肌肉功能减退的综合征。随着我国人口快速老龄化和生活方式转变，老年人肌少症的发病率预计会有较快增长。老年人肌少症会影响其生活自理能力和多种疾病的预后，致使老年人发生骨折、跌倒的风险增加，严重影响其生活质量。营养和运动治疗是防治肌少症的有效手段。充分认识肌少症并开展积极防治，对改善老年人生活质量、降低并发症具有重要意义。

一、定义、病因及诊断

1. 定义、分类及分期　肌少症，该词起源于希腊语，原意是"poverty of flesh"（肌肉缺乏）。1989 年，Rosenberg 首次提出肌少症一词，其后 Evans 和 Campbell 描述它为与年龄相关的身体成分和功能异常的老年综合征（geriatric syndrome）。2010 年，肌少症欧洲工作组（European Working Group on Sarcopenia in Older People，EWGSOP）正式将其定义为"老年人骨骼肌质量和（或）骨骼肌力量、功能下降的一种综合征，并伴有躯体残疾、生活质量差及死亡等不良结局的风险。"

肌少症是随年龄增长而逐渐出现的一种生理性改变。人体在 40 岁左右开始出现肌肉量的减少，在 70 岁以前每 10 年大概会丢失 8%，此后肌肉丢失的速度明显增快，每 10 年丢失可达 15%。有文献报道：在 60～70 岁的人群中肌少症的发生率为 5%～13%，而在 80 岁以上的人群中则为 11%～50%。研究表明，老年人肌少症患者发生代谢综合征的风险明显升高，发生肢体残疾的风险较普通人群高 3～4 倍；肌少症还可导致骨质疏松的风险增加，是老年人致死的独立危险因素。

2. 病因　肌少症是一种老年综合征，其致病原因错综复杂。根据病因，一般将肌少症分成两类，即原发性和继发性。由于增龄而非其他原因所致的老年性肌少症，通常是原发性的；此外，若有一个或多个确切病因所导致的，则为继发性。继发性肌少症又可进一步分成活动相关肌少症（由卧床、静坐生活方式、失重环境引起）、疾病相关肌少症（与器官功能衰竭、炎症性疾病、恶性肿瘤或内分泌疾病相关）、营养相关肌少症（由能量-蛋白质摄入不足引起，如吸收不良、胃肠道疾病、服用导致厌食的药物等）。其中营养不足是肌少症发生的主要因素。

3. 诊断标准　不同种族肌少症的诊断标准有所差异，目前我国尚无统一的诊断标准。2010 年，EWGSOP 提出了目前广泛使用的肌少症诊断标准。诊断肌少症要测定肌肉质量、肌肉力量和躯体功能（表 13-1），其中肌肉质量较同种族同性别的年轻人下降 2 个标准差（SD）为截点；鉴于握力方便易测量，且与全身其他部位的肌肉力量有很好的相关性，推荐以握力为测定肌肉力量的指标；躯体功能以寻常步速为测量指标。亚洲肌少症工作组也采用了类似的诊断标准。但亚洲人群的肌少症相关研究刚刚起步，已完成的肌少症相关研究多未采用现代肌少症的诊断标准，在研究设计和选取指标方面尚缺乏统一的标准，因而尚无统一的诊断界值。

表 13-1　肌少症诊断标准

1. 肌肉质量低于同种族同性别年轻人 2 个标准差。
2. 肌肉力量低于正常值。
3. 躯体功能减退。
若个体同时出现以上指标 1+指标 2/指标 3，即可诊断为肌少症。

二、危　害

1. 直接危害　骨骼肌是人体最大的蛋白质储存库、运动和代谢器官，肌少症可影响机体的抗病能力、运动功能和日常生活能力，与老年人的功能状态和生活质量密切相关。肌少症对老年人健康影响是多方面的，取决于肌肉减少的数量和程度。当肌肉组织减少 10% 时，可引起免疫功能降低而增加感染的风险；当肌肉组织减少 20% 时，可出现肌肉无力导致日常生活能力下降，使老年人骨质疏松、骨折风险上升，伤口愈合延迟；当肌肉组织减少 30% 时，可出现肌肉功能进一步严重下降而致残，生活需要照顾，患者会虚弱得不能独立坐起，伤口不能愈合，很容易发生压疮和肺炎；当肌肉组织减少 40% 时，机体死亡风险明显增加，如死于肺炎。

2. 间接危害　与肌肉流失相伴的常有机体脂肪含量的逐渐增加，即肌少症性肥胖（sarcopenia obesity）。随着年龄增长，老年人体重可能不会下降，甚至会有所上升，但肌肉量却逐渐减少。目前国内尚缺乏对肌少症性肥胖相关危害的研究。

肌少症不但会影响老年人生活自理能力，还会诱发其他疾病。肌少症会导致 2 型糖尿病、肥胖等代谢综合征发病率上升，也会导致骨质疏松、骨折风险上升。同时在已有疾病卧床期间发生的肌少症，还会影响疾病预后，使住院期延长。

三、流行趋势

由于缺乏肌少症的统一定义及诊断共识，国内外研究采用的测量方法不同，研究人群的年龄结构、性别、种族及生活环境有所差异，已发表的数据显示，各地区肌少症发病率差异较大。总体来说，肌少症在老年人群中发病率为 10%～20%。随年龄增长，发病率增高，并且男性发病率高于女性。亚洲研究数据显示不同国家差异较大，一般发病率在 10%～50%。

国内的流行病学调查资料较少，一项依据亚洲肌少症工作组的诊断标准的最新研究表明，我国老年人肌少症的发病率存在城乡差异，城市老年人发病率约为 7%，农村地区老年人约为 13%。随着我国人口老龄化加剧及城市化、工业化带来的生活方式改变，肌少症的发病率预计会快速增长。

四、影响因素

影响肌少症发生的因素包括年龄、营养状况、身体活动水平、疾病、不良生活习惯及遗传因素。

1. 年龄　随着年龄增加，老年人各个系统和器官功能都会逐渐减退。骨骼肌肉系统的表现尤为突出。受机体激素水平的变化影响，蛋白质合成速度会下降，而蛋白质分解速度却在随年龄增长而加快。与此同时，由于线粒体染色体损伤、钙损稳态失衡、自由基氧化损伤等一系列损伤累积，导致骨骼肌的修复功能受损、神经-肌肉功能衰退及运动单位重组，使肌肉细胞凋亡增加。再者，随年龄增加，人体肌肉蛋白质合成能力下降，摄入的蛋白质不能高效地用于肌肉合成，这些功能的减退随着年龄增加会越来越明显，加之疾病等影响，最终导致肌肉量的流失。

2. 营养状况　充足的能量、蛋白质，尤其是优质蛋白质，是肌肉蛋白质合成的物质基础。机体从食物中吸收的蛋白质可促进其自身肌肉蛋白质的合成。然而，随年龄增加，老年人牙齿逐渐脱落，对食物的咀嚼吞咽效率降低；味觉、嗅觉及对食物刺激产生生理反应的敏感性下降；加之老年人胃肠道消化吸收功能减退，致使老年人食欲下降，饭量减少；机体对蛋白质等营养物质消化吸收能力下降，致使许多老年人由于蛋白质摄入不足，导致肌肉质量和力量明显下降。除了蛋白质和氨基酸外，脂肪酸[尤其是 ω-3（*n*-3）系列脂肪酸]、维生素 D、抗氧化营养素[如维生素 E、维生素 C、类胡萝卜素和硒]等的缺乏都与肌衰症的发生密切相关。

3. 身体活动水平　随着城市化和工业化进程，人们身体活动的总水平呈下降趋势，日常生活中静态行为时间却逐年上升。身体活动减少本身会引起肌肉蛋白合成刺激减少，并且会使肌肉细胞对胰岛素、睾酮、肾上腺皮质激素和生长激素等合成激素反应的敏感性降低。老年人由于常受多种疾病影响，身体活动是各年龄组最少的，而静态行为（久坐）时间却是各年龄组最多的，这是导致老年人肌少症发生的重要因素。

4. 疾病状态　消耗性疾病，如大面积创伤，会增加肌肉的分解代谢，从而引起肌少症的发生。另外，骨折、残疾等引起机体活动减少的疾病也会导致肌肉流失和肌力减退。

一些慢性疾病，如 2 型糖尿病、慢性心力衰竭、慢性阻塞性肺疾病、慢性肾脏疾病、关节炎及恶性肿瘤，也会引起肌少症发生。此外，一些激素失调疾病，如甲状旁腺激素水平过高，也会引起肌肉分解加快。

5. 其他　前瞻性队列研究表明，吸烟、饮酒、缺乏身体活动等不良生活习惯是肌少症发生的重要因素。一些药物因素也会影响老年人肌肉力量。此外，肌少症的发生还与遗传因素有关。

第二节　营养与肌肉衰减综合征的关系

充足的蛋白质和能量摄入结合适宜的运动是预防和治疗肌少症的核心组成部分。参照肌肉衰减综合征中国专家共识，营养对肌少症的作用主要体现在以下几个方面。

一、蛋白质摄入

1. 蛋白质摄入量　与肌肉的质量和力量呈正相关。机体从食物中吸收的蛋白质可促进其自身肌肉蛋白质合成。老年人膳食中蛋白质的摄入量与肌少症的发生呈负相关。相较于一般中、青年人，老年人蛋白质需要量更高。欧洲肠外肠内营养学会推荐：健康老人每日蛋白质适宜摄入量为 1.0～1.2g/kg；急慢性病老年患者为 1.2～1.5g/kg，其中优质蛋白质比例最好占一半。

2. 蛋白质来源及种类 动物蛋白如牛肉和乳清蛋白增加机体肌肉蛋白质合成及瘦体重的作用比酪蛋白或优质植物蛋白（大豆分离蛋白）更强。必需氨基酸是促进肌肉合成的主要诱导物，而亮氨酸则是这些氨基酸中最有效的。乳清蛋白富含亮氨酸和谷氨酰胺，亮氨酸促进骨骼肌蛋白合成的效果最强；而谷氨酰胺可增加肌肉细胞体积，抑制蛋白质分解。因此，乳清蛋白是所有蛋白质种类中促肌肉合成效果最好的。

3. 蛋白质三餐分配 研究显示，将蛋白质均衡分配到一日三餐比集中在晚餐能获得更大的肌肉蛋白质合成率。当每餐蛋白质含量少于 20g 时，老年人肌肉蛋白质的合成速度会比成年人慢。

4. 蛋白质消化利用率 体内蛋白质消化利用率会影响肌肉蛋白质合成。例如，进行抗阻锻炼后给予含有乳清蛋白和酪蛋白的牛奶，其消化利用率对机体蛋白质合成的作用强于含有大豆蛋白的豆浆。为预防肌少症，建议给老年人提供充足的、易于消化吸收的优质蛋白质。

二、其他营养素对肌肉衰减综合征的影响

其他营养素如碳水化合物、*n-3* 系列脂肪酸、维生素 D、微量元素（钙、硒等）及一些抗氧化营养素（如维生素 E、维生素 C、硒等）摄入不足也会直接或间接导致肌少症的发生。

1. 长链多不饱和脂肪酸 长链多不饱和脂肪酸通过增加抗阻运动及与其他营养物质联合使用可延缓肌少症的发生。研究表明，在力量训练中补充鱼油能使老年人肌力和肌肉蛋白的合成能力显著提高，但单纯补充鱼油没有效果。

2. 维生素 D 队列研究显示，65 岁的老年人血清基线维生素 D 水平低，与其活动能力降低、握力和腿部力量下降、平衡能力降低等密切相关。血清 25-(OH)-D＜50ng/ml 与低瘦体重、低腿部力量存在明显正相关。

3. 维生素 C 与某些氨基酸的合成有关，缺乏可能影响身体活动能力，包括非特异性的疲劳症状、肌无力，严重的可发展成贫血。

4. 维生素 E 血清维生素 E 浓度低与老年人虚弱、身体活动能力与肌肉力量的下降有关，血清维生素 E 浓度低于 25μmol/L 的老年人 3 年内身体活动能力下降的风险增加 62%。

5. 硒 血浆中硒浓度降低是老年人骨骼肌质量和强度下降的独立危险因素，膳食硒摄入量与老年人握力呈正相关，老年女性中虚弱者较非虚弱者的血浆硒浓度更低。

第三节 防治措施

一、营养干预

营养对肌少症的治疗影响至关重要，尤其是老年人有活动受限、残疾、虚弱或疾病的情况时。参照肌少症中国专家共识的推荐意见，肌少症的营养干预如下。

1. 蛋白质

（1）食物蛋白质能促进肌肉蛋白质的合成，有助于预防肌少症。

（2）老年人蛋白质的推荐摄入量应维持在 1.0～1.5g/（kg·d），优质蛋白质比例最好能达到 50%，并均衡分配到一日三餐中。

（3）富含亮氨酸等支链氨基酸的优质蛋白质，如乳清蛋白及其他动物蛋白，更有益于预防肌少症。

2. 脂肪酸

（1）对于肌肉量丢失和肌肉功能减弱的老年人，在控制总脂肪摄入量的前提下，应增加深海鱼油、海产品等富含 n-3 多不饱和脂肪酸的食物摄入。

（2）推荐（EPA+DHA）的摄入量为 0.25～2.00g/d。

3. 维生素 D

（1）有必要检测所有肌少症老年人体内维生素 D 的水平，当老年人血清 25-(OH)-D 低于正常值范围时，应予补充。

（2）建议维生素 D 的补充剂量为 15～20μg/d（600～800U/d）；维生素 D_2 与维生素 D_3 可以替换使用。

（3）增加户外活动有助于提高老年人血清维生素 D 水平，预防肌少症。

（4）适当增加海鱼、动物肝脏和蛋黄等维生素 D 含量较高食物的摄入。

4. 抗氧化营养素

（1）鼓励增加深色蔬菜、水果及豆类等富含抗氧化营养素食物的摄入，以减少肌肉有关的氧化应激损伤。

（2）适当补充含多种抗氧化营养素（维生素 C、维生素 E、类胡萝卜素、硒）的膳食补充剂。

5. 口服营养补充

（1）口服营养补充（oral nutritional supplements，ONS）有助于预防虚弱老年人的肌肉衰减和改善肌少症患者的肌肉量、强度和身体组分。

（2）每天在餐间/时或锻炼后额外补充两次营养制剂，每次摄入 15～20g 富含必需氨基酸或亮氨酸的蛋白质及 200 kcal（836.8kJ）左右能量，有助于克服增龄相关的肌肉蛋白质合成抗性。

二、运 动 干 预

身体活动减少会导致老年人肌少症的发生。在平衡营养的基础上进行运动则可预防和（或）控制肌少症的发生。系统综述显示，中-高强度抗阻运动 3～18 个月可增加 60～95 岁老年人肌肉质量和力量，改善身体功能。随机对照研究结果显示，中等强度的综合运动同时补充必需氨基酸或优质蛋白质可显著增加肌少症患者腿部肌肉量和力量，改善身体功能，效果优于单纯运动或单纯营养干预。足量的身体活动可降低肌少症发生风险，而且能使部分肌少症状况恢复正常，尤其是近期诊断为肌少症的患者。

肌少症中国专家共识对运动的推荐如下。

1. 以抗阻运动为基础的运动（如坐位抬腿、静力靠墙蹲、举哑铃、拉弹力带等）能有效改善肌肉力量和身体功能；同时补充必需氨基酸或优质蛋白效果更好。

2. 每天进行累计 40～60min 中-高强度运动（如快走、慢跑），其中抗阻运动 20～30min，每周≥3d，对于肌少症患者需要更多的运动量。

3. 减少静坐/卧，增加日常身体活动量。

三、药物干预

流行病学研究显示，随年龄增加，老年人肌肉量和肌肉功能状况的减退与体内促进肌肉合成的激素水平下降有关。合成类激素的使用可以增加老年人的肌肉量，甚至还可以增加一部分老年人的肌力。能量-蛋白质补充结合睾酮的使用可以缩短老年住院患者的住院时间。

生长激素替代疗法被证明是不成功的，因为它只增加肌量，而身体活动能力并未得到改善。另一些研究着力于用雄性激素和脱氢表雄酮治疗肌少症，但是结果尚无定论。

新型的药物治疗措施还包括拮抗肌肉生长抑制因子作用的一些药物。这类药物通过作用于促进肌肉生长和分化的肌源性调控因子发挥作用，但其安全性及有效性尚不明确。其他的治疗方法还包括电刺激法、应用血管紧张素转化酶抑制剂等，但其有效性证据不足。

肌少症的治疗方案首先是饮食和运动指导，药物治疗尚且缺少大样本临床试验以论证其安全性和有效性，故不作为常规推荐。

（曾 果）